逆龄大脑

保持大脑年轻敏锐的新科学

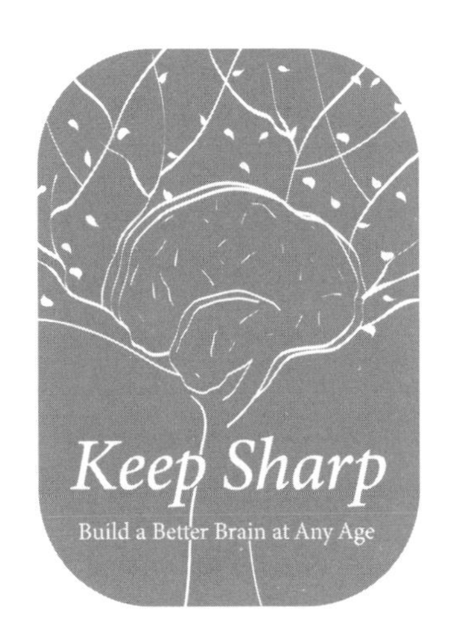

[美] 桑贾伊 · 古普塔 / 著
（Sanjay Gupta）
岱冈 / 译　邱建伟 宋剑勇 / 审校

中信出版集团 | 北京

图书在版编目（CIP）数据

逆龄大脑：保持大脑年轻敏锐的新科学 /（美）桑贾伊 · 古普塔著；岱冈译 . -- 北京：中信出版社，2022.4（2024.8重印）

书名原文：Keep Sharp: Build a Better Brain at Any Age

ISBN 978-7-5217-4040-0

Ⅰ. ①逆… Ⅱ. ①桑… ②岱… Ⅲ. ①脑－保健 Ⅳ. ① R161.1

中国版本图书馆 CIP 数据核字（2022）第 035780 号

逆龄大脑——保持大脑年轻敏锐的新科学
著者：　［美］桑贾伊 · 古普塔
译者：　岱冈
出版发行：中信出版集团股份有限公司
（北京市朝阳区东三环北路 27 号嘉铭中心　邮编　100020）
承印者：　北京通州皇家印刷厂

开本：787mm × 1092mm　1/16　　印张：21.5　　字数：270 千字
版次：2022 年 4 月第 1 版　　印次：2024 年 8 月第14次印刷
京权图字：01–2020–4504　　书号：ISBN 978–7–5217–4040–0
定价：69.00 元

服务热线：400–600–8099
投稿邮箱：author@citicpub.com

在任何年龄

都要

构建更好的大脑

此书致

我的三个女儿，塞吉、斯凯和苏蕾。为避免日后对题献顺序产生争议，这里就以年龄长幼为序。我非常爱你们，你们成长得比这本书还要快。一定要完全地活在当下，因为这也许是能让你们保持思维敏捷和生活光明最好、最快乐的方式。你们还那么年轻，却给了我一生的回忆，希望我永远也不会忘记这些。

我的丽贝卡，你的热情从未被动摇。如果到了最后，我们的人生只剩下斑斓的回忆，那我的记忆中必将充满你美丽的微笑和你坚定支持我的画面。

所有希望自己的大脑变得更好的人。这不仅指大脑没有疾病或创伤，还意味着大脑通过这样一种方式得到优化，即让你建立和记住你的人生故事，并使你具备战胜任何挑战并迅速复原的能力。此书也致这样一些人，他们始终不相信自己的大脑是个黑匣子，既不可穿透也无法触摸，相反，却是可以滋养壮大，变得比他们想象的还要优秀的存在。

追忆往昔，并不一定原封原样。

——马塞尔·普鲁斯特

目　录

第二部分 重塑和养护更好的大脑

第三部分

诊断与治疗：如何行动

推荐序

在长寿时代保持敏锐

陈东升

泰康保险集团股份有限公司创始人、董事长兼首席执行官

泰康溢彩公益基金会发起人、荣誉理事长

近年来，有识之士都切实感到人类正站在一个时代的十字路口。我认为从百年时空的跨度来看，我们面临的时代变局包含三个层面：首先是全球化和世界的大变局，其次是以碳达峰、碳中和为发展目标带来的文明形式与生产方式的大变局，最后是长寿时代带来的人类作为一个物种自身的大变局。其中，长寿时代的来临更是攸关人类自身命运。

2021 年，我将自己近期的一些思考整理汇总，通过中信出版集团出版了《长寿时代》一书，试图用这一中性概念来概括这个人口新趋势带来的对社会形态和动力的巨大影响。其中一个重要的内容就是长寿时代将“启动”健康时代。在健康时代，人类最主要的疾病负担由急性传染性疾病向慢性非传染性疾病转变，寿命延长使得“带病长期生存”成为常态。带病长期生存，最终死于慢性疾病，似乎会成为长

寿时代的生死规律。其中，阿尔茨海默病等认知症成为我们关注度最高的慢性疾病之一。

人类正在迈进长寿时代，但这与人类迈入健康时代的步伐并不同步。健康预期寿命的增长速度赶不上预期寿命的增长速度，身患慢性疾病长期生存的人数持续增长，失能老人逐渐增加。如何既长寿又健康，成为我们在长寿时代思考的重要课题。

实现健康长寿并不是一件容易的事情，更重要的是观念的改变。以往每个时代的人都低估了未来人类的寿命增长，对老年人群可能达到的健康水平的预期又何尝不是如此。现在的大多数人恐怕对即将到来的长寿人生准备不足。当前可及的健康资源还没有以促进健康为目标，提供全生命周期的服务，而只是无年龄差别地关注、治疗人体当下的疾病问题，故而也造成健康资源与健康需求的严重不匹配。

从"重治疗"转变为"重健康"，仍需要加强对健康管理的重视，其中对大脑的健康主动管理远远没有得到应有的关注。这可能是因为虽然神经科学已经取得了长足的进步，但大脑在很大程度上对我们来说还是个"黑匣子"；可能是因为我们有很多刻板印象——大脑在出生的时候就已注定，我们无可作为。

实际上，大脑健康是健康的重要组成部分，更是健康的基石。没有健康的大脑，就无法保持正常的生活、饮食和社交，身体健康就无从谈起。所有的健康管理举措都应该从构建一个健康、高效的大脑开始。古普塔博士的这本《逆龄大脑——保持大脑年轻敏锐的新科学》可谓恰逢其时！作为神经外科专家和著名记者，古普塔博士充分发挥了自己的两大特长，用大量的故事和深入浅出的文字介绍了记忆、思考等高级心智功能的基本情况，以及认知症等退行性疾病的生理机制。

这是我见过的最好的神经学科普书之一。

在这本书中，古普塔博士的一个最令人印象深刻的观点是，脑健康是可以管理的。以阿尔茨海默病为例，虽然具体的病理机制并无确定答案，但越来越多的科学证据表明，在发展出相应症状之前的数年甚至数十年，患者大脑的相关衰退就已经开始了。这一重要发现为人们预防认知症打开了一个充足的时间窗口。另外，众多实证研究显示，阿尔茨海默病等认知症是可以有效预防的。例如，运动可以直接有益于大脑健康。古普塔博士指出了两个作用机制：其一，运动能够有效利用循环血糖，减少炎症，同时刺激生长因子释放，而生长因子是促进细胞增殖和增强细胞功能的物质；其二，有规律的运动可以减少焦虑和压力，同时改善睡眠和情绪，进而对大脑功能产生积极影响。

这本书最可贵的地方在于，古普塔博士整合大量科学研究成果，总结了五大简单易行的大健康自我管理举措——运动、保持目标感和认知储备、充足睡眠、有益于大脑的食物和饮食习惯、保持社交和亲密关系，并制订了一个人人都可以实践的12周行动计划。从古普塔推荐的五大举措看来，人们并不需要掌握如认知神经科学那样复杂的知识和技巧，仅仅需要提高对大脑健康的关注，以及对健康的生活方式的坚持。

认知症的发病率越来越高，而且致病因子可能在年轻时就种下了，但很多年轻人并未意识到这一点。大脑确实会衰老，但这并不意味着它必定会失去敏锐度。正像古普塔博士说的，你在任何年龄都可以构建更好的大脑。进行大脑健康管理，预防阿尔茨海默病等神经退行性疾病，或者延缓相关疾病症状的出现时间，其价值显而易见。因为我们都知道，一旦认知症人士的认知功能退化到一定程度，他们就会变得非常依赖照护者。尤其是到了疾病的中期或晚期，他们还会表现出精神行为症状。照护认知症人士是一项非常具有挑战性的工作，无论是在经济、体力还是情感层面。

幸运的是，过去几十年，国内外的养老行业已经在认知症人士的照护方面做了深入的探索，取得了非常多的成果。例如推广“以人为中心”的认知症照护理念，将多感官刺激疗法、音乐疗法、怀旧疗法等非药物疗法引入认知症照护当中，这些实践充满了创新和想象力，使得认知症照护服务被誉为养老护理服务“皇冠上的明珠”。

在中国，记忆照护业务才刚刚起步。我们要积极探索实践，建立适合国人的记忆照护服务模式。泰康溢彩公益基金会与泰康之家致力于将国际上先进的照护理念和技术引入中国，同时将自身实践经验分享给养老行业同人及认知症人士和家人。泰康之家结合多年的记忆照护实践，为读者和广大认知症人士的家属整理了《认知症照护手册》，作为本书的拓展阅读，希望能够为他们充满挑战的人生旅程带来帮助和慰藉。

最后，希望古普塔博士的这本书能唤起人们对大脑健康的关注，让人们积极采取行动，在日常生活中实践相应的策略，有效预防阿尔茨海默病等认知症，让我们在长寿时代永远保持敏锐、健康。

导言

你在任何年龄都能构建更好的大脑

大脑比天空还宽广……（而且）……比大海还深沉。

——艾米莉·狄金森

与我的大多数同事不同，我从小到大从来没有一门心思地想要成为一名医生，更不用说脑外科医生了。我最初的抱负就是当作家，这可能是由我小时候对小学英语老师的懵懂迷恋而引发的。后来选择学医的时候，我才 13 岁，当时我的祖父刚刚患了中风。我们的关系很亲密，眼看着他的大脑功能变化如此之快，我感到非常难过。他突然之间就不能说话也不能写字了，但似乎还能听懂别人说的话，阅读也没有困难。简单地说，他可以很容易地接收口头和书面信息，但却不能以同样的方式回应。那是我第一次对大脑复杂而神秘的功能感到好奇。我待在医院里的时间很多，又总是缠着医生问东问西，简直就是个烦人的孩子。当他们耐心地跟我解释事情的来龙去脉时，我感觉自己仿佛一夜之间长大了。在那些医生切开我祖父的颈动脉，恢复他大脑的血流，以防止今后中风复发，使他恢复健康的时候，我一直守在跟前。在此之前，我从来没有和外科医生有过这么多的接触，所以我完全被迷住了。我开始阅读所有我能看懂的有关医学和人体的书。不久之后，我就专注于大脑，尤其是记忆。至今仍令我惊讶的是，我们的记忆，即我们生而为人的基本结构，可以被归纳为大脑微小区域之间看不见的神经化学信号。对我来说，那些对大脑生物学世界的早期探索仿佛瞬间褪去了神秘的面纱，但却仍无比神奇。

多年以后，当我在 20 世纪 90 年代初就读医学院时，正统的观点认为，脑细胞，比如神经元，是不能再生的。我们出生时有多少，它就是多少，而在一生当中，我们只会慢慢地消耗这个存量（并会因酗酒、吸食大麻等不良嗜好而加速其消耗的过程——具体情况后文再讲）。或许因为我这个人生性乐观，我从来不相信我们的脑细胞会停止生长和再生。毕竟，在一生中，我们会不断地拥有新奇的想法、深刻的经历、栩栩如生的记忆和全新的学识。在我看来，除非大脑不再被使用，否则它绝不会枯萎。到 2000 年我完成神经外科学培训时，已有大量证据表明，我们可以培育新的脑细胞（称为神经发生），甚至可以增加我们大脑的体积。在如何看待我们身体的这个主控系统方面，这是一个令人震惊的积极变化。事实上，在你生活的每一天，你都可以让你的大脑变得更好、更健康，反应更迅捷，当然也更敏锐。我对此深信不疑。（后文还会讲到上述那些不良习惯。它们不一定会杀死脑细胞，但如果任性妄为，就会改变大脑，尤其是大脑的记忆能力。）

开宗明义，我想说的是，我当然是优秀教育的拥趸，但这并不是本书的全部内涵。本书涉及如何提高智力或智商的内容并不多，更多的是关于培植新的脑细胞及如何使已有的脑细胞更高效地工作。这不完全指能记住一大堆东西，在考试中表现出色，或者熟练地执行任务（尽管如果有个更好的大脑，这些目标就更容易实现）。在本书中，你将学会塑造这样一个大脑，它能将别人有可能忽略的模式连接起来，以帮助你在生活中所向披靡。你将开发出这样的大脑，它能够在对于世界的当前看法和长远看法之间来回切换，而且，也许最重要的是，这样的大脑在面对令其他人一筹莫展的生活经历时具有极高的韧性。在本书中，我将准确地定义韧性，并教你如何培养它。韧性是我个人成长的一个关键因素。

在谈论大脑功能或功能障碍这样重要的事情时，语境至关重要。随着时间的推移，我们对于认知能力下降的看法已经发生了巨大的变化。有关痴呆的历史文献记载至少可以追溯到公元前 1550 年，当时埃及的医生首次在《亚伯斯古医籍》中描述了这种疾病。《亚伯斯古医籍》是一份 110 页的卷轴或手稿，记载了古埃及的医学记录。但直到 1797 年，这种现象才被命名为“痴呆”（dementia），这个拉丁文单词的字面意思是“失去心智”。这个词是由法国精神病学家菲利普 · 皮内尔（Philippe Pinel）创造的，他被尊崇为“现代精神病学之父”，因为他努力推动以更人道的方式照顾精神病患者。然而，当这个词第一次被使用时，它所指的是所有年龄段的患有智力缺陷（“丧失思考能力”）的人。直到 19 世纪末，这个词才局限于指那些在认知能力上有特定缺失的人。在 19 世纪，英国医生詹姆斯 · 考尔斯 · 普里查德（James Cowles Prichard）也在其著作《论精神错乱》（*A Treatise on Insanity*）中引入了“老年性痴呆”（senile dementia）这个术语。其中第一个单词 senile 的意思是“年长的”，故这个术语特指发生在老年人身上的任何类型的精神错乱。因为健忘是痴呆最突出的症状之一，所以这个词也就逐渐主要与老年人联系在了一起。

在很长一段时间里，人们认为老年性痴呆患者是被人诅咒了，抑或患有类似梅毒的传染病（因为梅毒的症状与之非常相似）。所以“痴呆”这个词被认为带有贬义，是对人的一种侮辱。其实，当我第一次跟我的孩子们说，我正在写这本书的时候，他们就问我这是不是与“哈利·波特”系列里面那些黑暗的、专吸人灵魂的摄魂怪有关。痴呆并不是一种特殊病，而是一组与记忆力丧失和判断力变差相关的症状，但人们却对它有如此负面的想法，这一观点值得在这里做简单讨论。

科学家和医生确实在临床上使用这个词，而患者和他们的亲属也确实并不总是清楚该词指的是什么，尤其是在他们第一次听到诊断结果的时候。别的先不说，首先它太不精准。痴呆的症状可以自成系列，从轻微直到严重，而且造成痴呆的一些成因是完全可逆的。在全部痴呆病例中，阿尔茨海默病（Alzheimer’s disease，即老年性痴呆）占一半以上，受到几乎所有人的关注，因此，“痴呆”和“阿尔茨海默病”这两个术语通常可以互换使用。其实不应该这样。然而，“痴呆”这个词频繁地出现在我们的日常用语中，它与阿尔茨海默病的联系也是如此。在本书中，我也使用这两个术语，就是希望我们在描述认知衰退这一普遍状况时所使用的对话和术语将来会发生变化。

我认为，一谈到这种普遍的健康状况，就必定过分强调阿尔茨海默病，这进一步助长了一种广泛存在的恐惧感，即随着我们变老，健忘是不可避免的。三四十岁的完全健康的人会对常见的健忘所产生的影响感到恐慌，比如把钥匙放错了地方，或者想不起别人的名字。这是一种被误导的恐惧，正如你在后文将了解到的，记忆力丧失并非注定就是衰老的一部分。

当我开始到世界各地旅行，并和人们谈论本书时，我意识到还有一个不同寻常的情况。根据美国退休人员协会（AARP）的一项对 34 岁至 75 岁的美国人的调查，几乎每个人（93%）都明白大脑健康至关重要，但人们往往不清楚怎样才能使他们的大脑更健康，甚至不知道这一目标是有可能实现的。大多数人认为，这个包覆在颅骨里的神秘器官是某种黑匣子，既触碰不到，也无法改善。其实，此说差矣。在你的一生中，不论你的年龄或获取资源的途径如何，大脑都可以持续不断地得到加强。我打开过这个黑匣子，触碰了人类的大脑，我将在这本书里告诉你这些不同寻常的体验。通过培训和几十年来的拓展学习，我比以往任何时候都更加确信，大脑可以被建设性地改变，不但功能可以增强，而且能精准微调。好好想想这一点吧。或许你会对你的肌肉甚至心脏（毕竟也是一块肌肉）抱有这样的想法。而如果你正在读这本书，那你有可能早已主动对自己的身体健康采取行动。现在到了考虑让你的大脑也发生同样变化的时候了。你对大脑思维和记忆的影响远比你所意识到的或所重视的大，而绝大多数人甚至还没有开始尝试。本书将帮助你设计自己的“敏锐大脑”程序，你可以很容易地将其融入你的日常生活。我自己已经这样做了，我也很乐意教你这样做。

作为一名学术型神经外科医生和一名记者，我工作的很大一部分内容就是释疑解惑。我明白，为了让我传授的信息流传下去，解答为什么要做某件事与解释该做什么及如何去做是同等重要的。为此，在本书中，我始终在解释你的大脑为什么是这样运作的，以及它为什么有时不能如你所愿。一旦你理解了这些内在的运作方式，那么我鼓励你应该养成的特定习惯就会变得有意义，也更有可能成为你生活中举重若轻的日常。

其实，即便拿一般的身体健康来说，公共话语中也很少有关于人体是如何实际工作，以及如何才能使其工作得更好的解释。更糟糕的是，在关于什么是最佳食物，做哪些类型的运动最适宜，抑或是我们到底需要多长时间的睡眠等问题上，医疗专业人士之间也缺乏共识。这就是为什么会有这么多莫衷一是的说法。咖啡在今天还被赞为超级食物，明天就成了潜在的致癌物。关于麸质的争论也一直很激烈。在姜黄中发现的姜黄素被吹捧为一种神奇的健脑食品，但它是如何作用的呢？他汀类药物似乎具有两面性，至少在研究领域里是这样：一些研究表明他汀类药物能降低患痴呆的风险，改善认知功能，而另一些研究的结论却恰好相反。补充维生素 D 也经常受到激烈批评，有人指天发誓地说它好，但研究来研究去也没见它真有什么好处。

普通人怎么搞得清楚这些众说纷纭的信息？几乎所有人都认为，从汞到霉菌这样的毒素和病原体对你有害，但有些人工成分，甚至包括你家里的自来水又怎么说呢？加拿大一项新的研究表明，怀孕母亲饮用自来水中的氟化物会导致孩子智商小幅下降。[1] 但含氟水显然对口腔健康有好处，大多数顶级医学协会仍推荐饮用含氟水。这让人感到困惑。最重要的是，几乎每位医生看完病，都会给出一条空泛却百搭的建议：“好好休息，要吃好，还要锻炼。”这话是不是听起来很耳熟？当然，这的确是一条很好的建议，但问题是，从日复一日的现实角度来看，它究竟有什么意义？对此，却几乎不存在任何共识。什么是理想的饮食，它又如何因人而异？该怎样锻炼？高强度，还是慢而稳？每个人真的每天晚上都需要睡 7~8 个小时吗？还是说有些人睡得少一点儿也行？为什么？鉴于个体的风险因素不同，个人应该考虑用哪些药物和保健品？尤其在大脑健康方面，患者和医学界对此都缺乏基本的了解。除了向你强调骑自行车一定要戴头盔，医生还有没有告诉过你，平时也要照护好你的大脑？恐怕没有吧。

那么，就让我这个医生来告诉你你需要知道的一切，并告诉你该怎么去做。如果你觉得这听起来已经够复杂了，请不要担心。我会一步步地教你。当你读完这本书的时候，你会比以往任何时候都更了解你的大脑，也更明白那些保持大脑健康方法的意义。你可以把这看作关于如何构建更好大脑的一堂大师课，它为你打开了一扇门，让你可以从生活中汲取你想要的一切，包括成为一个更好的父亲、更好的母亲、更好的女儿或更好的儿子。你可以变得更有成效、更快乐，也会更积极地对待每个与你有交集的人。你还可以发掘韧性这个关键因素的更多潜力，这样你大脑的优化就不会因日常生活的磨炼而偏离正确的轨道。这些目标之间的联系要比你意识到的紧密得多。

相信自己明天会变得更好是一种无所畏惧地看待世界的方式，但这确实帮我打造了自己的人生。我从十几岁开始，就一直下大功夫保持身体健康，让自己体格更强壮、反应更敏捷，对生病和受伤有更强的修复力。我认为，每个人关心自己健康的动机不同。对许多人来说，这是为了让自我感觉更好、更有成效，同时也是为了呵护孩子周全。而对另一些人来说，这就是为了获得某种特定的外观形象。随着年龄的增长，人们的感悟往往来自同死亡擦肩而过，以及近距离看到生命的脆弱。我本人就是这样。那一年，我父亲才刚 47 岁，在一次外出散步时，他突发严重的胸痛。我还清楚地记得惊恐万分的妈妈给我打来的电话，以及几秒后那位接通我电话的 911 接线员的声音。几个小时后，父亲接受了紧急的四根血管心脏搭桥手术。对我们全家来说，这是一场可怕的折磨，我们当时都担心他挺不过来。我那时还只是个年轻的医学生，但我确信自己有负于他。不管怎么说，我应该事先就看到他身体上出现的警示迹象，从而给他一些有关健康的建议，帮助他避免患心脏病。万幸的是，他挺过来了，但这次死里逃生的经历彻底改变了他的生活。他的体重减轻了 30 磅[①]，对吃的东西都万分小心，并把有规律地运动放在首位。

我虽说现在已经超过了他当时的年龄，也有了自己的孩子，但还是把学习作为重中之重，这不单是为了预防疾病，也是为了不断地评估自己，以确保自己的能力得到最完美的发挥。在过去的几十年里，我一直在探索心脏和大脑之间的深层联系。的确，就此二者而言，对其中一个有利的，对另一个同样有利，但我现在相信，真正的奥秘在于一切都始于你的大脑。正如你将学到的，一旦你的大脑清晰而顺畅地运行，其他的一切都会随之而来：你将做出更好的决定，拥有更强的韧性和更乐观的态度，你的身体状况也会得到改善。有研究表明，你会因此增加对疼痛的耐受性，而减少对药物的需求，伤病的痊愈过程也会加快。几乎每一位我与之谈及本书的医生，都说过与下述观点相似的话，即为了最大限度地照顾好你的身体，你必须首先照顾好你的心灵。此话千真万确，而且最妙的是，要做到这一点并没有那么难。你可将这视作你生活中的周期性小调整，而非颠覆性的改变。

在解释这些小调整到底是什么及为什么会有效之前，我先来说说与本书主旨息息相关的我的基本理念。多年来，我在社会的许多不同

---

① 1 磅约为 0.45 千克。——编者注

领域里工作，曾在大学从事神经外科方面的学术研究，曾在白宫当公务员，也在媒体机构干过记者，还是一个丈夫和三个坚强、聪明、美丽的女孩儿的父亲。一直以来，我都坚持从小学到的一个原则：不要试图用恐吓来激励别人。这样做不但没什么效果，而且持续不了多长时间。当你吓到某人时，你就会激活那人大脑中的杏仁核，即大脑的情感中枢。被吓到后的反应是迅疾而强烈的，就像人们面对生命威胁时那样。问题是，从大脑情感中枢开始的这一动作会绕过大脑负责判断和执行的功能区域。其结果是，反应虽然是剧烈和瞬时的，但经常是不协调和无法持久的。比如你告诉别人，如果再不减肥，他们就可能心脏病发作，他们多半会坚持一周的高强度节食和锻炼，然后突然回归那些不好的老习惯，其原因就在于此。基于恐惧的信息永远不会产生长期有效的对策，因为这不是我们的本性。当告诉别人他或她可能会患上阿尔茨海默病的时候，更应该考虑到这一点。

许多民意调查一致显示，人们最害怕的是失去心智，对这一点的害怕程度超过其他任何事情，甚至超过死亡。对许多人来说，失智被认为是老年的梦魇。在我生命中的某个时刻，当我看到我另一位祖父的阿尔茨海默病发展得越来越严重时，我对认知能力下降和痴呆也十分担心。起初，他好像是在用滑稽的口吻与人交谈。因为他这个人爱开玩笑，也很容易开怀大笑，所以我们以为他是在开一些我们不太熟悉的玩笑。当他意识到自己已经记不起该如何完成最基本的任务和执行计划时，他那茫然无措的目光最终暴露了他的问题，接着他变得困惑，变得恐慌。我永远也忘不了他眼睛里的那种神情，永远也忘不了。

但是，对痴呆的恐惧不应该成为你读这本书的动机。相反，获取如何在任何年龄都能塑造出更好大脑的知识，才应该是你读此书的动机。我会教你怎么做，并解释为什么这些策略能够奏效。当你读这本书的时候，我不希望你因为某事而逃避。我希望你朝着某个目标奔去——朝着一个能经受住你一生一世所遭遇的任何考验的、处于巅峰状态的大脑奔去。

当25年前我作为一名神经外科医生开始工作时，“改善”自己大脑的想法似乎是一次方向走偏了的探索。毕竟，我最初接受的训练是如何切除肿瘤、夹住动脉瘤、缓解血液和体液积聚的压力等。即使在今天，任何神经外科医生都不可能进入人类大脑内部，去调整大约1 000亿个神经元，以使这个器官变得更聪慧，而且不那么容易衰退。虽然心脏外科医生可以用转子消除心脏中的神经斑，但我却无法用转子去除与阿尔茨海默病相关的大脑神经原纤维缠结。目前没有任何手术或药物能够治愈痴呆，或能让一个人变得更聪明、更富创造力并拥有非凡的记忆力，或时刻准备好搞出这个世界需要的下一个伟大发明。

大脑有别于其他任何器官。你可以移植心脏（或肝脏、肾脏，乃至换脸），但你却不能这样移植大脑，而且我们对大脑的认识仍处于早期阶段，还在不断地发展和扩大。最近，在主持美国神经外科学会（American Academy of Neurological Surgery）的一场学术分组讨论时，我有了一个惊人的发现，这个分组的成员都是世界级的脑震荡专家。他们来自医学界、国防部和科技界。尽管他们都在谈论我们在认识脑震荡方面所取得的巨大进步，但令人惊讶的是，对于如何最好地治疗脑震荡，他们却没有明确的共识，而在美国，每年被确诊的脑震荡病例就达数百万例。几乎没有任何公开发表的关于有效治疗脑震荡的数据被提交给该学会。目前的许多建议都只是基于逸闻证据。[2]甚至像休息这样的话题，即脑震荡后大脑应休息到什么程度及休息多长时间也争议颇多。例如，在脑震荡恢复过程中，你要尽量减少需要集中注意力的活动，还是要增加这些活动？什么时候做轻度运动，比如在跑步机上快速行走，将有助于而不是阻碍恢复过程？我听到了各种各样的观点，但几乎都没有证据支撑。别忘了，这个分组可是由世界顶级脑损伤专家组成的。

当然，自古代亚里士多德认为心脏是智慧之所在，而大脑却相当于某种可以给火热的心脏和热血降温的“冰箱”以来，我们走过了很长的一段路。然而，关于大脑，仍然是问题多于答案。我们现在知道了行为是如何产生的，思想是如何形成的，我们甚至可以识别海马体，这是大脑中对记忆功能至关重要的两个海马形状的小结构。但我们在阻止认知能力下降和痴呆患者激增方面仍未取得多大进展。虽然我们患心血管疾病和某些癌症的概率比上一代人要低，但涉及与大脑相关的伤病时，情况却截然相反。根据加州大学洛杉矶分校 2017 年的一项研究，4 700 万美国人出现了阿尔茨海默病潜伏期的某些先兆，这意味着他们的大脑出现了不利变化的迹象，但尚未发展到确诊症状的程度。通常情况下，他们的记忆、思维和行为仍需数年才会显露其所受到的明显影响。[3] 问题是我们不一定知道这 4 700 万人是谁，也不一定知道其中哪些人会发展成阿尔茨海默病患者。然而，我们确实知道，到 2060 年，美国患有阿尔茨海默病或认知障碍的人数将从如今的 600 万上升到 1 500 万。[4] 每 4 秒就会有一例新的痴呆病例被诊断出来，痴呆将成为我们这个时代最常见的神经退行性疾病。从全球来看，到 2050 年，阿尔茨海默病患者数量将增至 1.52 亿，将比 2018 年的患者数量增长 200%。尽管科学正试图稳步地抗击这一趋势，但自 2002 年以来，人们虽然对这种疾病进行了 400 多项临床试验，却依然没有找到一种新的治疗方法。[5] 这就是为什么脑科学和研发治疗脑病的药物及方法之间存在的巨大鸿沟被称为“死亡之谷”。[6] 这是个坏消息。

好消息是，即使没有重大的医学突破，我们也可以通过多种方式极大地优化我们的大脑，以改善其功能，增强其神经元网络，刺激新神经元的生长，并帮助避免罹患与年龄相关的大脑疾病。你在读这本书的时候，请永远记住这一点：认知能力的下降并不是不可避免的。这里做一个类比，请想象某一座仍然矗立着的古老建筑。它也许已经有一个多世纪的历史。如果没有数十年来的维护保养，那么天气的侵蚀和不断的使用肯定会导致它不断退化和破损。但由于日常的维护和偶尔的翻新，这座建筑不但经受住了时间的考验，而且可能因其美丽、重要和卓越而闻名遐迩。同样的道理也适用于你的大脑，它也有维护和更新的需求，只不过它是由别样的成分组成的结构。我教你的那些策略将帮助你搭建大脑脚手架，即为你的大脑创建一个比你目前所拥有的更强、更稳定的支持结构，并将帮助你进行一些最初的“改造”，包括强化你大脑的“基础”。另外一些策略将为持续的维护提供所需的原材料，并且建立所谓的“认知储备”，也就是科学家们所说的“大脑韧性”。有了更多的认知储备，你就能降低罹患痴呆的风险。最后，还有一些策略可以作为日常使用后的收尾工作，类似于清洁和整理，以便让更好的大脑更好地运转。正如我前面提到的，老派的理论认为大脑在儿童时期发育后就基本固定了。今天，当我们用新的成像技术来观察大脑并研究其不断变化的功能时，我们才了解了真相。

当你想到心脏的时候，你可能会直接联想到某些有可能对心脏造成损害的东西，包括某些种类的食物、缺乏运动及高胆固醇。但是大脑呢？其实，当同样的东西发生作用时，你的大脑也会是一个高度敏感的接收装置，每天可以接收数以百万计的刺激信号；而当你的大脑变得更敏锐时，我们如何处理这些输入信息就会带来截然不同的结果。例如，我知道有许多人被新闻报道中的事件压垮了，而另一些人则泰然处之，不为所动。通过人的切身经历，其大脑既可以得到增强，就像经过一次良好的锻炼那样，也可以备受打击并最终溃败。是什么造成这两种完全不同情况的呢？答案就是韧性。一个有修复能力的大脑可以承受持续不断的创伤，以不同寻常的方式进行思考，避开包括抑郁症在内的大脑相关疾病，并保持认知记忆以获得最佳表现。

此外，区分具有战略思维和远见卓识的思想家与普通思想家的关键，就是要拥有一颗韧性强的大脑。这不一定与智商，甚至教育水平有关。这是一种通过极富挑战的经历来增强而非削弱大脑的能力。单是这些能力就足以激励你打造一个更好的大脑。如果你正在寻找实现自身最大潜能的途径，希望获得真知灼见，以免患上认知衰退或痴呆而影响你的家人，那么这本书正好适合你。（我们现在知道，像阿尔茨海默病这样的疾病在病人出现任何症状的二三十年之前就已经开始了，所以年轻人需要吸取这些教训。）你如果就是想寻求最大限度地保持大脑健康的策略，以便无论多大年龄都能尽情享受生活，且"超乎寻常地保持高效"，那么这本书正好适合你。无论你是慢性病患者，还是精英运动员，明天都会更好。事实是，大多数人（包括我自己）在自我提升方面都做得远远不够。在写这本书的过程中，我尝试了所有向你推荐的东西，而我的大脑从来没有这么敏锐过。我希望你也能如此，我会让你相信，即使是细小的、渐进式的调整也能带来巨大的回报。

2017 年，我开始与美国退休人员协会合作（该协会现已更名，因为需要面向更广泛的受众，而且很多人从来没有"退休"）。和我一样，美国退休人员协会也感觉到了这本书触及的那种紧迫感。他们知道人们害怕大脑老化，害怕失去认知能力，也害怕失去独立生活的自由。美国退休人员协会成立了全球脑健康理事会（Global Council on Brain Health），会集了来自世界各地的科学家、医疗专业人士、学者和政策专家，其目标是收集最好的可行性建议，以告诉我们能够做些什么来保持和改善大脑健康。该理事会由约翰斯·霍普金斯大学医学院神经学教授、认知神经学系主任玛丽莲·阿尔伯特博士（Dr. Marilyn Albert）担任主席。

自2016年以来，全球脑健康理事会共会集了来自23个不同国家和80所不同大学及组织的94名专家，就这一学科的现状达成了共识。该理事会与来自政府和非营利组织的50名联络人一起，编制了一个研究报告数据库，从中提炼出生活方式及可变风险因素如何影响大脑健康的证据。作为我们合作的一部分，我决定把这些研究精华和更多的内容写进本书。我还采访了受到痴呆直接影响的人，以及那些倾尽毕生精力试图弄懂和治疗痴呆的人。通过这一切，我用自己一生对大脑的痴迷和理解，将巨量的零散信息提炼成这本书，书中包含了令你保持头脑敏锐所需的洞见和策略。其中一些会让你大吃一惊。我将揭穿你可能深以为然的许多谬论，并向你准确地演示当下你能够为思考做些什么，从而在明天变得更加敏锐。（此处剧透一点：停止一心多用。不要把上午的时间都用来阅读电子邮件。更多地参与社交。学会某一种长期以来被科学证明可直接改善大脑健康的特定活动，详见本书第4章。）如果我的建议是有争议的（在大脑健康领域可能会有很多对立的观点），我会告诉你。麻烦的是，当科学缺乏源于长期数据且得到普遍接受的证据时，站得住脚（无论好坏）的只有理论、意见和观点。

在这本书里，你会经常看到一个词组——“生活方式”。如果说有什么事实在科学界越来越明显，那就是我们一生的命运并没有被与生俱来的遗传基因固定。如果你的家族遗传某种疾病，你仍然可以通过以有利于自己的方式来应对，从而避开此种厄运。我们的日常经历，包括我们吃什么、做多少运动、与何人交往、面临什么样的挑战、睡得如何及怎样减轻压力、有效学习，对我们的大脑健康和全身健康的影响远远超出我们的想象。这里有一个很能说明问题的绝妙例子。2018 年发表在《遗传学》(*Genetics*) 杂志上的一项新研究显示，与遗传基因相比，我们的配偶对我们的寿命影响更大[7]，而且大得不是一点点！原因何在？因为事实证明，我们的生活习惯对我们做出与婚姻相关的决定的重大影响，比对我们做出的生活中大多数其他决定的影响大得多。研究者们分析了出生于 19 世纪至 20 世纪中叶的属于 5 500 万个家庭谱系的 4.06 亿人的生卒时间，发现在影响寿命长短的因素中，遗传基因所占的比例还不到 7%，而这一比例的大多数先前估计是 20%~30%。这意味着我们健康和长寿与否有超过 90% 的因素掌握在我们自己手中。

在 2019 年召开的阿尔茨海默病协会 (Alzheimer’s Association) 国际会议上，我收集了从事研究工作的同行们的所有重点内容，其中有一个事实得到突显：健康的生活方式可以降低患严重心智障碍（包括阿尔茨海默病）的风险，哪怕你携带遗传风险因素。不管你的 DNA（脱氧核糖核酸）怎么说，良好的饮食、有规律的运动、不吸烟、少饮酒，以及其他一些令人惊讶的与生活方式相关的决定，都可以改变你的命运。几年前，我亲身体验到健康的生活方式可以帮助人们克服患心脏病的遗传风险。现在我们知道，痴呆也是如此。所以少担心你的基因，不要把它当作借口。相反，要多专注于你选择的事情，无论大事还是小事，日复一日地专注。

我认为，我们长期以来对待身体和大脑的方式过于被动。在很多病史中，医生只是干等着疾病或功能障碍自行产生，再突然冲过来针对表象而非潜在病因开出药方。随着相关知识体系日益丰富、成熟，我们发现，我们可以在疾病尚未发展到晚期之时就将之检测和诊断出来。然而，在这个特定疾病出现之前，人们却几乎没有采取任何措施来预测它。在过去几十年里，我们开始把更多的注意力放在疾病的早期干预上，近期则是放在预防上。但在大脑健康领域，对这两个关键方面的关注仍然很薄弱，甚至经常缺失。让我们来改变这种状况吧。我真心认为（而且有同样想法的不止我一人），解决大脑衰退问题的方法将来自两个方面，即预防和早期干预。我还要加上一个，那就是优化，或者说持续打造一个更好、更具韧性的大脑。

关于如何增强大脑功能和长期保持大脑健康的书有很多，但其中很多都偏向于某种特定的理论，且缺乏真实的数据支撑，所提出的建议也十分有限。我发现其中有些书最让人担心，因为那些书往往会成为推销某些产品的媒介。而我唯一想推销的东西（除本书之外），就是可以让你了解自己的大脑，并让它变得更好的方法。我的目标是对本学科进行全面的回顾，并推出任何人都可以立马开始实践的实用课程。虽然我确实提供了一些严格的规则，但我并不拘泥于任何“非此即彼”的单一方式。像你一样，我也在寻求科学所能提供的最好的东西，但这里给出的指导必须是真正实用的。

我希望你在阅读本书时，心中铭记这样一个告诫：能够帮助你避免认知能力下降的方法，对其他人来说可能效果并不相同。如果说我在多年的大脑研究、大脑手术及与顶尖科学家的合作中学到了什么，那就是我们每个人都有自己独一无二的特征。正是因为这一点，任何优化大脑健康的计划都应当做到涉及面广、包容度高并基于无可争辩的证据。这就是我在这本书中所要表达的思想。虽然没有什么万应灵药，也没有什么一体适用的解决方案（不要相信任何告诉你有这回事的人），但还是有一些我们所有人都可以立即采取的简单的干预措施，它们对我们的认知功能及大脑的长期健康能够产生重大影响。

我很高兴能与大家分享所有最新的研究成果，并为大家提供一张个性化的路线图，帮助大家达成终身拥有更敏锐大脑的目标。这是一个风景壮观的目的地。

本书主旨

对于大多数人来说，我们的大脑在任何时候都可能只用了 50% 的容量在工作。这个比例是我自己杜撰的，我并不清楚它到底是多少（也没有其他任何人清楚），但是很明显，通过各种行为干预措施，诸如静思培训或规律睡眠，我们的大脑便可以进入超高强运转状态（不，我们当然不会只使用 10% 的大脑能量，详见第 3 章）。我们知道我们的大脑可以迸发出远超平时的更大扭矩。那么，我们的大脑是像一位母亲，当她的孩子被压在汽车底下时，她可以使出超人般的力量去救他呢？还是说，我们的大脑更像一辆高性能的法拉利，在附近坑坑洼洼的道路上颠簸，却几乎从未开足过马力呢？我认为应是后者。我们的大脑设计得相当精密，但我们却没有充分利用它在畅通无阻的大道上尽情撒欢儿，而过了一段时间后，我们就会忘记我们的大脑真的能够实现什么。

你会在这本书里读到一些与汽车有关的内容，因为这反映了我从小到大的生活场景。我的父母都在汽车行业工作，妈妈是福特汽车公司雇用的第一位女工程师。所以在我小时候，一到周末，全家人经常在一起捣鼓家里的汽车。我家的车库里堆满了工具箱，有人评论说，其实人体与我们正在重新改装的福特 LTD（限量版）汽车并没有那么大的区别——两者都有发动机、泵和维持生命的燃料。我认为这样的对话与我对大脑产生兴趣不无关系，因为大脑是身体的一个器官，真的无法机械地与汽车做类比。毕竟，就算真皮内饰再怎么豪华，汽车里也不可能有能够思考的座椅。尽管如此，要我在观察大脑的同时不去考虑调整和维护，这几乎是不可能的。机油需要更换了吗？燃油型号用得对吗？到底是转速太高了，还是开起来就一直没停过？挡风玻璃或底盘上是否有裂缝，所有轮胎的气压是否足够？冷热空调工作是否正常？发动机是否能够对突然出现的速度需求做出适当的反应？将车完全刹停能多快？

本书第一部分从一些最基本的事实开始。大脑到底是什么？对大脑进行手术会是一种怎样的情形？大脑真正的外观和感觉是什么样的？为什么大脑如此神秘和难以被了解？记忆是如何工作的？正常的大脑机能老化和偶尔的大脑失能、异常的大脑机能老化、大脑严重衰退迹象之间的区别是什么？我们将深入探究有关衰老和认知功能衰退的谜团，以及增加我们对于大脑可以重塑、重新连接和成长的了解。

第二部分先后陈述了五个主要方面，涵盖你需要的所有保护和提高大脑功能的实用策略：（1）锻炼和运动；（2）目标感、学习感和发现感；（3）睡眠和放松；（4）营养；（5）社会关系。这一部分简要介绍了一些目前正在进行的研究，其目的都是探索大脑，找到更好的维护和治疗它的方法。你会遇到那些毕生致力于破解大脑之谜的顶尖科学家。每一章都提供了有科学依据的主张，你可以根据自己的偏好和生活方式来调节。第二部分以一份全新的易于遵循的12周计划为结束，以执行我建议的各项步骤。

第三部分分析了在脑部疾病的诊断和治疗方面存在的挑战。如果你发现了早期征兆，你应该怎么做？这些先兆迹象是另一种类似痴呆的健康受损的症状吗？为什么我们在寻找治疗神经退行性疾病的方法和药物方面的研究和临床试验会遭遇惨败？对于不同严重程度的痴呆都有哪些可行的治疗方法？配偶如何在照顾患有痴呆的伴侣（护理者本身也有很高的致病风险）的同时保持自身健康？痴呆是一个移动目标。护理此种疾病的患者可能是有史以来最具挑战性的工作之一。没有人能在正规的学校教育里学会如何与一个大脑处于不可逆衰退状态的亲人相处。对一些人来说，大脑的变化是缓慢而微妙的，有关症状需要经过几年甚至十几年才会逐渐显现；而对另一些人来说，变化却是突然和迅速的。这两种情况都可能非常困难和不可预测。除了讲解能够改善生活质量并使照护易于管理的循证护理方法，我还将梳理那些有极大治愈可能的病症，而护理者对这些病症应十分留意，因为它们往往被误认为阿尔茨海默病。

最后，我将展望未来，因为这本书以一个高潮结束。对于我们今天仍在与之抗争的神经系统疾病（如阿尔茨海默病、帕金森病、抑郁症、焦虑症、恐慌症）而言，希望还是巨大的。我丝毫不怀疑，在未来的10~20年里，我们将在治疗大脑疾病方面取得更加长足的进步。我们甚至可能会找到能够成功治疗阿尔茨海默病的方法或者用于预防它的疫苗。许多进展或许来自基因和干细胞疗法，以及脑部深度刺激，后者已经被用于治疗抑郁症和强迫症。我们还将在技术上进一步推进，以使对大脑进行微创治疗成为可能。我会解释这一切对你的意义，并提供一些思路来帮助你为未来做好准备。这本书中的许多信息也旨在帮助年轻一代呵护自己的大脑，因为大脑相关疾病往往在症状出现之前几十年就开始了。假如我在年轻的时候就掌握我现在所掌握的知识，我肯定会用不同的方式来关照自己的大脑。而你不必再犯我犯过的错误。

我喜欢在日本冲绳听到过的一句格言："我想让自己的一生过得像白炽灯一样。整个生命始终明亮地燃烧着，然后有一天突然就熄灭了。"我们对大脑的要求也应该如此这般。我们不希望看到日光灯即将熄灭前的不停闪烁。每当想到老年，我们就会联想到医院的病床和已经忘却的记忆。这两种情况都不必发生，而你的大脑是唯一能够随着年龄增长而变得更强壮的那个器官。这无关聪明与否，任何人在任何年龄都可以构建一个更好的大脑。

从某种意义上说，写作本书是一种利己的经历。我有幸接触到来自世界各地的专家，听取他们的高见和行动计划，从而使我保持大脑敏锐，并尽我所能来防止大脑衰退。在这个过程中，我也掌握了一些策略，可以让自己不仅更加高效，还能让自己的压力更少，并在总体上轻松愉快地过自己的生活。我一直在和每一个我亲近的人分享这些知识。现在我也想与你分享。欢迎来到"保持敏锐"社区。

让我们从自我测评开始吧。

自我测评

你的大脑有衰退的风险吗？

过去几年里，我花了大量时间将以实证为基础的大脑研究的最佳成果归纳总结出来，在此为你提供指导。这些都基于我与同事及神经学和人类表现领域的其他专家进行的正式和非正式对话。为了让这一切发挥最大的作用，我列出了一系列与大脑健康和大脑潜能高度相关的问题。无论你想改善生活中的什么方面，诚实的自我认知是很重要的，回答这些问题会帮助你做到这一点。

以下列出的 24 个问题将帮助你评估大脑衰退的风险因素。这些因素大多数都是可以改变的，所以如果你对下列所有问题的答案都是肯定的，也请不要惊慌。我并不是要吓到你。（别忘了，我可不信恐吓战术。）其中一些问题与高度可逆的认知能力下降症状有关。例如，长期睡眠不足会导致程度惊人的记忆丧失，甚至出现与痴呆开始时相似的症状。睡好觉是提高大脑功能最简单也最有效的方法之一，它也能提高你学习和记忆新知识的能力（它能改善身体的每个系统）。我低估睡眠价值的时间太长了，而且竟然为自己不睡觉也照样能正常发挥而自鸣得意。听我一句劝，这绝对是个错误。幸运的是，这可以通过正确的诊断来补救，你只要早点儿睡觉，并把电子设备和待办事项抛在一边就可以。有些问题可能看起来是不相关的，比如你所受教育的程度。基于我在书中解释的某些原因，多项研究表明，高等教育可能对认知能力下降有保护作用，但一旦开始失忆，就不一定能减缓这种衰退。换言之，接受了多年正规教育的人（例如，有越来越多的人读大学并获得高学历），或者说更有文化的人，患痴呆的风险要比那些没有接受过多少正规教育的人低得多，但如果已经患上了痴呆，那学历再高也没有多大用了。

然而，最重要的是，我希望你开始了解什么样的行为会对你现在和未来的大脑健康发挥作用。这一点很重要。作为一名神经外科医生，我了解快速治愈所带来的满足感，但你会发现，对于取得快速的改善，这些行为上的改变不仅有效，而且不输于外科手术。认识和理解你的日常习惯将为你提供一些个人数据，这些数据最终可以指导你应在哪些方面花更大的气力，以便重塑和养护一个更好的大脑。下列这些问题都是由数据驱动的，因为它们反映了迄今为止的科学发现。

如果你对以下所有问题的回答都是肯定的，那也并不意味着你现在或将来就会得到世界末日般的诊断。有许许多多的因素在认知领域发挥作用，但简单起见，我并没有将其中一些写进本书。正像有些终生吸烟者从未得过肺癌一样，也会有一些人带着大脑衰退的高风险因素生活，却从未真正患相关疾病。其中一些风险因素是有争议的，就像某些建议也有争议一样，对此我坚持开诚布公。无论如何，有一点颇有助益，即要认清所有有充分证据的潜在风险因素，以及研究人员一直在探索并相信在未来会被证明非常重要的那些风险因素。我不仅要为你提供这方面的知识，也要为你提供有助于创建这些知识的思考。

1. 你现在是否患有任何脑部疾病，或已被诊断出轻度认知损害？
2. 你会避免剧烈运动吗？
3. 你每天大部分时间都是坐着吗？
4. 你体重超标或肥胖吗？
5. 你是女人吗？
6. 你是否已被诊断出患心血管疾病？
7. 你有代谢方面的障碍，诸如高血压、胰岛素阻抗、糖尿病或高胆固醇吗？
8. 你是否已被诊断出患有可能引发慢性炎症并影响神经系统的传染病（如莱姆病、疱疹、梅毒）？
9. 你是否在服用某些已知可能影响大脑的药物，诸如抗抑郁药、抗焦虑药、降压药、他汀类药物、质子泵抑制剂或抗组胺药？
10. 你是否经历过创伤性脑损伤，或因意外或进行撞击运动而遭受头部创伤？你是否曾被诊断出脑震荡？
11. 你吸烟或有吸烟史吗？
12. 你有抑郁症史吗？
13. 你缺少与他人的社交应酬吗？
14. 你的正规教育结束于高中或更早吗？
15. 你的饮食构成是否富含加工食品、含糖食品、高脂肪食物，而全谷物、鱼、坚果、橄榄油、新鲜的水果和蔬菜却很少？
16. 你是否长期生活在紧绷的压力之下？（每个人都有压力。而你的这种压力似乎是恒定并经常出现的，你很难应对。）

17. 你有酗酒史吗?
18. 你是否患有睡眠障碍（如失眠、睡眠呼吸暂停）或规律性地睡眠不足?
19. 你有听力损失吗?
20. 你每天是否缺少认知挑战，比如学习新事物或玩需要大量思考的游戏?
21. 你的工作缺少说服、帮带、指导或监督等复杂内容吗?
22. 你已经65岁以上了吗?
23. 你的家人是否患有阿尔茨海默病，或者你是否被诊断出携带“阿尔茨海默病基因变体”，即APOE3（载脂蛋白E3抗体）或APOE4（载脂蛋白E4抗体），抑或两者均有?
24. 你照护患有某种程度痴呆（包括阿尔茨海默病）的人吗?

如果你对上面五个或五个以上问题的回答都是肯定的，那么你的大脑也许正在或很快就会衰退，而你正可以从这本书的信息中获益良多。即使你仅对一两个问题的回答是肯定的，你也仍然能够优化你大脑的健康状况和性能。想知道这些问题（及其答案）与你体内最神秘的器官有何种关系吗?那就继续往下读吧，你将学到你想要和需要知道的一切，你会因此成为更睿智、更敏锐也更善于思考的人。

我希望你能像几年前激励我的那对老夫妇那样振作起来，他们向我展示了“人到暮年”应当追求什么。我们都会变老，总有一天，我们要靠一颗老迈的大脑过活，但这并不意味着它必定会失去敏锐度。外表有时是会骗人的。

那位丈夫已经93岁了，他被送进了急诊室，我当时在那里值班待命。当住院总医师第一次告诉我这个神经系统严重衰退的病人的情况时，他的高龄令我十分担忧。我真心认为他年纪太大了，就算有必要做手术，他也承受不了。过了一会儿，电脑断层扫描显示其脑内有明显出血情况，这完全解释了他的发病症状。

我来到等候室里的那家人身边，心想他们准会跟我说，不要进行过激、冒险的手术。一位看上去 60 来岁的精干女士紧张地在房间里踱来踱去，其他几位家人则一脸认真地坐在椅子上。得知她就是病人的妻子，而且他们刚刚庆祝了结婚 70 周年纪念日，我深感震惊。“其实我比他大，”她说，“我是‘老草喂嫩牛’。”她当时芳龄 94，身体健康得近乎完美，根本不吃药，就在当天早上还开车送曾孙去上学。她告诉我，我的这位患者仍然热衷于跑步，还兼职做会计。他 63 岁的儿子说，他们之所以把他留在身边做事，就是因为“他对数字精通得很”。患者脑出血是因为爬到屋顶上吹落叶时摔了下来。比起我的大多数病人，不管年老年少，这两位 90 多岁的老人都要健康得多。

自从我进入医学院，医学院一直就有一个训条：我们要更多考虑“生理”年龄，而非实际年龄。应家属们的要求，我带这位老先生进了手术室，准备做开颅手术，以止住血。在关闭硬脑膜（大脑外层）之前，我花了一些时间仔细观察了他的大脑，我看到的情景让我大吃一惊。考虑到他是那样地活跃，而且认知完好、反应敏锐，我原以为会看到一颗硕大的有力搏动的大脑，外观十分健康。但他的大脑看起来就是一个 93 岁的大脑，而且更加枯萎，褶皱深陷，真实地反映了他的年龄。这听起来好像会让人感到沮丧，其实不然——事实上，恰恰相反。

医学界还有另外一个训条：永远治疗病人，而非他们的检测结果。

当然，他的大脑确实衰老了，他毕竟已经93岁了。但是，与身体的其他器官相比，大脑也许更有可能在整个生命过程中变得更强壮，甚至比在过往那些年里更健康。我永远不会忘记那次经历。我注视的这颗大脑，似乎与包覆着它的颅骨的主人完全对不上号。

他恢复得很快。后来我去看他，他正在重症监护室里休养。我问他这次出事对他有什么影响，他笑着说："最大的教训就是不要再试图吹掉屋顶上的叶子。"

最后提醒一句：本书并非只谈如何避免疾病，它还关乎如何令你的大脑在任何年龄都尽可能敏锐。

第　一　部　分

大脑：

见识你内心的黑匣子

就在你读到这句话的数秒之内，你的大脑会发出数量多到不可思议的电信号，令你处于活着的状态——呼吸、运动、感觉、眨眼和思考。这些信息穿行于你那数十亿个神经元中，其速度之快甚至超越赛车。人类的大脑是一个非凡的器官，一个进化奇迹。可以言之凿凿地说，它所蕴含的各种联系比已知银河系中的恒星还要多。[1]科学家们说，大脑是我们所发现的最复杂的东西；一位 DNA 的发现者甚至称其为“最后也是最重大的生物学前沿领域”，他说，“大脑令人匪夷所思”。[2]

我们的大脑塑造了我们本身及我们身临其境的世界。它创造了我们的日常体验，从那些带给我们欢乐、惊奇及与他人交往的点点滴滴，一直到我们必须依靠大脑为未来做好抉择、谋划和准备的复杂时刻。它甚至在我们睡觉时以梦的形式讲故事。它还知道如何适应环境，如何报时，以及如何形成记忆。它很有可能是我们意识的蓄水池，尽管我们对此并不完全确定。（后文还会对此加以说明。）神经系统科学家的工作举步维艰，因为大脑始终很神秘，就好像它是几光年之外的遥远星球。它可能是最神秘莫测的 3.3 磅重的生命体。研究人员近年来甚至发现了一种新的神经元——玫瑰果细胞（the rosehip），但对它的作用仍一无所知。它似乎仅存在于人类大脑中，而在啮齿类动物中是没有的，这也许就解释了为什么如此多的老鼠大脑研究成果从来都无法适用于人类。我们的大脑也可以非常自私和苛刻。虽然大脑自身重量只占你体重的 2.5% 左右，但在我们身体产生的全部血液和氧气中，大脑攫取了 20%。没有了大脑也就没有了生命。

是时候见识你内心的黑匣子了。

第 1 章

是什么使你之为“你”

想象一下大脑吧，那个光彩照人的生命堆，那个灰白色细胞的宏大集群，那个梦工厂，那个球状颅骨内的小暴君，那一团操控一切的神经元簇，那个无处不达的小不点儿，那个变化无常的快乐穹顶，那个将太多自我纳入颅骨的褶皱衣橱，就好似塞满了衣物的运动包。

——《心灵炼金术》，作者黛安·艾克曼

1992 年，我第一次看到鲜活的人类大脑，对我来说，这是一次强大而改变人生的经历。无论是过去还是现在，我都难以相信，那成就了今天的我们，并将成就未来的我们的力量，以及我们对于这个世界的诠释，竟然都藏身于这一团错综交织的生理组织中。当我在描述神经外科手术过程时，大多数人都试图想象出人类大脑的模样，可惜他们往往都有点儿想偏了。尽管被称作脑灰质，但大脑的外观看起来并不像一个沉闷乏味的灰色团块。其实它更偏粉红色，带有白黄色斑块，大血管在它表面及内部流过。它有很深的裂缝，称为“脑沟”（sulci）；

有如重峦叠嶂般的隆起，称为脑回（gyri）。深深的裂缝以惊人的一致方式将大脑分为不同的脑叶。在手术中，大脑微微搏动于颅骨边缘，看起来相当有活力。就黏稠度而言，它没有那么有弹性，比较黏糊，更像是凝胶。尽管大脑的功能不可思议，而且丰富多样，但它却是那么脆弱，这总是让我感到惊愕。一看到大脑，你就会情不自禁地想要去保护它、照顾它。

对我来说，大脑一直有点儿神秘。其重量仅 3 磅多一点点，却包含了我们做任何事情所需要的所有回路。仔细想想看，大脑的重量比大多数笔记本电脑都轻，但其性能却是任何电脑现在和将来都无法匹敌的。事实上，人们常说的那个所谓“大脑就像电脑”的比喻，在很多方面都不恰当。我们尽可以拿大脑的处理速度、存储容量、回路、编码、加密等方面来与电脑做比较，但是大脑并没有固定的有待填满的记忆容量，也不像计算机那样运算。甚至连我们每个人对世界的看法和感知——也是对我们所关注的和预期的对象的一种主动的诠释和结果——都不是对信息输入的被动接受。的确，我们眼中看到的世界最初是颠倒的，然后大脑接收这个输入并将其转换成正确的影像。此外，眼睛后部的视网膜为大脑提供了两只眼睛所看到的二维影像，然后大脑将这些影像转换成美丽的、有纹理的三维影像，从而提供深度感知。我们的视觉中都存在盲点，而我们的大脑则不断地用你甚至都没有意识到自己正在收集的数据来填补这些盲点。无论将来人工智能变得多么复杂，也总有一些事情唯有人脑才能做到，而电脑却不行。

与其他哺乳动物相比，我们大脑的体积相对于身体其余部分而言简直大得惊人。以大象为例，其大脑只占其总体重的 1/550，而我们的大脑大约占我们体重的 1/40。但最使我们有别于其他物种的特征是我们惊人的思考能力，并且这种思考能力的存在远不止为了生存。例如，鱼类、两栖动物、爬行动物和鸟类被认为不会进行太多的“思考”，至少我们是这样认为的。但是所有的动物都在所谓的“爬行类大脑”的控制下，只关心日常的进食、睡眠、繁殖和生存这些本能的自动过程。我们也有自己的内部原始爬行类大脑，它为我们执行同样的功能，事实上，它驱动着我们的很多行为（也许比我们愿意承认的还要多）。但正是我们大脑皮层的复杂程度和体积，让我们相较于猫和狗，能执行更复杂的任务。我们可以成功地使用语言，获得复杂的技能，创造工具，生活在社会群体中，这都归功于我们大脑中像树皮一样的皮层。皮层（Cortex）在拉丁语中是“树皮”的意思，但在此处是指大脑的最外层，上面布满了褶皱、隆起和凹处。由于大脑反复自我折叠，其表面积比你想象的要大很多，平均为 2 平方英尺①多一点儿，尽管精确计算的结果的确有所不同（如果全部展开能覆盖一两页标准报纸）。[1] 这些褶沟的某个深处也许就是意识的栖身之所。真是令人陶醉之物！

据估计，人类大脑包含（或多或少）1 000 亿个脑细胞、神经元和数十亿根神经纤维（尽管没有人知道确切的数字，因为到目前为止尚不可能进行精确的计算）。[2] 这些神经元由数万亿个被称为“突触”的接点连接在一起。正是通过这些接点，我们能够进行抽象思考、感到愤怒或饥饿、记忆、辩解、做决定、富有创意、形成语言、追忆过去、规划未来、保持道德信念、交流我们的意图、构思复杂的故事、做出判断、应对社交中的微妙线索、协调舞蹈动作、知道哪条路是向

---

① 1 平方英尺约为 0.09 平方米。——编者注

上或向下的、解决复杂问题、撒谎或讲笑话、踮起脚尖行走、嗅到空气中的气味、呼吸、感知恐惧或危险、做出被动或主动的攻击行为、学习建造宇宙飞船、晚上睡个好觉并做梦、表达和体验如爱这样的深度情感、以一种异常复杂的方式分析信息和刺激因等。我们还可以同时做很多这样的任务。也许就像你此刻正一边读着这本书，一边喝着饮料，消化着午餐，一边还计划着今年什么时候整理一下杂乱的车库，同时（"在心底里"）思忖着你的周末计划。当然，除了诸如此类的许多事情，你还得呼吸。

大脑的每个部分都有其特定的用途，这些部分相互联系，共同以协调一致的方式发挥作用。最后这一点才是我们最新认识大脑的关键。在我上中学的时候，人们认为大脑是有着不同功能分区的，一个区域负责抽象思维，另一个区域负责在线条内着色，还有一个区域负责形成语言。如果你上过高中生物课，你可能听说过菲尼亚斯·盖奇（Phineas Gage）的故事，他是最著名的严重脑损伤幸存者之一。然而，你可能并不清楚，在我们远没有掌握测量、测试和检查大脑功能的先进技术的当时，他的不幸意外究竟在多大程度上为科学家揭示了大脑的内部工作机制。1848 年，25 岁的盖奇在佛蒙特州卡文迪什一条铁路的建设工地工作。一天，他用一根长 43 英寸[①]、直径 1.25 英寸、重 13.25 磅的大钢钎往一个洞里杵火药，火药突然爆炸了。朝上飞起的钢钎扎进了盖奇的脸，穿透其左脸颊，并一路穿过他的头部（及脑子），最后从头顶上钻出。他的左眼瞎了，但他并没有死，甚至都没有失去知觉，也没有经受剧烈的疼痛，还跟最先抢救他的医生说：

① 1 英寸等于 2.54 厘米。——编者注

“这下可够你忙活的啦！”图 1 左边这张照片（使用被称为达盖尔银版照相法的早期摄影技术）是盖奇从事故中恢复后，拿着肇事钢钎拍摄的。这张照片是在 2009 年才被发现和确认的。照片右边是约翰 · 哈洛医生画的一幅素描，他治疗过盖奇，并在笔记中画了这幅素描，后由马萨诸塞州医学会发表。[3]

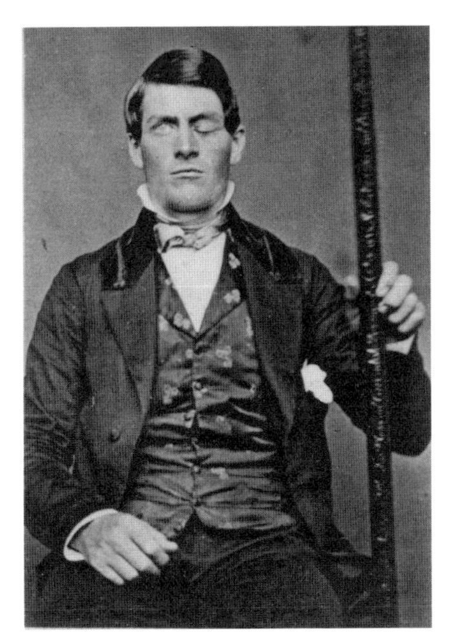

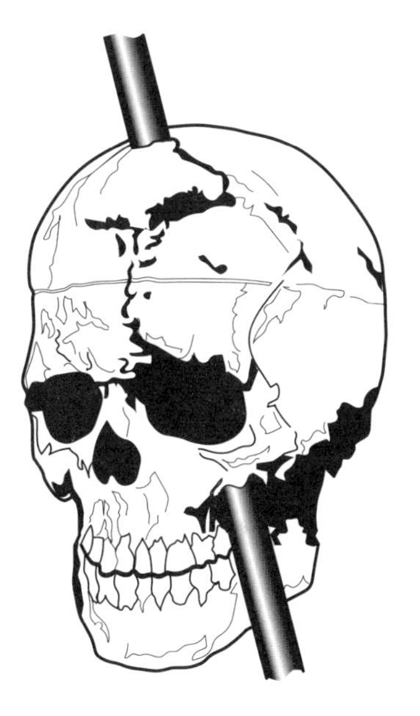

图 1　菲尼亚斯 · 盖奇的照片和协助治疗他的镇医约翰 · M. 哈洛画的素描

然而，盖奇的性格并未完好无损地躲过这次打击。根据一些记载，他从一个模范绅士变成了一个刻薄、暴力、不可靠的人。菲尼亚斯 · 盖奇离奇的经历是证明大脑特定区域遭受创伤与人格发生改变之间存在联系的首个案例。这种关联性以前从未这么明确。要知道，在 19 世纪，颅相学家仍然认为，测量一个人头骨上凸起部位的大小可以评估其性格。那次事故发生十多年后，菲尼亚斯 · 盖奇在经历了一系列的癫痫抽搐之后去世，年仅 36 岁。从那以后，他的事例就一直记载于医学文献中，令他成为神经科学领域中最著名的病人之一。菲尼亚斯·盖奇还教给我们对本书格外重要的另一些东西。他的一些生活记录表明，在他离世前不久，他又恢复了和蔼可亲的本性，这表明即使是在遭受重创之后，大脑仍有自愈和自我复原的能力。这种在大脑因伤受损的区域重建网络和连接的过程被称为神经可塑性（neuroplasticity），是我们将要探索的一个重要概念。大脑并非像我们过去所认为的那样是静止的。在我们整个的生命周期中，大脑始终充满活力，而且会不断成长、不断学习、不断变化。这种活力给每个想要保持心智健全的人带来了希望。

尽管有关盖奇事故的文献让我们对大脑的复杂性及其与人的行为之间的联系有了初步了解，但我们还是花了一个多世纪才明白，大脑惊人的力量并非简单地源自它的每一个解剖学分区。正是这些部分之间的回路和通信构成了我们复杂的反应与行为。大脑的许多分区在我们生命的不同阶段以不同的速度发育。基于这个原因，成年人解决问题的方式不同于儿童，而且速度快得多。年长者可能在运动技能方面有困难，比如在黑暗中行走和协调动作，而青少年则可能是拥有完美视力的田径明星。

一想到大脑，我们大多数人可能想的就是那个令我们之为我们的大脑元素。我们真正给予沉思的是心灵，即那个包含了我们全部意识的角色，它能反映我们最本质的内在声音，或如某些人所说的，我们整天不绝于耳的内心独白。正是你的那个“你”整天对你呼来唤去，不仅提出重要的问题，也提出愚蠢的问题，偶尔还会影响你的情绪，让你的生活面临一系列的抉择。我一直感到困惑的还有，我们所经历的每一个嫉妒、不安全和恐惧的时刻竟然都存储于大脑的那些褶沟里。另外，大脑总能以某种方式接收数据并创造希望、欢乐和愉悦。

思维是我研究大脑的第一个动力。然而，奇怪的是，我们仍然不真的清楚意识在大脑中的确切位置，甚至不清楚它是否完全存在于大脑中。我认为这是带有根本性的重要一点。那种对自身及周边环境完全清楚的状态，即意识，是论及其他一切事物的基础，而它仍然是难以捉摸的。当然，我可以告诉你，大脑中处理视觉、解数学题、知道如何说一门语言、走路、系鞋带和计划度假的神经网络在哪里。然而，我不能确切地告诉你你的自我意识从何而来，这可能是整个大脑诸多因素汇集起来共同作用的结果，也是元认知的结果，这些活动涉及大脑众多区域的相互联通。

进入大脑是一个高度协调和精心计划的旅程。首先，切开皮肤。顺便说一句，皮肤含有必须被麻醉才能进行脑部手术的痛感纤维，而头盖骨和大脑这个支配整个身体的器官本身却没有自己的传感接收器。这就是为什么在病人保持清醒的状态下进行脑部手术是一种选项（菲尼亚斯 · 盖奇感觉微痛大概也是出于同样的原因）。覆盖大脑的那一层硬脑膜（“坚强母亲”）也有一些感觉纤维，但大脑本身却没有。用孩子们的话说，这也太“变态”了。

我一旦看到一个人的脑袋内部，通常都有那么一刻会想，这大脑也太容易被操控了。在你溜进那座城堡（颅骨）后，你的行动完全自由。大脑漂浮在清澈的液体中，没有明显的气味。在你解剖、穿刺、探查和切割时，大脑几乎不做任何抵抗。如果大脑某个部位承受的压力过大，病人的一条手臂或腿就有可能丧失功能，而另一个部位的压力则会致使病人出现严重的头晕症状。仅一个简单的剪断动作就可能夺去病人的嗅觉，而更大的剪断动作则可能让人失明，甚至更糟。我常常想，为什么大脑不愿意进行更多的抗争呢？

我知道大脑在手术中暴露在外是多么脆弱，所以我每次做手术都搞得自己像个特战队队员，或者像个训练有素的贼。我的目标就是迅速进入，摘下需要的东西（譬如肿瘤、脓肿块或者动脉瘤），然后不留痕迹地赶紧撤出。我想尽最大可能不去干扰大脑。

大脑或许因为被包裹在坚硬的骨骼中，所以经常被人当作一个黑匣子。之所以这样是因为人们只能看到它接受输入和输出的情形，却对其内部运作机制一无所知。无从深入其中，也无法破解。或许这就是为什么医疗机构都会无奈地顺嘴一说："凡是对心脏有益的，对大脑也有益。"然而，事实是，这句话之所以流行，很大程度上是因为心脏和大脑都有血管。当然，大脑的复杂程度是指数级的。更重要的是，心脏虽然是一个光环耀眼的泵，一个当之无愧的工程奇迹，但仍然是可以在工程师的实验室里进行复制的泵。从来就没有真正适合大脑的比喻。假如你因为一些可怕的头部损伤而脑死亡，那就找不到替代品了。大脑不仅是我们身体的指挥中枢，也是我们生存的指挥中枢。不管我们已经花了多大力气对它进行测绘，加以探究，并将化学物质注入其中，我们都不能十分确定是什么让它如此运转，或者有什么能放慢它的运转。这一点无疑加重了我们在努力理解和治疗神经退行性衰退、各种复杂的病程及大脑功能障碍（从自闭症到阿尔茨海默病）方面的挫败感。

现在还有一线希望：我们可能永远都不会了解有关人类大脑的所有神秘的困惑，然后像我父母操控汽车那样控制它，但这没关系。也许我们本就不应该知道意识的栖身之所，或者我们个人的认知和观点是如何在神经元中产生的。对，我们不能像触摸皮肤或鼻子那样触摸大脑，但我们知道它就在那里，就像我们呼吸的空气和吹在脸上的风一样。我们还知道，大脑是让人百思不得其解的另一大奇迹的家园，而这奇迹是我们既看不见、摸不到，也感觉不到的，但它却与大脑紧密相连，它就是记忆，是记住的过程。不过，正如你即将了解到的，它可远不止于此。它使我们人类举世无双，也是我们拥有一颗敏锐、思维迅疾、韧性强的大脑的第一支柱。

● 与大脑相关的数据

- ○ 正常的人类大脑占身体总重量的2%至2.5%，消耗身体总能量和氧气摄入量的20%。
- ○ 大脑约有73%是水（心脏也是如此），因此仅脱水2%就会影响你的注意力、记忆力和其他认知能力，而喝几盎司[①]的水就可以扭转这一情况。
- ○ 你的大脑重3磅多一点儿。60%的干重为脂肪，这使得大脑成为人体中脂肪含量最高的器官。
- ○ 所有的脑细胞都不一样。大脑中有许多不同类型的神经元，每一种都有重要的功能。
- ○ 大脑是最后成熟的一个器官。任何家长都可以证明，儿童和青少年的大脑尚未完全发育成熟，这就是为什么他们会做出危险的行为，很难控制自己的情绪。直到25岁左右，人类的大脑才完全成熟。

① 1美制液体盎司约等于29.57毫升。——编者注

- 大脑信息的传播速度比某些赛车还要快，高达每小时 250 英里①。
- 大脑所产生的电足以点亮一盏低瓦数的 LED（发光二极管）灯。
- 一般人的大脑每天会产生成千上万个想法。
- 每分钟有 750~1000 毫升的血液流经大脑。这足以装满一个酒瓶，甚至不止。每一分钟哦！
- 大脑处理视觉图像的时间比你眨眼的时间要短。
- 海马体被认为是大脑的记忆中心，且已有记录证明，与普通人相比，那些从事有极高认知需求的工作的从业者脑中的海马体要大得多。例如，伦敦的出租车司机在伦敦 25 000 条街道上穿梭往来，每一单出车都是一次心力锻炼。然而，由于 GPS（全球定位系统）的存在，他们的记忆中心可能会变得越来越小。
- 大脑的生长在 24 岁这个年轻得令人惊讶的年龄开始减速，这正好是大脑即将完全成熟之前，但其不同的认知技能可以在不同的年龄达到顶峰。无论你年龄多大，你都有可能在某些事情上做得更好。一个极端的例子就是词汇技能，你有可能在 70 岁出头的年龄才达到巅峰状态！[4]

记忆、思考和高心智功能的本质

记忆正如古希腊剧作家埃斯库罗斯所说，是一切智慧之母。但它

---

① 1 英里约为 1.6 千米。——编者注

也是与我们有关的一切之母。你祖母烹饪的饭菜散发的香味、你孩子的稚嫩童音、你过世的老爸的音容笑貌、你 20 年前那次度假的美好点滴，都是构成我们持续不断的人生经历及赋予我们自我意识和身份的记忆。记忆让我们感觉自己活着，有能力，有价值。记忆还有助于我们同特定的人和环境融洽相处，将过去与现在联系起来，并为未来勾勒出框架。即便是不好的记忆也可能有用，因为它可以帮助我们避免某些情况，并提示我们做出更好的决定。

记忆是得到最普遍公认的认知功能，是大脑的一种高级功能。除了记忆，认知还包括注意力、写作、阅读、抽象思维、做决策、解决问题和执行日常任务，比如开车时把握行车路线、在餐馆里计算小费、评判你所吃食物的优劣或欣赏不同艺术家的作品。记忆是一切学习的基石，因为它是我们存储和处理知识的地方。我们的记忆必须决定哪些信息值得保存，以及按照它与我们业已储备的先前知识的关系决定其最适合的位置。我们存储在记忆中的东西能帮助我们处理新情况。

然而，我们许多人都错误地把记忆理解为单纯的“记住”。我们将记忆视作一座仓库，当我们不用知识的时候，我们就将之存储于此，但这个比喻是不正确的，因为记忆并不像实体建筑那样是静态的。由于我们不停地接收新的信息并对其进行解读，我们的记忆也在不断的变化之中。从大脑的角度来看，未来的新信息和新经历可以改变我们对过去的记忆。借用进化论的语汇来说，能够回忆起某一特定事件的所有细节，并不一定是一种生存优势。我们记忆的功能更多的是帮助建立和维持一种连贯一致的生命叙事，这种叙事不仅符合我们自身的情况，还会随着新的经历而不断变化。这种动态就是我们的记忆虽不是对过去的准确而客观的记录，但依然是真实的部分原因。记忆很容易被污染或改变，即使对记忆力没有问题的人来说也是如此。几年前，我做过一篇关于兔八哥和迪士尼乐园的报道，主要基于心理学教授伊丽莎白·洛夫特斯（Elizabeth Loftus）的一项研究。在这项研究中，她在迪士尼主题公园里向游客展示了以迪士尼卡通人物形象为特征的广告。其中有些广告的主角是兔八哥，看过这些广告的人往往相信他们确实在迪士尼公园邂逅过兔八哥，甚至还和他握过手。他们有时还会描述说他嘴里含着根胡萝卜，一对大耳朵支棱着，还学他说过的话，比如，“怎么啦，医生？”问题是，兔八哥是华纳兄弟公司的电影角色，你永远不可能在迪士尼公园里看到他。洛夫特斯以此证明了记忆是多么容易被植入或被操纵。

现在，想象一下，当你在杂志、报纸或网上读到一篇文章时，会发生什么情形。你在汲取新信息的同时，也会使用先前已经存储在记忆中的信息。新的信息还会唤起你内心某些根深蒂固的信念、价值观和想法，这些对你来说都是独一无二的，也有助于你解读新获得的信息，理解其意义，将其融入你的世界观，然后决定是要保留它（同时改变先前已存储的信息）还是忘记它。因此，当你读这篇文章的时候，你的记忆实际上已经发生了改变，方式就是添加新信息并为新信息找到新的储存位置。与此同时，你也给了自己一个不同的途径来将新信息同现已稍加修改的旧信息联结起来。这一点很复杂，或许跟你以前对于记忆的想法完全不同。但重要的是要知道，记忆的过程从根本上来说是一个学习的过程，是不断解读和分析新信息的结果。每次你使用你的记忆，你就会改变它。这一点非常重要。当谈到改善或保存记忆时，我们首先应当了解记忆到底是什么，它对于任何特定的人来说又意味着什么。

我们一般都会担心自己记不住别人的名字或者忘记钥匙放在了哪里，但我们也应该担心自己是否拥有所需的记忆力来担当好任何角色，如专业人士、父母、兄弟姐妹、朋友、创新者、导师等。无论我们谈论的是保证我们的认知能力终身不打折并避开痴呆所需的那种记忆力，还是以巅峰状态出演我们的日常角色并尽职尽责所需的那种记忆力，我们说的都是这同一种记忆力。我之所以如此详细地描述这一点，是因为你对自己的记忆力理解得越多，你就越有动力去改善它。

就在不久以前，神经科学家们还在用文件柜之类的比喻描述记忆，说它就好像是存储着个人记忆文件的文件柜。但今天我们知道，记忆是不能用如此具体的术语来描述的。记忆要复杂得多，而且是多变的。我们还知道，记忆并非真的仅局限或产生于大脑的某个特定位置。记忆是一种全脑范围的主动协同，在全速运转时几乎涉及大脑的每个部分。正是因为这一点，新的研究才显示出获得能够调协记忆的那种能力还是大有希望的。因为记忆会通过一个分布很广的网络以低频调协那些互动，并发出被称为塞塔脑波（theta waves）的韵律，神经学家正尝试以无创电流刺激大脑内部的关键区域，以便与大脑神经回路实现物理同步，这类似于一个管弦乐队指挥在演出中微调弦乐部分的演奏。这类研究及由此产生的潜在疗法还处于起步阶段，但人们相信，有一天我们也许能够将一位 70 岁的人的记忆力调整为比其年轻几十岁的人的记忆力。

如果我让你回忆一下你昨晚吃了什么，你脑海里就会浮现一个画面，也许是一份马沙拉酒炖鸡或者一碗辣椒。这个记忆片段并非就待在某个神经通道里等着被检索。你脑海里的晚餐画面是一种极为复杂的多过程处理的结果，这些过程分散在整个大脑中，涉及多个神经网络。构建记忆是将大脑中的网格状细胞的不同记忆“快照”或印象重新组合起来。换句话说，你的记忆并不是一个单一的系统，而是由众多系统构成的网络，其中的每个系统在创造、存储和回忆方面都扮演着独特的角色。当你的大脑正常处理信息时，所有系统会同步工作，以提供连贯的思想。因此，单个的记忆都是复杂构建的结果。试想一下你最喜欢的宠物。让我们假设它是一条名叫博斯科的狗。当你的大脑给狗狗画像时，你并非仅从某一个地方截取关于博斯科模样的记忆。大脑要检索狗的名字、外观、行为和叫声，而你对它的感情也会参与其中。一切跟博斯科有关的记忆都来自大脑的不同区域，因此你对博斯科的完整形象是由许多区域主动重建的。研究大脑的科学家才刚刚开始了解记忆的各部分是如何组合成一个连贯的整体的。你可以这样想：当你要唤起一段记忆时，就和拼成一幅巨大的拼图似的，你必定要从一个个记忆碎片开始。当这些碎片聚集在一起，相互连接并构建成一个影像时，它们就开始讲故事、传图像或分享知识。拼图变得越来越大，也就越来越显示出其意义。当你放上最后一块碎片时，你已经收集到一段完整“记忆”所需的所有信息。通过这个类比，你就会明白，为了能让记忆正常工作，首先要有对的拼图碎片，然后要各归其位地将它们拼合，这就类似于将源自大脑不同部分的信息统合成有意义的东西。如果碎片有缺失或没有按照设计拼接，那记忆就不会完美地连接在一起，就会出现偏差、漏洞和未被定义的结果。

音乐是一个颇能说明问题的例子。如果你想唱一首歌，你必须先想起歌词并能够说出来。这通常涉及大脑的左侧，具体而言就是颞叶（temporal lobe）。但把这些歌词唱出来所要用到的大脑部位，比单单说出来要多，即还需要同时调用右顶叶（right parietal）和颞叶。这两个分区负责处理音高、音调等非语言记忆。这些信息必须在大脑左右两边来回移动，才能同步和整合数据。如果你想在音乐中加入韵律或节拍，那通常来自大脑的后部，也就是我们所说的小脑（cerebellum）。你懂的。用功能性磁共振成像（fMRI）扫描仪观察一个正在唱歌的人的大脑就像观看晴朗夜空中的灯光秀。然而我们知道，即使是患有中晚期痴呆的人，他们也可以毫无问题地唱从小就会的那些歌。总而言之，他们大脑中互不相干的地方仍然能够协调一致共同工作，即使记忆系统中独立分散的部分开始失效。

当你做一个看似单一的动作，比如驾驶汽车时，你也会经历同样复杂精密的过程。你脑海中有关如何驾驶车辆的记忆来自一组脑细胞；有关如何穿街走巷到达目的地的记忆来自另一组神经元；对遵守交通规则和指路标识的记忆源于另一类脑细胞；而你对驾驶体验本身的想法和感受，包括任何与其他车辆的往来交错，则都来自另一组细胞。你不会自觉地意识到所有独立的心理活动和认知神经活动，然而它们却以某种完美和谐的方式相互配合来组成你的整体体验。事实上，我们甚至不知道我们如何记忆和我们如何思考之间的真正区别。但是，我们知道它们紧密地交织在一起。这就是为什么真正提高记忆力绝不是利用记忆技巧这么简单，尽管它们可以帮助增强记忆力的某些成分。这里有一条底线，即要在认知水平上改善和保存记忆，就必须努力使大脑的所有功能都发挥作用。

科学家们还没有完全弄清大脑如何思考、组织记忆和回想信息背后的确切生理学原理，但他们已经提供了足够的实用知识，可以用来陈述与此惊人壮举相关的一些可靠事实。

我们可以分三个阶段来考虑建立记忆：编码、存储和检索。

● 构建记忆（编码）

构建记忆要从编码开始，编码要从你的感官对某段体验的感知开始。追忆一下你遇见你爱上甚至后来与之结婚的那个人的情形。首次见面时，你的眼睛、耳朵和鼻子都会注意到那个人的体貌特征、声音和气味。或许你也打动了那个人。这些单独的感知都会被传送到海马体，这个大脑区域将这些感知或印象整合成一种单一的体验，在此例中，就是对这个人的体验。

虽然记忆功能的实现得益于大脑的所有分区，但海马体却是大脑的记忆中心。（研究表明，随着海马体萎缩，你的记忆力也会萎缩；研究还表明，腰臀比越高，体重越重，海马体就越小。后面我还会论及。）在大脑额叶皮层的帮助下，你的海马体负责分析这些不同的感知输入，并评估它们是否值得记忆。那么，理解记忆和学习如何在生化水平上发生就非常重要，这将有助于你理解为什么我提出的策略会对你有效。所有对感知的分析和过滤都是通过大脑的电流语言和化学信使进行的。如你所知，神经细胞与其他细胞在称作"突触"的端点相连。在这里，携带信息的电脉冲跨越细胞之间的超小空间或"间隙"，触发了被称为神经递质（neurotransmitters）的化学信使的释放。常见的神经递质有多巴胺（dopamine）、去甲肾上腺素（norepinephrine）和肾上腺素（epinephrine）。当穿过这些细胞间隙时，它们就会附着在相邻的细胞上。一个典型的大脑有数万亿个突触。接收这些电脉冲的脑细胞片段被称为树突（dendrites），字面意思是"树状的"，因为它们是神经细胞延伸到附近脑细胞的短分支。

脑细胞之间的附着物在本质上是极度动态的。换句话说，它们不像电缆那样被固定住。它们会不断地变化和增长（或缩小）。大脑细胞在一个网络中一起工作，将自己组织成一个个专门的小组，以服务于不同类型的信息处理。当一个脑细胞向另一个脑细胞发送信号时，两者之间的突触就会增强，而且这两者之间的特定信号发送得越频繁，相互的连接也就越强，正所谓“熟能生巧”。每次有新体验时，你的大脑就会稍微重新连接以适应新的体验。新的体验和学习会导致新的树突形成，而重复的行为和学习会导致已有的树突变得更加根深蒂固。当然，这两者都很重要。新产生的树突，即使是较弱的树突，也称作可塑性（plasticity）。这种可塑性可以帮助你的大脑在受损时自我修复。它也是韧性的核心成分，对构建一个更好的大脑至关重要（详见第 3 章）。所以，当你行走于大千世界并学习新事物时，突触和树突发生着变化，从而产生更多的连接，与此同时，有些连接可能会被削弱。大脑永远会根据你的经历、你的受教育情况、你所面临的挑战和你留下的记忆不断地组织和重塑自己。

这些神经变化会随着使用而加强。当你获取新信息和练习新技能时，大脑会建立错综复杂的知识和记忆回路（正所谓“连在一起也一起激活”）。如果你在钢琴上一遍又一遍地弹奏贝多芬的《月光奏鸣曲》，特定的脑细胞就会以特定的顺序被反复激活，也使以后的再激活变得更容易。其结果是，你会更加轻松地弹奏这首曲子。你甚至连想都不用想就可以逐段、逐音符地将其弹奏出来。只要反复练习，并且练习时间足够长，那你最终就可以“凭记忆”完美无瑕地演奏这首钢琴曲。但是如果你中断练习几个星期，然后想试着弹这首乐曲，你也许就不能像以前那样完美地演奏了。你的大脑已经开始“忘记”你曾经那样熟悉的东西。轮廓分明的树突开始很快地萎缩。幸运的是，即使在多年之后，读懂乐谱并再次建立这些神经连接也不难。

然而，对于所有创建记忆的行为，有一点需要注意，即你必须注意恰当地将记忆编码。还要再读一遍吗？简单地说，你必须明白你正在经历的是什么。由于你不可能面面俱到地关注你遇到的每一件事，因而有很多潜在的刺激因子会被自动过滤。在现实中，只有经过选择的刺激因子才能到达你的自主意识层面。如果大脑要记住它注意到的每一件事，其记忆系统就会不堪重负，直至连发挥基本功能都变得困难。科学家们尚不能确定，刺激因子到底是在大脑处理其意义之后，还是在感知输入阶段被过滤的。然而，你对输入数据的重视程度，或许就是影响你能记住多少信息的最重要因素。

我应该指出，遗忘确实有其重要的价值。就像我提到的，如果你记住进入大脑的所有东西，你的大脑也就不能正常工作了，你进行创造性思考和想象的能力也会减弱。每天的生活都不容易。的确，你能够回忆起一长串的清单，也能引用挽歌般的爱情诗，但你却很难理解抽象的概念，甚至难以辨认人脸。大脑中有一组神经元专门负责协助大脑去遗忘，它们在夜间人入睡时最为活跃，此时大脑正在进行自我重组，为第二天接收的信息做准备。科学家在2019年发现了这些“遗忘”神经元，这有助于我们进一步理解睡眠的重要性和遗忘的好处。这是一个美丽的悖论：为了记住，我们必须在某种程度上遗忘。

● 短期记忆与长期记忆（存储）

众所周知，我们的记忆分为两种不同的层次：短期记忆和长期记忆。但一种经历在成为我们短期记忆的一部分之前，会有一个持续不到一秒的感知阶段，其中便包含你此刻的关注重点，即吸引你注意力的东西。在这个初始阶段，当你记下你所看到、感觉到和听到的输入信息时，你对此段经历的感知就会被录入大脑。虽然只是暂时的，但感知记忆允许这种感知在刺激结束后继续留存。之后，这种感知就变成了短期记忆。

我们大多数人在任何特定的时间内只能记住大约 7 条信息，比如写了 7 样东西的杂货清单或者 7 位数的电话号码。你可以通过不同的记忆技巧或策略来稍微增强这种记忆能力。例如，像 6224751288 这样的十位数可能太长了，难以一次全部记住，但如果将其按顺序分成几段，就像用连字符连接的电话号码 622-475-1288 那样，你就会更容易地把它存储在短期记忆中，也更容易回想起它（你的社会保险号也是用连字符连接的，所以更好记）。自己反复默诵这个数字也有助于将相关信息打包到短期记忆中。为了获得某种信息，你必须把它由短期记忆转移为长期记忆，这样便能够记住和回忆它。短期记忆与海马体的功能密切相关，而长期记忆则与大脑外皮层的功能密切相关（见图 2）。

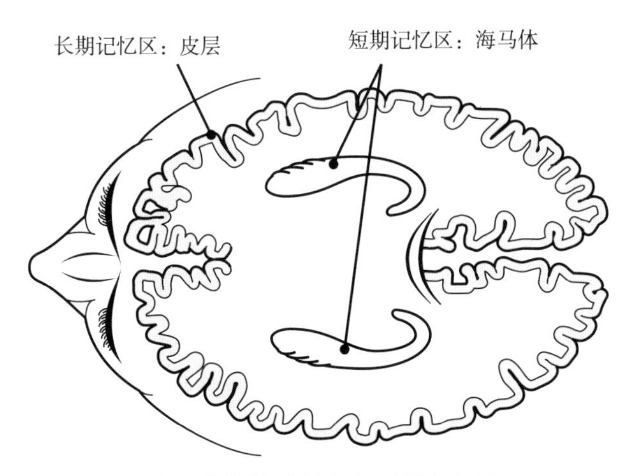

图 2　大脑的短期记忆区与长期记忆区

长期记忆包括所有你真正知晓和能够回忆起来的信息。在许多方面，长期记忆都会成为你自身的一部分。这是你回忆上周、去年或童年所发生往事的途径。一旦信息进入你的长期记忆，你就能够在很长的时间里取用它。与有限制并迅速衰退的感知记忆和短期记忆不同，长期记忆允许我们发挥各种大脑功能来无限期存储无限量的信息。然而，某些事情会打断将记忆由短期转为长期的过程。例如，酒精会给这一过程加入一个小故障。对于一个喝醉了的人来说，将信息转入长期记忆的编码往往不会顺利出现，或者根本就不会出现。这就是为什么时隔仅几天，某人却怎么也想不起来稍早还那么鲜活的记忆，因为那时的记忆还处于短期存储状态。在这样的例子中，醉酒者无法从长期存储桶中检索到相关记忆，因为这段记忆压根就不存在。睡眠不足也会干扰记忆从短期向长期的转换。在睡眠过程中，你的身体会巩固短期记忆，并将其转化为长期记忆，这种记忆将伴随你余生的大部分时间。

● 检索提取

当然，没有检索，上述行为就都不会起作用。当你唤起一段记忆时，你首先是在无意识层面上获取信息，然后才有意地将它抛入你的意识头脑。大多数人要么认为自己的记忆力“好”，要么认为自己的记忆力“差”，但事实是，我们每个人都很擅长记住某些类型的东西，而不太擅长记住其他类型的东西。假如你总是怎么也想不起别人的名字，而你又没有患上什么内科疾病或痴呆，那通常不是你的整个记忆系统出了问题。这有可能是因为在你被介绍给别人并头一回听到对方的名字时，你并没有那么专心。这也有可能是你的检索系统效率低。在这种情况下，人们通常会有名字“就在嘴边”却说不出来的感觉。有时，这种情况比较容易纠正，只需强化针对这一特定弱点的记忆技巧，即编码或提取。在花时间练习专注于记忆的某个特定成分的技巧之前，许多记忆冠军起初都以为自己的记忆力很差。

然而，对一些人来说，随着年龄的增长，记忆方面的问题确实会增加。人到了二十几岁，记忆的速度和准确性就很自然地开始下滑，尤其是那些工作性记忆，而正是由于这些记忆将信息暂存于大脑，我们才能顺利度过每一天，并做出各种好的决定。但正如我在本书中反复强调的那样，记忆问题并不会因为年龄的增长而不可避免。只要我们活着，就总是可以做一些事情来保持、增强和提高我们对信息进行记忆、保留和检索的能力。现在，让我们来看看继续往下读会有哪些术语让你感到有用。如何定义认知衰退？什么样的情况被认为是正常和不正常的？它是可逆的吗？

第 2 章

重新定义认知衰退

你最好开始把牙膏和洗发水混在一起。你的脑子有个洞。

——阿奇·邦克（美国电视情景喜剧《全家福》，1971 年）

我的朋友莎拉向我描述了她母亲几十年来认知能力持续衰退的经历，而这种情况在她 62 岁退休后更是加速恶化，我不由得联想起我的祖父。我立刻想到，眼睁睁地看着一个人在精神和情感上逐渐枯萎是多么痛苦。对许多人而言，下坡是缓慢而稳定的，就像一场旷日持久的疾病；而对另一些人来说，下坡则是猛烈而迅疾的，就像一次创伤性事故。

当所爱的人似乎在与认知功能衰退做斗争时，其家人脑海里闪现的第一个问题常常是：这是什么时候开始的呢？这是由什么引起的呢？我能帮上什么忙吗？当莎拉注意到她母亲的大脑可能出现了问题时，她就是这样问自己的。莎拉对母亲的短期记忆的描述最多就是，“好像出现了严重的功能障碍”。有意思的是，我们对大多数疾病都会用“疼痛”、“阻塞”、“肿块”或“肿胀”等词语来描述，但对于痴呆，我们却经常只会用机械的解释，就像莎拉这样。莎拉的母亲最早的征兆之一就是经常念错孙子的名字，把科林（Colin）叫成康纳（Conner）。随着时间的推移，她不再与他人交往，也不再做日常家务，比如做饭、打扫房间等，也不注意个人卫生。尽管她只是轻度抑郁，但她的焦虑和喜怒无常达到了空前的高度，而且越来越口不择言，动不动就会说出伤人的、粗鲁的、不恰当的评论，有时还会突如其来地爆粗口。退休后，她大部分时间都选择宅在家里，与朋友们也渐渐断了联系。她更频繁地选择坐在电视机前，而不是像她一生中曾经非常享受的那样看书、长距离散步或去海滩游憩。莎拉的父亲还在做全职工作，却不得不承担起所有的家务和账单。我把莎拉和她妈妈的故事讲给我采访的专家听，他们都说这是一种熟悉的症状模式。此病的进程通常都非常相似，一开始总是出现一些小的失误，后来就过渡到越来越严重的退缩。

莎拉的妈妈开车总是迷路，并经常把车丢在停车场就走了，因为她在购物后找不到车（或者以为自己是走路来的）。开始出现这种状况之后，她的车钥匙就被收走了。她的性情也变了。由于她一直都有点儿抑郁，这让莎拉想要弄清楚，这种从未治疗过的抑郁症到底在多大程度上造成了其母亲精神上的消亡。此外，她每天都要喝霞多丽葡萄酒的习惯是不是也有份儿？或者是由于她缺乏足够的身体锻炼？再不然是因为她年少时饮食失调引起的营养不良，尽管治疗过，但一直没有得到根治？不参与社交活动、不培养业余爱好，也不做具有挑战性的工作，这些对该病的加速发展究竟有多大的影响？这是数以百万计的家庭都会自问的问题，通常很少能得到令人满意的答案。

莎拉的故事揭示了一个事实，即我们通常不知道，也不可能知道是什么首先引发了认知能力的下降，以及随着时间的推移，又是什么推动了认知能力的下降。这种情况可能是多种力量共同作用的结果，因为不存在单一的罪魁祸首。相关理论已经有好多种，但迄今为止尚无任何确定的答案。然而，有一点越来越明朗，那就是这种衰退在尚未出现任何症状的数年（若非数十年）之前就已经开始。这是一个至关重要的概念：一个 30 岁的人可能已经踏上了阿尔茨海默病之路，但他自己却浑然不觉。人们通常直到 50 岁以后才会想到或担心痴呆，正因如此，年轻一代关注这一信息并开始考虑养成有助于防止衰退的习惯，就显得尤为重要。

虽然我们在医学上已经取得了如此多的进步，但在一位德国精神病学家和神经病理学家首次描述阿尔茨海默病（此病永远与其描述者的名字联系在一起）一个多世纪之后，研究人员仍然无法认定其确切的病因。这提示我们，人体是极其复杂的有机体。这也意味着引起个体 A 认知能力严重下降的原因，不会引起个体 B、个体 C、个体 D 等也出现同样的问题。莎拉的母亲和我的祖父都被诊断出患有阿尔茨海默病，但原因可能截然不同。这就像癌症，导致某人罹患乳腺癌或结肠癌的原因，对其他人而言并不总是一样的。任何一种特定类型的癌症都有无数种致病途径，痴呆也是。尽管如此，随着我们更加深入地研究相关数据，我们意识到仍然有一些极好的见解和策略可以降低我们患痴呆的风险。

为了更好地理解这些策略，我们有必要再一次审视当前有关阿尔茨海默病患者大脑内部情况的理论。正如你们许多人可能读过的，淀粉样蛋白假说（amyloid hypothesis）在近几十年里一直处于领先地位。淀粉样蛋白，或者更准确地说是 β-淀粉样蛋白，是一种黏性蛋白斑块，它积聚在大脑中会破坏那些使脑细胞能够交流的关键突触。问题是，基于这一假说的各种治疗方法，包括去除这些神经斑块的药物，大部分都在临床试验中失败了。当默克公司在 2017 年终结了一种曾经非常被看好的阿尔茨海默病药物的研究时，梅奥医学中心（Mayo Clinic）的神经学家戴维·诺普曼（David Knopman）博士告诉彭博新闻社，“一旦人们患上痴呆，那移除淀粉样蛋白无异于‘亡羊补牢’，但为时已晚”。[1]

事实证明，这种疾病的发展非常复杂，背后的罪魁祸首远不止一个。研究人员对认知功能衰退进行了调研，以确定这是否就是正常衰老的加速，或者是特定大脑通路的退行性疾病。为此，近期的研究都聚焦于可能的触发因素，如感染、损伤、营养不足、长期代谢功能障碍、接触有害化学物质，这些都会刺激免疫反应和炎症反应，进而损害大脑。这里引出了“炎症”（inflammation）一词，这是一个你会一遍遍读到的关键术语。你很快就会了解，炎症是贯穿所有大脑衰退理论的共同主线，更不用说大多数其他类型的疾病了。一旦你理解了这个概念，一些旨在降低风险的策略就将更有意义。

我想先快速地介绍一下导致认知能力下降的最常见和最可能的原因，这些原因自然不包括正常衰老，甚至加速衰老。当你阅读这一清单时，你会发现遗传基因、生活方式和环境因素对导致这一问题的影响是多么大。

大脑开始失能的 8 种（潜在的）方式

本节概述的许多因素可能只是此问题的一部分，取决于单个风险因素的不同，其中某些因素的影响要比其他因素大。

● 淀粉样蛋白级联假说（ACH）

爱罗斯·阿尔茨海默（Aloysius Alzheimer）医生首次对一名 51 岁的女性所患的一种特殊疾病进行了描述，这名女性患有严重的失忆症，行为怪异，还有无法解释的心理变化。作为这种困扰人类的疾病的最早记录者，阿尔茨海默被载入史册，而他的名字也成了这种疾病的代名词。在对该女性的大脑进行尸检时，他发现其大脑的神经细胞内部及其周围出现了明显的萎缩和异常沉积物，他在 1907 年的报告中称这些沉积物为“老年斑”（senile plaques），后来人们认为其中含有β-淀粉样蛋白。一百多年后的今天，这些淀粉样斑块和神经原纤维缠结仍然是阿尔茨海默病的特征。请想象一下这个画面：在患有阿尔茨海默病的病人的大脑中，在神经细胞和缠结之间积累的淀粉样斑块——主要由 τ 蛋白构成——是大脑细胞内扭曲的不溶性纤维。（β-淀粉样蛋白于 1984 年被发现，τ 蛋白于两年后被发现。τ 蛋白是脑细胞的一种微观成分，对脑细胞的稳定和生存至关重要。稍后我会描述更多关于 τ 蛋白的信息。）

然而棘手的是，我们的大脑需要 β-淀粉样蛋白和 τ 蛋白。健康状态下的这两种蛋白质是健康大脑生物状态的组成部分，可协助为脑细胞提供养分，并确保重要的化学物质在这些细胞之间自由流动。当β-淀粉样蛋白和 τ 蛋白受损，错误折叠成有黏性的团块时，问题就出现了。淀粉样原纤维演变成防水的绳状结构时，其中所包含的蛋白质就会像拉链的链齿一样相互锁死，而淀粉样原纤维就会变得顽劣。这些像拉链一样的分子好似被密封了，很难撬开，最终形成危险的斑块。根据淀粉样蛋白级联假说，正是大脑细胞周围斑块的积累导致了阿尔茨海默病，尽管科学家们尚不确定这种情况发生的过程和原因。旨在减少人脑中 β-淀粉样蛋白的药物并没有如预期的那样成功。基于上述假设所进行的一系列临床试验也都失败了，这让 β-淀粉样蛋白可以解释一切的观点漏洞百出。一些大脑中充满斑块的人并没有显露出认知功能衰退的任何迹象。在尸体解剖中，相关人员常常会发现这些人的大脑里充满了斑块，但患者死亡之前的认知能力完全没有问题。虽然这可能与所谓的认知储备有关，这也是我将详细讨论的话题，但事实上，我们并不清楚斑块到底是阿尔茨海默病的结果还是原因。

在阿尔茨海默病的世界里，"独角兽"指的是对痴呆患者的大脑进行解剖仅显示出斑块和缠结造成的损伤。此处的关键点在于，一个患病的大脑很少只表现出一种形式的损伤，而逐渐衰老的大脑中的许多变化都有可能得出是患有阿尔茨海默病的诊断结果。这种疾病的复杂性迫使科学家们重新思考他们的整个方法，并寻找治疗方式。也许并不会有一个通用的解决方案。人们可能同时患有多种不同的痴呆，所以需要对他们采用多种混合的方式进行治疗。

遗传基因可能也是一个因素。某些基因的异常表现，如淀粉样蛋白的代码基因——淀粉样前体蛋白（APP）基因、早老蛋白 1 和早老蛋白 2 基因的突变，可以增加 β-淀粉样蛋白的产生并导致早发性老年性痴呆，这会影响携带此类突变的许多家族成员。例如，在南美的一个家族的一组特殊病例中，许多家族成员在 47 岁左右出现认知障碍，在 51 岁左右发展为痴呆，最后在 60 岁左右死亡。科学家们一直在研究世界各地的基因突变家族，在这些家族中，此种疾病非常肆虐。这些家族中的某些人虽然按照基因图谱很有可能患上早发性阿尔茨海默病，但有时由于其他罕见的基因突变，他们竟安然躲过了此种厄运。这些幸运儿的大脑显示出了这种疾病的神经学特征，但却没有认知功能衰退的外在迹象。

通过了解这种具有强大遗传根源的疾病的自然进程，科学家们可以开发新的药物或基因疗法，包括针对那些虽没有携带可引起阿尔茨海默病的基因突变，但仍会患上痴呆的人，这正是希望所在。这些淀粉样蛋白相关基因及其产物高度复杂，涉及许多功能，而非仅仅是大脑神经元。对它们的研究会非常困难，但我们对它们如何运作和如何致病（或不致病）了解得越多，就能越快地找到解决办法。你可能听说过载脂蛋白E（APOE）基因与阿尔茨海默病有关，而且这些基因是与晚发性阿尔茨海默病（65岁以后）风险增加（或降低）相关的众多基因之一。我将在后面的一章中详细讨论这些基因。

虽然早发性阿尔茨海默病更有可能受到基因的影响，但基因在生命的后期也可能发挥某些作用。随着年龄的增长，人体会变得尤其脆弱，其中的原因就是纠正DNA突变的人体自身修复系统变得越来越低效。例如，我所描述的干燥的分子淀粉样蛋白“拉链”，就有可能是从氨基酸链中的一个单一扭结开始的。随着年龄的增长，修复酶无法继续维持，这些扭结就越积越多。这与癌症发生的情况类似：随着我们年龄的增长，DNA的修复功能逐步减弱，当基因突变积累并引发癌变时，我们就更容易得癌症。科学家们正试图了解这些“拉链”，以解开阿尔茨海默病的致病之谜。一个由加州大学洛杉矶分校教授戴维·艾森伯格（David Eisenberg）领导的国际研究小组希望，诸如此类的见解将最终引出新的治疗方法。

● τ 和缠结

神经原纤维缠结（NFT）反映了 τ 蛋白的问题。τ 蛋白有时被比作大脑细胞内的铁轨（相对于在大脑细胞外积累的淀粉样斑块而言，见图 3 下图）。它们负责稳定大脑中的神经细胞，并协助大脑的各个区域进行交流。但当发生化学变化时，它们也就不再协助神经细胞保持在一起了。τ 蛋白会受到损害并发生缠结，这使它们变成了一种负担，而不再是一种好处。发生化学改变的 τ 蛋白分子的聚集和扩散遵循不同于淀粉样斑块的模式，因此一些研究人员在继续寻找一种理论，将 τ 蛋白的问题涵盖，而不仅仅是涉及淀粉样蛋白的问题。近期的论文甚至提到了“扳机和子弹”理论，即淀粉样蛋白是“扳机”，τ 蛋白是“子弹”。[2]

τ 蛋白也与慢性创伤性脑病（CTE）有关，慢性创伤性脑病是一种退行性脑病，与头部反复遭受击打有关，当然也与行为问题、抑郁、健忘和痴呆有关。慢性创伤性脑病在从事高接触性运动如拳击、摔跤、足球和橄榄球的职业运动员中尤其普遍。2019 年，前女子足球明星和女子世界杯冠军队球员布兰迪 · 查斯坦（Brandi Chastain）及米歇尔 · 阿科尔斯（Michelle Akers）发起了一项对前女子足球明星的研究。她们想知道她们的“老态瞬间”是否预示着某些事将会发生。两人在比赛中都多次用头顶球，也都经历过头撞头或头撞地面的情况。这项由波士顿大学医学院神经学教授罗伯特 · 斯特恩（Robert Stern）领导

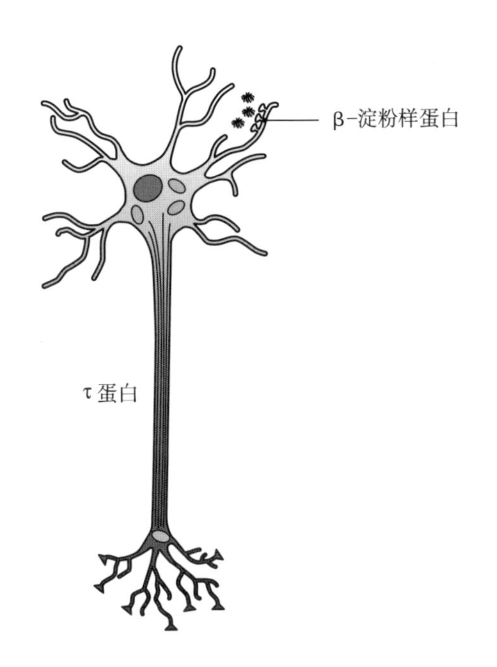

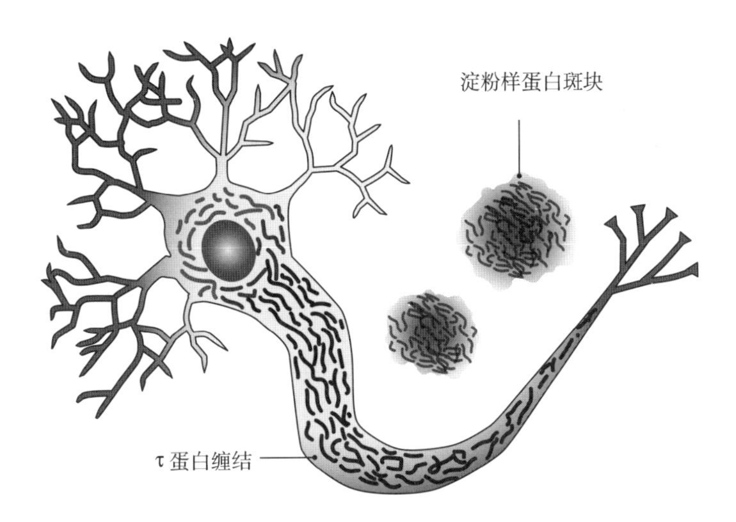

图3 上图：正常的脑细胞，内有健康的τ蛋白，外有β-淀粉样蛋白
下图：患病的脑细胞，内有缠结的τ蛋白，外有淀粉样蛋白斑块

的研究，将调查所有头球和碰撞可能对认知产生的影响。[3] τ 蛋白研究中最早的突破性时刻之一出现在 2013 年 11 月，当时加州大学洛杉矶分校的一个医疗团队诊断出 59 岁的达拉斯牛仔队（Dallas Cowboys）的职业橄榄球名人堂前跑卫托尼 · 多塞特（Tony Dorsett）患有慢性创伤性脑病的迹象。他的脑部扫描显示 τ 蛋白聚集异常高。这是最早被诊断为慢性创伤性脑病的活人病例之一。

朊病毒越来越成为围绕斑块和缠结的叙事的一部分。朊病毒是大脑中发现的另一种蛋白质，它可以触发其他蛋白质（如 β-淀粉样蛋白和 τ 蛋白）异常折叠。有些疾病是由朊病毒引起的，它们与感染有关，且具有普遍致命性。人类最常见的朊病毒病是由受感染的肉制品引起的克雅二氏病（Creutzfeldt-Jakob disease，又称“疯牛病”）。一些研究人员正在研究淀粉样蛋白和 τ 蛋白是否也有以像朊病毒一样的方式在大脑中扩散，迫使正常的蛋白质发生错误折叠并缠结的情况，从而为阿尔茨海默病的发生奠定基础。

● 血流

众所周知，斑块，有时还有缠结，在中晚期血管疾病患者大脑中积聚得更为频繁和严重，而这类疾病直接影响血管（动脉和静脉）。这表明大脑中的血流异常可能在阿尔茨海默病的发展进程中起着重要作用。流向大脑的血流量减少，称为低灌注，它长期以来被认为是斑块和缠结积聚的先兆。流向大脑的血流量变化极有可能在神经元和支撑它们的胶质细胞之间造成一种危机，致使这些细胞发生退化并引发随后的认知障碍。别忘了，大脑可是一个高度血管化的器官，对血管这个循环系统有很大的依赖性，借以持续输送营养物质和氧气。任何影响大脑血液流动系统的因素，从吸烟到高胆固醇水平，都会对大脑的功能和衰退风险产生重大影响。

此外，阿尔茨海默病的血管假说可以解释为什么有高血压史或患过中风的人更容易得这种病。高血压会对通往大脑的动脉造成微小的损伤，从而进一步减少血流和氧气的供应。脑细胞需要以葡萄糖和氧气为形式的能量。由于缺乏足够的血液流动，这种能量向活跃大脑输送时就会打折扣，而麻烦也就出现了。近来的研究也表明，当血脑屏障（大脑毛细血管中的半透性屏障）破裂时，流向大脑的血流量就会减少。[4] 由于大脑是如此珍贵，保护它的不仅有头盖骨和脑脊液，血脑屏障也像一堵墙似的将大脑与身体的血液供应有效地隔开。在正常工作状态下，这堵墙会让氧气、葡萄糖等其他必要的物质穿过屏障，但会阻止更大的，有时是有毒的分子进入大脑。然而，这道屏障内会形成间隙，从而让有害分子得以进入大脑并聚集起来。其结果是大脑逐渐肿大，这增加了颅骨内的压力，抑制血液流向大脑。再进一步，随着含氧量较少的血液到达大脑，神经元和神经胶质细胞的危机便被点燃。这转而会导致更严重的脑肿大、病变，并形成 β-淀粉样蛋白斑块和 τ 蛋白缠结。近期的研究表明，海马体在这种“血脑屏障渗漏”的情况下尤其脆弱，当失去保护屏障时，血管中的有毒物质就会穿透神经元，加重个人的记忆丧失和认知障碍。[5]

● 代谢紊乱

患痴呆的另一个重要风险因素是广义范畴的代谢紊乱。据估计，美国所有成年人中的将近35%和60岁及以上人群中的50%均患有所谓的代谢综合征，其中包含你不想要的非健康状况，如肥胖、高血压、胰岛素阻抗、2型糖尿病或极差的血脂数值（坏的胆固醇过多，好的胆固醇不够）。[6] 自2005年以来，研究人员一直在寻找糖尿病与罹患阿尔茨海默病风险之间的相关性，尤其是在糖尿病得不到控制及患有慢性高血糖的情况下。[7] 有些人甚至将阿尔茨海默病称为“3型糖尿病”，因为这种病通常与胰岛素（一种与1型糖尿病和2型糖尿病有关的代谢激素）的关系紊乱有关。胰岛素是将糖（葡萄糖）输送至细胞以供其使用所必需的一种激素。没有胰岛素，细胞就无法吸收葡萄糖，而葡萄糖是细胞产生能量和自身成长所必不可少的。1型糖尿病是一种自身免疫性疾病，患者无法制造胰岛素，因为人体杀死了胰腺中制造胰岛素所需的特化细胞。因此，1型糖尿病患者必须给自己注射胰岛素，以弥补自身无法产生这种物质的不足。2型糖尿病是一种以慢性高血糖为特征的疾病，它会导致胰岛素激增至极高水平，以至于细胞对这种激素变得不再敏感。想象一下，在一个房间里，如果把音乐的音量开得太大，你一定想把耳朵捂住。从本质上说，这是细胞在面对胰岛素过量时的反应，细胞关闭了通常能结合胰岛素并将其运输进去的受体。因此，虽然2型糖尿病患者可以产生胰岛素，但他的细胞并不能很好地利用胰岛素（我们称为胰岛素阻抗），于是糖便留在了血液中，而这本来是不应该的。与由免疫系统缺陷引发的1型糖尿病不同，2型糖尿病主要是由饮食不当引起的，因为摄入过多的糖和加工过的碳水化合物，会迫使胰腺分泌更多的胰岛素。现在的科学发现，阿尔茨海默病可能是偏甜的西式饮食习惯的另一个潜在副作用。

有 2 型糖尿病的人患阿尔茨海默病的可能性至少是正常人的两倍，而有前驱糖尿病或代谢综合征的人患前期痴呆或轻度认知损害（MCI）的风险也大大增加。[8] 并不是所有的研究都证实了这种关联性，但相关证据却越来越多，迫使科学家们从不同的角度进行思考，并在涉及脑病风险时考察更为广泛的相互关系。从不良饮食到阿尔茨海默病，似乎并不一定非要经历 2 型糖尿病。换句话说，现在的研究表明，高血糖的人比血糖正常的人有更高的认知能力下降率。这在一项特别令人担忧的纵向研究中得到了证实，该研究对 5 000 多人进行了长达 10 年的跟踪调查。[9] 不管他们是否患有糖尿病，他们认知能力下降的速度都与血糖水平有关：血糖越高，下降得越快。

从根本上说，3 型糖尿病其实就是大脑中的神经元无法对胰岛素做出反应，这意味着它们无法再吸收葡萄糖，最终导致细胞饥饿和死亡，因为胰岛素信号中断了。一些研究人员认为，胰岛素缺乏或胰岛素阻抗是患阿尔茨海默病后认知能力下降的主要原因，并可能与那些臭名昭著的神经斑块的形成有关。

2017 年，梅奥医学中心神经科学家、医学教授卜国军进行的一项研究发现了更多有关 3 型糖尿病的证据。他指出，被称为 APOE4 的阿尔茨海默病基因的变异会干扰大脑处理胰岛素的方式。[10] 大约 20% 的普通人和一半以上的患阿尔茨海默病的病例都有 APOE4 基因。在卜教授的研究中，携带 APOE4 基因的老鼠表现出有胰岛素缺陷，尤其是在老年期。

把这些信息汇总后，我们就能够明确地看出遗传基因、不良饮食与认知能力下降风险之间的联系。我还发现了一件有趣的事情，我们不仅见证了 2 型糖尿病患者数量和公认肥胖者数量的同步增长，而且已经开始记录痴呆患者数量增长的相同模式，即与 2 型糖尿病患者的增长概率相同。阿尔茨海默病患者的增长概率也如出一辙。请记住这一点，因为这是本书后面提出的“保持敏锐计划”中的一些策略的依据。

我还应该就体重多说一点儿，因为我们都知道体重与患糖尿病的风险之间通常有一定的关系。如果说患阿尔茨海默病的风险会随着代谢紊乱的加重而增加，那么同样有道理的是，不健康的体重增加也会导致代谢方面的后果。现有的科学证据证明了这一点。腹部赘肉已被证明对大脑特别有害。有一项研究得到了许多媒体的关注，它曾对 6 000 名 40~45 岁的人进行观测，测得这些人在 1964—1973 年的腹部尺寸。[11] 几十年之后，研究人员再对这些人进行评估，看看哪些人得了痴呆，以及这和他们在研究之初所测得的腰围尺寸有多大的关联性。罹患痴呆的风险和 27 年前腹部较厚之间的相关性是非常显著的，那些腹部脂肪水平最高的人患痴呆的风险比腹部脂肪水平最低的人高了近 3 倍。有大量的证据表明，现在控制体重对以后防止大脑衰退大有帮助。

- 有毒物质

要了解哪些化学物质会导致大脑异常，还需要进行更多的研究。我这里说的不是那些人人皆知的对大脑功能有负面影响的神经毒素，比如铅、破伤风毒素（来自细菌）和汞。我指的是我们在日常生活中会不经意接触的化学物质，这些化学物质可能会慢慢地对我们造成伤害，例如某些农药、杀虫剂、塑料中所含的物质、食品添加剂，以及日常生活用品中的化学物质。长期以来，人们担心铝会“导致”阿尔茨海默病，于是许多人扔掉了他们的铝制锅具。虽然铝的神经毒性是无可争议的，但要建立铝和阿尔茨海默病之间的直接联系还是比较困难的。如今，铝导致痴呆的理论已经被广泛质疑，但还有许多其他的神经毒素值得关注，这就是为什么未来的研究可能会给出一些答案。

2019 年夏天，我去了怀俄明州的杰克逊霍尔镇，与民族植物学家保罗 · 艾伦 · 考克斯（Paul Alan Cox）一起度过了一段时间。考克斯研究原住民与环境，特别是原住民与植物的互动方式。他因工作的关系到了关岛，在那里研究当地的查莫罗人（Chamorro）。众所周知，与世界其他地方的人相比，查莫罗人患复杂的神经退行性疾病，包括阿尔茨海默病的可能性要高一百倍。考克斯百思不得其解，便开始将自己的技能运用到工作中，并创建了一个由来自许多不同学科的科学家组成的团队进行调查。也许有一天，他们的调查结果会和我们每个人息息相关。由于查莫罗人的饮食习惯独特，包括将狐蝠作为一种美味，他们无意中让自己中了 BMAA（β–甲氨基–L–丙氨酸）的毒，那是一种由蓝绿藻（蓝藻细菌）产生的神经毒素。尽管查莫罗人摄入 BMAA 的剂量很高（因为它集中于狐蝠体内），但我们同样有可能接触 BMAA，这可能是患老年性痴呆的重要风险因素。BMAA 毒素会使蛋白质，如淀粉样蛋白和 τ 蛋白，发生错误折叠并聚集在神经斑块和缠结中。正因为如此，考克斯相信，就像其他越来越多的科学家相信的那样，淀粉样蛋白和 τ 蛋白不是阿尔茨海默病的病因，而是它的结果。这是一个了不起的想法，但更重要的是考克斯的团队正在研究如何以一种非常简单的方式治疗阿尔茨海默病。

他们用一种被称为L-丝氨酸（L-serine）的氨基酸来取代这些蛋白质中的某一种构建成分，结果证明淀粉样蛋白和τ蛋白的错误折叠不再继续发生，从而有效地阻止了阿尔茨海默病的发展。到目前为止，考克斯的研究小组只在长尾黑颚猴身上证明了这一点，但人体试验目前正在新罕布什尔州达特茅斯学院进行。最重要的是，L-丝氨酸在哪里都能买到（多为保健品形式，胶囊最为常见），似乎完全没有任何副作用，而且只需要几美元就能买到。考克斯将第一个告诉你这不是一种治疗方法，也就是说，它不会扭转已经发生的认知衰退。然而，请记住，阿尔茨海默病通常在人出现症状很久之前就已经在大脑中开始了。如果能在早期给予简单的治疗，就能从一开始阻止人们出现症状。这是一项令人兴奋的工作，它进一步削弱了所谓的β-淀粉样蛋白假说，提供了更多的证据表明淀粉样蛋白斑块可能是阿尔茨海默病的症状，而不是病因。

● 传染病

早年的感染是否会为几十年后患阿尔茨海默病奠定基础？我们已经知道，一段时间以来，来自各种病原体的感染可以产生神经系统影响，从伯氏疏螺旋体（Borrelia burgdorferi）细菌引起的莱姆病到单纯病毒疱疹（herpes simplex virus）、寨卡热、梅毒、狂犬病，甚至牙龈疾病。[12] 目前在科学家当中正在形成一种假说，即严重的神经退行性衰退可能源于身体对这些感染的反应。[13] 这仍然是一个备受争议的话题，因为我们不知道细菌的存在究竟会不会导致阿尔茨海默病或加速它的恶化，抑或只是该病的一个结果。但这个理论似乎是有道理的，并足以吸引顶尖科学家的注意。

哈佛大学的罗伯特 · D. 莫伊尔博士（Dr. Robert D. Moir）生前曾带领研究人员进行了一项颇具挑战性的研究，他们于 2016 年提出，感染，包括几乎不产生任何症状的轻度感染，会激活大脑内的免疫系统，并留下一个成为阿尔茨海默病标志的残骸通道。[14] 其理论是：病毒、细菌或真菌偷偷穿过血脑屏障（随着年龄的增长，该屏障会出现漏隙）并触发大脑自卫系统。为了对抗入侵者，大脑会制造 β-淀粉样蛋白，使其发挥类似黏性蛛网的作用，以便捕获入侵者。淀粉样蛋白实际上是一种抗菌肽（antimicrobial peptide），是免疫系统为了困住细菌而产生的蛋白质。所以剩下的就是我们在老年性痴呆患者的大脑中看到的网状斑。

在这个领域还有更多的工作需要做，因为并不是每个大脑感染的人都会患阿尔茨海默病，也不是每个患痴呆的人都能将此病完全归因于一次感染。有些人的大脑可能只是因为基因更强大，所以能在杀死入侵微生物后清除 β-淀粉样蛋白，而另一些人的大脑则可能更加脆弱。鲁道夫 · 坦齐博士（Dr. Rudolph Tanzi）是麻省理工学院神经退行性疾病研究所遗传与衰老研究部主任，目前正领导着一项大脑微生物族群项目，主要研究大脑可以庇护哪些细菌，以及如何从潜在的有害菌群中析出有益菌群。坦齐博士也被公认为在 20 世纪八九十年代发现了阿尔茨海默病基因。当我与他交谈时，他澄清了某些感染与阿尔茨海默病之间的关联。具体内容请参阅下一节。

坦齐博士的“培养皿中的阿尔茨海默病”

自 2014 年以来，科学家们在了解阿尔茨海默病病理学方面取得长足进步，要归功于坦齐的“培养皿中的阿尔茨海默病”，这是世界上第一个该种疾病的培养皿模型。坦齐和他的团队取出了微型人类大脑类器官，用以培育微型大脑的脑细胞团块，将其置于培养皿中进行培养，同时植入阿尔茨海默病基因，然后观察实验结果。他就是用这个方法观察到了神经斑块和缠结之间的相互作用，以及随之而来的神经炎症，然后是重要的神经细胞死亡。他的比喻有点儿吓人，但表明了观点：“淀粉样蛋白斑块是划燃的火柴，缠结是零星的山火，而神经炎症是森林大火。”坦齐认为，大脑免疫系统试图通过发送潮水般的大量炎症细胞来扑灭野火。这种神经炎症会杀死一百多倍的神经细胞，为未来患痴呆奠定基础。

坦齐博士说，这一系列的细胞变化有助于解释为什么以往的临床试验都失败了，因为试图打击淀粉样蛋白为时已晚。防止森林大火的最好办法是一开始就把火柴吹灭。关键是首先要阻止淀粉样蛋白的形成，并将目标对准那些尚未出现症状的患者。

那么是什么划燃了火柴呢？坦齐博士的实验室发现，淀粉样蛋白能够在类似疱疹病毒这样的病毒、细菌及如酵母一样的真菌周围相当迅速地形成。“24 小时之内，病毒就可以形成斑块，将捕获的病毒包裹在内。这被称为‘细胞外陷阱’，它们是我们先天免疫系统的一部分。当我们受到感染时，抗体需要一段时间才能发挥反击作用，但在此之前，我们原始的免疫系统会试图帮助我们。”虽然这个原始免疫系统在感染发生时有助于保护我们，但它也可能为人们在余生患阿尔茨海默病埋下祸根。

这并不意味着一定要先有细菌才能形成斑块。其他“成分”也会导致斑块形成，遗传基因肯定在使某些人更容易形成斑块方面起着作用。但这并不意味着某些细菌一定会引发阿尔茨海默病。值得注意的是，随着年龄的增长，我们所接触的病毒和细菌数量要比我们小时候接触的多得多。一些致病因子，比如导致唇疱疹的单纯疱疹病毒，在以后的生活中会被重新激活。当这种情况发生时，淀粉样蛋白会立即以一种类似人工降雨的方式被播种。病毒周围会形成一大块物质并将其困住，以保护大脑中的神经细胞。从坦齐的观点来看，我们都需要一点儿 β-淀粉样蛋白来保护大脑，但有时这种保护也会带来问题。不过，为什么有些人带着大量的大脑斑块生活却从不得痴呆呢？坦齐把这些人的大脑称为“有韧性的大脑”，我会在本书后面的章节讲解其中的奥秘。关键是要确保大脑免疫系统不会因神经炎症而反应过度。我也会教你一些策略来帮助你应对这一问题。

● 头部重创和损伤

对头部的反复打击会造成持久的伤害。盖瑞 · 斯莫尔博士（Dr. Gary Small）是加州大学洛杉矶分校记忆诊所的创始主任、精神病学教授、加州大学洛杉矶分校衰老研究中心主任，也是全球脑健康委员会的专家，他就是诊断托尼 · 多塞特患有慢性创伤性脑病的那位医生。斯莫尔博士团队的研究是最早将多次脑震荡与破坏 τ 蛋白形成联系起来的研究之一。多塞特患有抑郁症和失忆症多年，于是来到加州大学洛杉矶分校寻求答案。他想知道自己在 20 世纪七八十年代打橄榄球时经历的所有脑震荡和他后来生活中遭受的衰弱症状之间是否存在联系。自多塞特被确诊后，有数十位前橄榄球运动员也被诊断出患有慢性创伤性脑病，而且已提起针对美国国家橄榄球联盟的诉讼。数十年来，盖瑞·斯莫尔一直是脑医学的先驱，我一抓住机会就会向他请教他的研究和发现。在本书第二部分中，你会读到更多他关于保持敏锐的顶级策略。

● 免疫系统挑战和慢性炎症

我已经介绍了免疫系统在神经退行性疾病和炎症的后期效应中的潜在作用。其中值得强调的是一些细节，因为慢性炎症加衰老（即所谓“炎性衰老”）是几乎所有退行性疾病的核心，从那些增加患痴呆风险的病症，如糖尿病和心血管疾病，到那些与大脑直接相关的病症，如抑郁症和阿尔茨海默病，都是如此。几十年来，科学家们一直在争论炎症在患病大脑中的作用，但现在井喷般的大量新研究表明，炎症不仅会加速导致大脑衰退的疾病的进程，而且首先会触发这些进程。约翰斯·霍普金斯大学于 2019 年发表的一项新研究成果表明，中年时期的慢性炎症与后来的认知能力下降和患阿尔茨海默病有关。[15]

毫无疑问，炎症是人体负责处理潜在的妨害和损伤的防御系统，但当此系统不断地释放化学物质，使人体免疫系统活跃起来时，问题就来了。尽管过去的研究显示，那些已经服用常见的抗炎药如艾德维尔（Advil，布洛芬品牌）和艾利弗（Aleve，萘普生品牌）两年或两年以上的人罹患阿尔茨海默病、帕金森病等疾病的风险有可能会降低，但后续临床试验却未能表明，这些抗炎药可以显著减轻或完全预防阿尔茨海默病，而且服用这些药物会带来其本身的副作用和其他风险。[16] 与此同时，另一些研究表明，在这些及其他退行性脑病患者的大脑中，细胞因子水平极高。细胞因子是体内细胞分泌的物质，除了其他作用，还在炎症过程中起着交通信号的作用。这意味着慢性炎症可能在大脑衰退过程中扮演着重要角色。如今，新的成像技术终于让我们看到了阿尔茨海默病患者大脑中积极参与产生炎症细胞因子的细胞。

大脑中的炎症也可能直接与淀粉样蛋白斑块和 τ 蛋白缠结相关，这再次表明了这样一些“病因”与阿尔茨海默病的相互关联性究竟有多大。大脑中专门扮演“管家”或“后勤人员”角色的细胞叫作小胶质细胞，或如我之前定义的那样简称为神经胶质细胞或胶质细胞，它们有时会将这些蛋白质识别为异物碎屑并释放炎症分子予以清除。胶质细胞是大脑特有的免疫细胞，与称为巨噬细胞的多种类型的白细胞有关。胶质细胞活动引起的炎症进一步损害了神经元的工作，从而恶化了疾病。但是，迄今为止，确切的因果机制仍然是一个谜。我们不能肯定地说是炎症直接导致阿尔茨海默病的，尽管整体说来它在其中占有极大的比重。

认知缺陷的类型

人们罹患认知缺陷的类型可能各式各样，所以对于正常衰老的大脑如何发展成彻底的阿尔茨海默病，目前仍然找不到一条清晰的发展路径。让我们来看看经常会用来区分某些病症的几个术语。阿尔茨海默病是痴呆的一种，个体患此病的经历因人而异。根据阿尔茨海默病协会的数据，高达 40% 的痴呆是由阿尔茨海默病以外的疾病引起的。[17]

● 正常衰老

就像身体的其他部分一样，你的大脑也会随着变老而发生变化。虽然存在正常的与年龄相关的大脑组织损失和突触退化，但我们都应该为一项新发现欢欣鼓舞。2018 年，哥伦比亚大学的研究人员首次表明，健康的老年人可以产生和年轻人一样多的新脑细胞。[18] 研究人员发现，通过大脑记忆中心海马体中的前体细胞制造新神经元的能力，并不仅仅取决于年龄。虽然老年人的血管形成能力较弱（血管越来越少，越来越不健壮），新神经元的连接能力也较弱，但老年人并不一定会丧失生长新脑细胞的能力。这里的关键词是“健康”，每个个体本身的健康。你现在应该很清楚了，为了维持神经再生、血管形成，以及建立新的神经连接，你必须保持自身整体健康。这是精神和身体之间的联系如此紧密的另一个原因。

要记住，人的大脑在 25 岁左右便开始变老，而且早在 30 岁就开始结构性衰退，这一点很重要。40 岁以后，海马体每年大约萎缩 0.5%。然而，这种萎缩在个体之间是相当不同的，很大程度上取决于生活方式、环境因素、遗传素质和医疗条件。这些因素对海马体的影响比大脑其他任何部分都大。数十项神经科学研究表明，海马体非常脆弱，无论大脑受到什么样的伤害，它都比其他大脑区域收缩得厉害。例如，相较于大脑其他部位，海马体更容易因创伤性脑损伤、糖尿病或缺乏维生素 B_{12} 而发生萎缩。

我们都经历过前面所描述的记忆组装过程的故障，这种崩溃可能在我们年轻时以一种微妙的方式开始，但到 50 多岁之后情况就会愈加恶化。我在做尸体解剖时看到过衰老大脑的生理变化：大脑萎缩，褶皱更加突出，而且血管硬化，不再那么强健。在显微镜下，你也可以看到神经元细胞死亡的证据，甚至突触的变化。然而，这些都与那人活着的时候认知能力下降的外在迹象没有必然的联系。关键在于，人们的观念已经发生了转变，不再把衰老视为一种疾病，即使衰老是某些疾病的一个风险因素。换言之，衰老并不意味着必然会出现认知能力下降。任何认知能力的下降，无论是“正常的”还是不正常的，都不仅仅是年龄和大脑退化的因素。

● 轻度认知损害

轻度认知损害通常是痴呆的开始阶段，但并不是每个轻度认知损害患者都一定会发展成更严重的形式或阿尔茨海默病，只是他们面临的风险更大。轻度认知损害会导致记忆功能轻微的，通常是不明显的衰退。比如，一个 75 岁的老人在一个小时内重复同样的问题五六次，但他仍然可以开车和做好日常事务。与影响言语和身体控制的其他类型的认知损害不同，轻度认知损害只会影响记忆。重要的是要尽早对相关体征和症状进行治疗。在 65 岁及以上的人群中，有 10%~20% 的人患有轻度认知损害。[19]

- 痴呆

“痴呆”一词是用来描述认知能力下降的各种症状和严重程度的统称，从轻度认知损害到重度痴呆。换言之，痴呆本身并不是单一疾病，它包括几种潜在的疾病和大脑障碍，对记忆、交流和思考都有损害。痴呆有如下几种类型：

血管性痴呆（VD） 这种痴呆是由向大脑供血受损引起的，可能是由于血管堵塞或损伤导致的中风或脑出血。有时一个人可能同时表现出血管性痴呆和阿尔茨海默病的症状。是否会导致痴呆，以及个体的思维和生理功能将受到怎样的影响，都取决于脑损伤的位置和程度。过去，血管性痴呆的证据被用来排除患有阿尔茨海默病（反之亦然）。由于阿尔茨海默病和血管性痴呆的大脑变化通常是共存的，因此这种做法已经不再被使用。仅有大约10%的痴呆患者的大脑只显示出血管性痴呆的证据，而大约一半的阿尔茨海默病患者的大脑有无症状中风的迹象。[20]

路易体痴呆（DLB） 每5个痴呆患者中就有一个患有这种疾病。被称为α突触核蛋白（alpha-synuclein）或路易体（Lewy bodies）的蛋白质会在大脑中那些负责认知、运动和整体行为的特定部位生成。因此，患者会出现记忆问题和类似帕金森病的症状。视幻觉往往出现较早，可作为诊断的重要线索。

额颞叶变性（FTLD） 又称皮克病（Pick's disease），额颞叶变性是大脑额叶和颞叶内神经细胞逐渐丧失而引起的一组紊乱，导致行为的变化（例如社交时不恰当的反应、失去同理心、缺乏抑制力、判断力差）、言语表达困难及记忆力出现问题——记忆力通常在此病的早期还不成问题。性格和行为的改变往往是最初的迹象。大约 60% 的额颞叶变性患者年龄在 45~60 岁，但是额颞叶变性只占痴呆病例的 10%。[21]

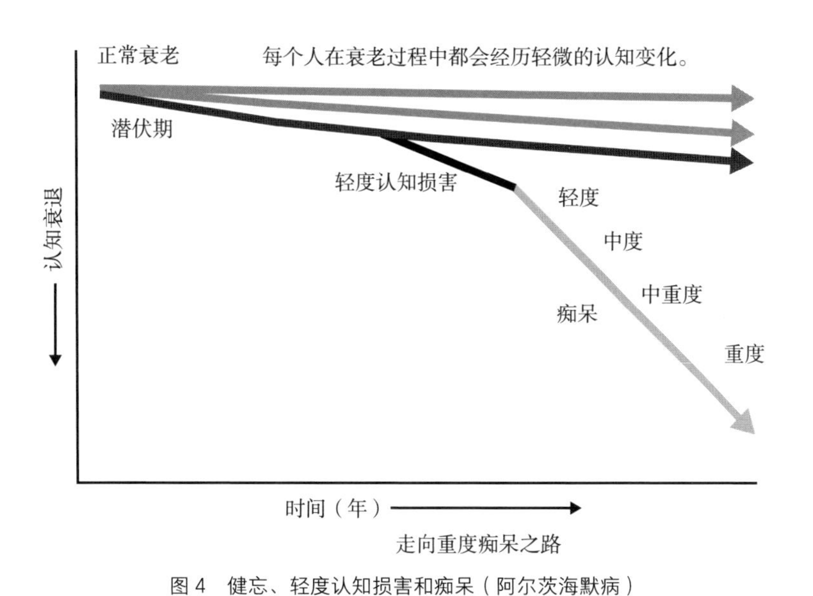

图 4　健忘、轻度认知损害和痴呆（阿尔茨海默病）

阿尔茨海默病 最常见的一种痴呆。这是一种进行性疾病，通常在症状急剧恶化和变得严重之前会逐步发展。在晚期，该病会使患者难以处理日常事务，难以清晰地思考，难以控制肢体活动，以及难以独立生活。阿尔茨海默病占痴呆病例的60%~80%，65岁及以上的美国人中有1/9患有该病，它是美国人的第六大死亡原因。近600万人患有这种疾病。若有人同时表现出阿尔茨海默病和其他痴呆的症状，这就被称为混合性痴呆。[22]

正常与非常现象

今早醒来的时候，你忘了今天是星期几。这是正常现象还是情况严重的征兆？你记不起20年前自己用的电话号码，也记不起高中田径教练的名字。是正常现象吗？当人们在亲友聚会时想不起一些看似很基本的事情，或者想不起一位久未联系的同学的名字时，他们首先会问自己这样一个问题：这是正常现象，还是认知能力下降的第一阶段？玛丽·A. 费舍尔（Mary A. Fischer）为美国退休人员协会解释了6种不值得担心的正常记忆差错。天哪！[23]

心不在焉 你忘记把钥匙放哪儿了？你到餐厅里来是要做什么？我们都会偶尔经历这种情况，我们可以将其归咎于普通的注意力不集中。在一个有日子没去了的地方找不着北是很正常的，但如果你是从平日里常去的商店买完东西后就找不到回家的路，那这可能就不仅仅是心不在焉。在开创性的著作《记忆书》（*The Memory Book*）中，作者哈里·洛莱恩（Harry Lorayne）和杰瑞·卢卡斯（Jerry Lucas）富有表现力地描述了他们所谓的建立“原初意识”

的重要过程。[24]他们用这个词仅仅指代“第一次”，比如你第一次看到或做了你想记住的事情。当你最初把钥匙放在桌子上时，你需要对此有一种原初意识，以便记住你把钥匙放在了那里。你需要积极地观察自己当下正在做的事情。事实上，观察对于这种原初意识至关重要，而且这并不只是“看到”。用眼睛“看到”的和用心“观察到”的是有区别的。如果在行动时“心不在焉”，你就什么也观察不到；更重要的是，你也就不可能意识到你的这个行为（学习）及随后产生的记忆。

记忆阻断　这种经历非常典型且令人沮丧，你会觉得肯定存在那么一档子事，可你就是无法回想起它来。你知道自己努力想要说些什么，但它就是被藏起来了。记忆阻断通常是由于几段相似的记忆相互干扰造成的。多项研究表明，在执行记忆任务时，年长的研究对象往往要比年轻的研究对象激活更多的大脑区域。[25]想象一下，这就好比你的记忆检索按钮时不时被卡住。

记忆扰码　你如果曾经把某些细节记错，但却能准确记起一件事的大部分内容或其他主干内容，那么这就是记忆扰码——你把那些小细节搞混了。例如，一位好朋友告诉你，她正在上一个写作培训班，以便完成她的小说。后来，你准确地回忆起了这个信息，但认为她是当面跟你说的，而其实她是在和你打电话时说的。这也许要归咎于海马体发生的小故障，它把事情发生的时间和地点记错了。

记忆淡出 大脑会不断清理旧的记忆，以便为新记忆腾出空间。那些没有被经常回放的记忆就会逐渐消失，因为那些记忆没有得到加强。这就是为什么相比多年前发生的事情，你更容易记住最近做过的事情的细节。这种“不用即忘”的基本记忆特征被称为瞬态性，这在任何年龄都是正常的。

记忆提取困难 这和心不在焉很相似。你刚与某人第一次邂逅，但几秒后，你就想不起她的名字了；你看了一部很棒的电影，但是第二天你告诉朋友时，却完全忘记了电影的名字或主演的名字。随着年龄的增长，大脑神经元之间的联系强度会发生改变，新的信息可能会删除短期记忆中的其他内容，除非这个内容被一遍遍地回放。正因如此，我们要注意当场记住别人的名字，并把这个名字和某个特别或熟悉的东西联系起来，这将帮助你避免出现这种小故障。

蒙圈的“一心多用” 在某个时间点，你能同时有效完成的事情的数量减少了。你也许不能一边写电子邮件一边看电视。研究表明，随着我们变老，大脑需要做出更多努力来保持注意力集中，也需要花费更长的时间才能回到被打断前的原任务中。我们将在本书第6章中看到，停止尝试“一心多用”实际上对大脑是一件好事。

重新思考认知下降

阿尔茨海默病是过度诊断吗？这是一个发人深省的问题，也是一个可以引出令人振奋的想法的问题。因为还没有任何确定的方法可以像诊断糖尿病或心脏病那样来诊断阿尔茨海默病，所以人们有可能被过快地贴上这个标签。对一些人来说，事实上他们可以扭转自己认知能力下降的趋势，因为他们从一开始就没有得阿尔茨海默病。这是马吉德·佛杜希博士（Dr. Majid Fotuhi）在与我的一次热烈讨论中提出的观点，而这个观点值得考虑。

佛杜希博士是一名神经科医生和神经科学家，在约翰斯·霍普金斯大学和哈佛医学院从事记忆、衰老和大脑康复领域的研究与临床工作超过 25 年。如今，他治疗的患者有各种复杂的神经问题，从认知损害到脑震荡后综合征、眩晕、慢性偏头痛和注意缺陷障碍。他报告说，通过对患者实施专门为每个个体量身定制的多学科治疗方案，他取得了显著的成果。对他来说，一个全面的大脑保健计划需侧重在与生活方式相关的策略上，以改变风险因素，如血管疾病、维生素缺乏病、肥胖、糖尿病、抑郁、焦虑、睡眠呼吸暂停和久坐。在他本人的研究中，他记录了发生在一些病人身上的巨大改进，他们都曾经对自己大脑的未来感到绝望。但他却让事实说话，用治疗结果来证明他们错了。他甚至记录了，在一个干预项目实施的几周时间里，大脑中至关重要的记忆中心——海马体的体积大幅增长。

我所给出的在家里该如何做的有关建议，无疑与他提供给遍布全美的有机会享受其独家保健服务的高层管理人员的一些医嘱不谋而合。“我想改变一下话题。”佛杜希博士说。通过关注大脑的生长和修复，而非简单地告诉人们他们患了绝症，他希望如今构建更大、更好的大脑的可能性会令更多的人深受鼓舞。他甚至建议我们弃用“阿尔茨海默病”这个绝症术语，并创建新的术语来取而代之，只使用诸如“轻度、中度和重度认知损害”等说法。与我为撰写本书而采访的许多其他研究人员一样，佛杜希博士对将淀粉样蛋白级联假说作为所有阿尔茨海默病患者的诊断基础持批评态度。在 2009 年发表于《自然评论》（*Nature Review*）的一篇文章中，他提出了另一种理论——动态多边形假说。[26]

他解释道：“多种风险因素及保护因素相互作用，要么帮助我们在老去的同时保持敏锐，要么加速我们的衰老进程。我仍然认为，将淀粉样蛋白作为大多数人在晚年都会出现的认知衰退的唯一祸首是幼稚的，这种衰退发生的速度快慢不一，且临床表现多有不同。要说淀粉样蛋白是幕后祸首，那也仅是针对早发性阿尔茨海默病患者而言的，与晚年发生的‘阿尔茨海默病’完全不同。”记住这一点。对于许多被诊断为认知能力下降的患者来说，实际情况可能是他们既没有淀粉样蛋白，也没患阿尔茨海默病。

专注大脑健康，其他问题也会迎刃而解

我采访过大脑健康方面的许多顶尖专家，他们都是来自这个领域的各类专业人士和先驱者，其中有一个人的陈述脱颖而出。他就是美国前陆军中校丹 · 约翰斯顿博士（Dr. Dan Johnston），他曾在从五角大

楼到伊拉克的军队中担任军医和研究人员。最近，他与人合伙创办了“脑域”（BrainSpan），这是一家公司及实验室，致力于开发产品和项目来帮助人们评估、追踪和改善大脑功能。作为医疗保健提供商，他的公司主要通过医生提供产品。

说约翰斯顿的目标就是优化大脑健康和大脑表现，那就太低估他了。正如他所说，他的目标是要“从顶层做起”，彻底改变人们对于健康的看法。一提到健康，很多人就会立刻关注体重、胆固醇水平、患癌症的风险、血糖水平、心脏健康等问题，却忘记了大脑。相比之下，其他的东西似乎更容易理解，因为大脑被包覆在头骨里面，带有一种神秘感的特质。医疗机构通常只在患者的大脑患病或受损时才会与之接触。但关键的一点是，当你把大脑放在第一位时，其他一切关乎健康方面的东西也就迎刃而解了。大脑是一切的起点，别忘了是它使你之为你。没错，你的心在跳动，但最终让你的心跳动并决定你生活质量的却是你的大脑。没有健康的大脑，你甚至无法做出健康的决定。一个健康的大脑不仅会带来健康的身体、体重等，还会带来更强的自信、更坚实的财务未来，这都要归功于明智的决定、更好的人际关系、生活中更多的爱，以及整体提高的幸福感。

接下来的各章节将把大脑放在首位。如果你还在担心其他的事情，比如体重超了 20 磅、这里疼那里痛、失眠和慢性头痛等，那你不妨挑战自己，将大脑健康放在首位，然后看看会发生什么。

第3章

关于大脑的十二误传和塑造大脑健康的五大支柱

总的来说，人类的大脑是宇宙中已知的最复杂的物体，

而所谓已知，即对它自己而言。

——爱德华·O. 威尔逊

作为一名神经外科医生，我过着一种目标十分明确的生活。病人来医院的时候情况都很糟糕，他们把所有的信任都给了我。这是一项令人敬畏的责任。在行医近20年后，我依然会在手术成功之后欣喜万分地与患者家人交谈，且不管那手术是切除肿瘤、清除创伤后的瘀血，还是修复脊椎骨折，都是如此。但我也要谋生，不仅靠这一路走来的专业所长，也靠以记者的身份去第一线报道有新闻价值的事件。当我的医学世界和传媒世界发生碰撞时，结果可能是惊人的。

2003年春，我和一群被称为“魔鬼医生”的海军医生在伊拉克待了几个星期，他们为美国海军陆战队提供后援保障。我们在一起度过了无数的日子，我们一起穿越沙漠，照顾重伤员，在难以置信的独特的和富有挑战性的环境下彼此相识相知。一天，几位“魔鬼医生”跑

来找我，问我能不能先脱掉记者的马甲，换上外科医生的大褂。有一位年轻中尉的后脑勺中弹，大家以为他伤重不保了，但当他们把他送到“魔鬼医生”营地时，他的脉搏又恢复了。他还活着，但急需做手术。时间就是生命，我当时是那里唯一的神经外科医生，所以他们想让我帮忙。我赶紧把他送进临时手术室，同时我意识到我必须给他做一个开颅手术，切除一部分颅骨，以释放颅内压力，并排出瘀血。在尘土飞扬的沙漠帐篷里，根本没有合适的工具，我只好拿来一把电钻，并给它消了毒。我把一只无菌手套套在钻头上，然后用它打开了他的颅骨，为他肿胀的大脑腾出一点儿空间。之后，我切开了他大脑的外层，找到了一团凝血和那块弹片，并小心翼翼地将它取了出来。我还必须以无菌方式盖上他的颅骨，否则他就有患上脑膜炎，乃至脑炎的危险，甚至很可能活不下来。因此，我撕开一个静脉输液袋，因为这是那个满是灰尘的帐篷里唯一真正无菌的东西，我利用输液袋内侧重建了他大脑的外层。

做完这些之后，我包扎好他的头，随后他被一架黑鹰直升机转移到了科威特。我当时并不确定是否还能见到他，甚至不确定他是否能活下来。几个月后，有位医生从圣迭戈给我打来电话，告诉了我这个名叫吉泽斯·维达纳（Jesus Vidana）的年轻人的近况。他告诉我，他还活着，而且生活得很好。不久之后，我去看望了他，并邀请他作为嘉宾出席我在南加州大学医学院毕业典礼上的演讲。他得到了人们长时间的欢呼和掌声，想到他那张喜气洋洋的脸英俊而健康，我还是会万分激动。在那样的条件下，他受伤如此严重却活了下来，这是我一生中最感到震撼的经历之一。我喜欢开玩笑说，在沙漠中给“耶稣”[①]做手术是我永远不会忘记的事情！

我之所以要分享这个故事，是因为它尤其能告诉我们，即使大脑受到严重创伤，你也是有可能克服重重困难而幸存的。大脑比你想象的更有自我修复力和康复性。即使在恶劣的情况下，你也可以采取行动扭转大脑不可避免的死亡过程。这个例子虽然是极端的，但当你努力前行并学会如何改变自己的环境条件，以减少自己面临与大脑相关的病症的风险，或更糟的，死于与大脑相关的疾病的风险时，请记住它。

12 个关于大脑的错误观点

你已经从前面的章节中获得了很多关于大脑的知识。但我敢打赌，在涉及诸如“大脑能做什么”及“大脑在你的一生中如何发生改变”这类问题时，你恐怕还是会把一些基本事实搞错。请记住，我就是想让人们了解与大脑健康有关的诸多原因和方法。让我们来揭秘关于大脑衰老的 12 个最为普遍的错误观点，以此丰富你的应用知识。最终，这会让你为了尽己所能来延缓大脑的衰老并令大脑更健康而做好准备。我把这些谜之传言称为“十二误传”。

① 耶稣与吉泽斯的英文单词均为 Jesus。——译者注

- 误传 1：大脑依然是一个完全的未解之谜

我对这个说法爱恨交织。我之所以讨厌它，是因为它不是事实，但我也喜欢它，因为它让我得以纠正人们的错误观念，并给人们以希望。虽然还有很多东西要继续学习，但研究人员最近在理解大脑方面取得了巨大进展。我们对大脑不同部位之间的联系，以及它们与我们的思维、运动和感觉之间的关系有了更多的了解。我们能够更好地从解剖学的角度来识别大脑中负责抑郁症、强迫症和成瘾的区域。我们可以更好地恢复受伤或中风后的大脑。神经科学领域几乎总是充满了新的和令人兴奋的突破，我将在本书第二部分中对其中的许多突破予以重点讲解。

- 误传 2：人到老年必定健忘

这一说法有一个真理内核，即随着变老，人的一些认知能力确实会下降，尤其是如果你不采取策略来密切关注和帮助自己记忆。但是，当你在孩童时期，你学习一门新语言或记忆一系列随机单词的速度可能会更快，而当你长大成人后，你则可能在词语运用和品格判断方面更有优势。你会在社交和外交方面的测试中获得更高的分数，比如如何解决争端或处理冲突。关于衰老的另一个好消息是，随着时间的推移，我们在控制情绪、应对压力和寻找生命意义方面将不断进步。

- 误传 3：痴呆是晚年不可避免的后果

现在你应该能自己破除这个误传了。痴呆并不是衰老的题中必有之意。典型的由年龄引起的大脑变化与疾病引起的大脑变化是不同的。对于前者，我们可以使其放慢速度，对于后者则可加以避免。

- 误传 4：年纪大的人学不了新事物

在任何年龄都可以学习，尤其是当你参与在认知上带有刺激性的活动时，如认识新朋友或尝试新的爱好。令记忆保持动态和有可能生长出新神经元（神经发生）这两者的结合，意味着我们可以继续改变大脑的信息、容量和学习能力。虽然对于年长的人来说，掌握一些新技能，譬如学会第二或第三语言，可能需要花费更长的时间，但这并不意味着他根本做不到。绝不要说“绝不”，即便是被诊断为认知功能衰退的人，包括阿尔茨海默病患者，也可以继续学习新事物。

- 误传 5：你必须先掌握一种语言，才能去学另一种语言

同时学习母语和另一种语言的幼儿不会将两者搞混，而且即使他们可能需要花费更长的时间来同时掌握这两种语言，那也并不意味着这是一个坏主意。大脑的不同区域不会互相冲突，所以不会有干扰。恰恰相反，掌握双语的孩子对语言结构在总体上有更全面的认识。儿

童似乎比成年人更容易学习一门新的语言，原因之一就是他们不那么害羞。

- 误传 6：受过记忆训练的人从来不会忘记记忆

在本书第二部分中，我将介绍一些记忆训练的观念来提高这些技能。一种是“不用即失”。这适用于记忆训练，就如同适用于保持肌肉力量或身体全面健康一样。像其他长期策略一样，这是一个需要不断坚持的实践。

- 误传 7：我们只使用了大脑的 10%

有谁没听说过这个说法吗？它已经出现很长时间了，意思是说我们还有大量未开发的脑力储备。但我们真的浪费了 90% 的大脑吗？当然没有。就进化论的观点来看，这也太荒谬了。大脑是需求旺盛的器官，无论是在成长过程中构建它，还是在成人阶段维护它，都需要耗费大量的能量。就进化而言，携带多余的脑组织是毫无意义的（让我们用点儿逻辑：假如这个 10% 的说法是成立的，那么大脑损伤就不会那么令人担忧了）。使用正电子发射体层成像（PET）或功能性磁共振成像扫描的实验表明，即使是执行简单的任务，大脑的大部分都会参与，而被称为额叶运动区（eloquent area）的那一小部分大脑如果受损，就可能会对语言、运动、情感或感官知觉产生深刻的影响。

请记住，尸检研究表明，即使尚未出现任何病情症状，许多人的大脑内仍有阿尔茨海默病的体征（如神经元中的淀粉样斑块）。也许就算我们失去一些脑组织，大脑仍能正常工作。然而，关于选择100%地全面锻炼我们的大脑，我还是有些话可以说的。如果人们全力以赴，他们在智商测试中就会得到更高的分数，这不足为奇。我认为大脑就像一座城池，类似于住宅和商店这样的重要结构几乎一直在被使用，它们可能占大脑的10%~20%。然而，剩下的就是将所有商店和住宅联结起来的一条条街道。没有道路，信息就无法抵达它需要去的地方。因此，街道虽然不是那么经常被使用，但确实是必要的。

● 误传 8：男性和女性的大脑在支配学习能力和智力的方式上有所不同

在坊间传闻中，男人在生理上更擅长数学和科学，而女人更适合运用同理心和直觉。科学史上一些设计最差、可复制性最低、偏见最严重的研究声称为两性间的差异提供了生物学上的解释。诚然，男性和女性的大脑确实存在差异，从而导致大脑功能发生嬗变，但尚未达到一方“强于”另一方的程度。科学家们在继续研究大脑，以了解和认识更多男性大脑和女性大脑之间的重要区别。在神经科学领域，新的研究仍在不断涌现。从更广泛的另一个角度来看，尽管只要拥有健康的大脑，我们每个人就都有学习、记忆和理解周边复杂世界的能力，但我们每个人或许都有各自的独特禀赋。

然而，有一点值得注意，患阿尔茨海默病的女性数量与男性数量不成比例。[1]美国2/3的阿尔茨海默病患者为女性，我们至今还不清楚为何会出现这种情况，也不知道究竟是什么导致女性患该病的风险更高的。这可不仅仅是因为她们有可能活得更长。她们的生理机能有可能是其中的部分原因。一个女人一生中怀孕多少次是人们正在研究的颇具争议的理论之一。[2]怀孕蕴含许多生物事件，从激素变化到免疫功能转变，而这些最终有可能有助于女性在以后的生活中预防痴呆。尽管激素疗法作为一种工具继续被讨论，但我们还没有得出结论。这种疗法在某些情况下已被证明对认知能力有害，但在其他情况下则具有潜在的好处，一切取决于什么时候开始接受此疗法（是在50岁出头还是在65~79岁）。越来越清楚的是，有必要考虑因人而异的个性化方案。不同的女性对激素治疗的反应也不同，这取决于她们个人的风险因素，比如患有糖尿病或携带与阿尔茨海默病相关的基因。

女性在语言能力上确实比男性更有优势，这也许是确定任何认知问题的一个因素。研究表明，女性在用以诊断早期痴呆的标准测试中往往得分更高，即使脑部扫描显示她们与男性处于该病的同一阶段。[3]简而言之，女性可以用她们出众的语言能力来掩盖老年性痴呆的症状，其结果就是造成她们不能及早得到诊断。在认知损害的后期，这种优势消失了。这种基于性别的差异可能就是女性在确诊后认知能力减退更快，即她们的病情似乎比早期测试所显示的更为严重的原因。现在，在研究和临床环境中，要求为这些测试设立基于性别的分界点的呼声已经成为讨论的一部分。[本书第11章有我与玛丽亚·施赖弗（Maria Shriver）更为详细的讨论。]

● 误传 9：一天一字谜，脑医自远离

另一个传闻是填字游戏可以让你的大脑保持年轻。不幸的是，填字游戏只动用你大脑的一部分，主要是找词能力（也称为语言流利度）。因此，它们虽然可能有助于你在这方面超越别人，但并不一定能在总体意义上让你的大脑保持敏锐。也就是说，做字谜和数字游戏确实是有价值的，包括数独之类的游戏。2019 年，埃克塞特大学医学院和伦敦国王学院进行的一项随访研究证实了先前的结果，即参与者玩谜题越频繁，他们在注意力评估、推理和记忆任务上的表现就越好。[4] 他们的结果来自对超过 1.9 万名 50 岁及以上的健康人的数据分析，这些人参加了一项名为“保护”（PROTECT）的大型研究，前后持续了 25 年，研究人员每年跟踪研究参与者，以探索大脑是如何老化的，以及可能会影响人们晚年患痴呆的风险因素是什么。研究人员很快指出，研究结果并不能直接、明确地说明填字游戏能改善大脑功能或让你的大脑更敏锐。我们知道的是，保持思维活跃有助于减缓思考能力的下降。对一些人来说，填字游戏就是这样做的一种方法。但对其他人来说，可能并非如此。

● 误传 10：你总是要么被“右脑”支配，要么被“左脑”支配

与你过去接受的说教相反，你大脑的左右“两侧”是错综复杂地相互依存的关系。你也许曾听说，人可以分为“右脑型”和“左脑型”，倾向于使用右脑的人更有创造力和艺术天分，倾向于使用左

脑的人则更有技术天赋和逻辑性。左 / 右脑概念源于人们的一个认识，即许多人表达和接受语言更多地集中于大脑左半球，而空间能力构建和情感表达则更多地集中于大脑右半球。心理学家曾用这个说法来区分不同的性格类型。但是大脑扫描技术已经揭示，大脑的两个半球经常错综复杂地一起工作。例如，语言处理曾经被认为是左脑的主要功能，现在却被认为是在大脑左右两侧同时进行的。大脑的左侧负责语法和发音，而右侧负责处理语调，大脑也需要同时征用左右两个半球来进行阅读和数学计算。

- 误传 11：你只有 5 种感觉

这 5 种感觉你或许都能说上来：视觉（ophthalmoception）、嗅觉（olfacoception）、味觉（gustaoception）、触觉（tactioception）和听觉（audioception）。但还有一些涉及感觉的单词也带有拉丁语词干“cept”（意为“取得”或“接受”）。这另外 6 种感觉也在大脑中被处理，给予我们更多关于外部世界的数据：

- **本体感**（Proprioception）：对自身身体部位在哪里及它们在做什么的感觉。
- **平衡感**（Equilibrioception）：一种对于平衡的感觉，也就是你内心的定位系统。它会告诉你你是正在坐着、站着还是躺着。它位于内耳（这就是内耳出问题便会导致眩晕的原因）。
- **痛感**（Nociception）：对疼痛的感觉。

- **热感**［Thermo（re）ception］：对温度的感觉。
- **时间感**（Chronoception）：对时间流逝的感觉。
- **内感**（Interoception）：一种对自身内部需求的感觉，如饥饿、口渴、需要如厕等。

误传 12：你脑细胞的数量在你出生时就已经固定，大脑生而恒定，但脑损伤却是永久的

如果你认为，相对于身体大小的比例而言，新生儿的头看起来要比成年人的头大，那你是对的。由于在母亲体内大脑和身体发育的不平衡，婴儿的大脑相对于他们的体型来说要比成年人的大得多。新生儿的大脑在出生后的第一年里会扩大两倍，在那之后，随着不断学习，我们会把更多的东西装进大约 3.3 磅重的大脑中，而大脑本身的体积增长便会放慢。但神经元网络的复杂性却是一直持续发展的，从而使大脑的巨大能力得以处理越来越多的信息。神经元网络正处于一个修剪的过程，某些未使用的突触会被修剪，以便为新的突触腾出空间。这有助于解释为什么大脑的体积大小不一定与智力直接相关。人在 9 个月大时，其大脑达到成年后体积的一半大小，2 岁时达到近 3/4 大小，所以婴儿的头部必定很大且生长迅速，以便能适应身体其他部分的生长。平均而言，女孩儿的大脑在 11 岁半达到最大体积，男孩儿的则在 14 岁半达到最大体积，但就人类大脑的内部发育及执行功能而言，要到大约 25 岁才能完全成熟。

如你所知，作为成年人，向大脑添加更多的信息并不会增加它的

大小（想象一下，如果大脑体积随着学习而不断增大，那人们会是什么模样）。真正增加的是神经元，即神经细胞的数量，及其网络通过持续、活跃的修剪和“生长”之后的复杂程度。虽然在突触的衰退中，基因有可能起到一定的作用，但在最令人惊讶的新近研究中，有一种特别强调经验的力量，即一个人所处的环境可以深刻地影响上述修剪过程。这是一个古老的先天因素对后天的现象在起作用。通过经验而得到“锻炼”的突触会变得更强，而其他的突触会变得更弱，最终被修剪。

正如我已经提到的，我们以往一直认为，我们与生俱来的神经元的数量是有限的。我们损坏了任何一个，都无法换新。同样，许多科学家认为大脑是不可改变的，一旦损坏，就无法修复。现在我们的认识不同了。大脑终其一生都是可塑的，可以根据人的经验进行自我调整。在适当的条件下，大脑还能产生新的脑细胞。以盲人的经验为例，他们的大脑中原本处理视觉的那部分可能转而用来增益额外的听力。如果有人练习一项新技能，比如学习拉小提琴，就会“重新组装”其大脑中负责控制精细运动的那部分。遭受脑损伤的人可以利用其大脑的其他部分来补偿失去或受损的脑组织。智力也并非一成不变。

神经发生早已在其他各种动物身上得到证实，但直到 20 世纪 90 年代，研究人员才开始特别专注于证明人类新脑细胞的诞生。最终，在 1998 年，瑞典神经学家彼得·埃里克森（Peter Eriksson）成为最早发表相关报告的人之一，其研究报告现已被广泛引用，其中指出，在我们大脑的海马体中存在大量的神经干细胞，它们不仅源源不断地得到补充，还可以分化为大脑神经元。[5] 在我们的一生中，至少在大脑中的某些区域，我们会经历发展。我们现在拥有相应的技术来重新连接和塑造我们的大脑。这导致出现了一个迅猛发展的神经可塑性新领域，与大脑形成和重组突触连接的能力有关。"大脑可塑性"第一次见于文字记载，是在一百多年前的1890年。在威廉·詹姆斯（William James）当年出版的《心理学原理》（*The Principles of Psychology*）一书中，这位哈佛大学的心理学家这样写道："有机物，尤其是神经组织，似乎被赋予了高得离谱的可塑性。"但是，只是到了我这一代，我们才开始利用技术来测量和可视化这一现象。通过功能性磁共振成像等工具，我们可以看到大脑在对特定刺激做出反应时的变化。我们还可以看到大脑中未使用的部分被修剪了。为了应对经验、学习，甚至是受伤，大脑不断动态地塑造和重塑自己。更重要的是，从结构和功能的角度来看，凡是你选择关注的东西都会重新与大脑进行连接。

在我们的一生当中始终都会出现神经发生，加上我们可以通过神经可塑性来改变其神经回路，这两个事实在神经科学及我们对于大脑的思考方面引发了一场革命。这项新知识也给那些为减缓、逆转，甚至阻止和治愈进行性脑病而探路的人带来了希望。想象一下如果我们能够再生脑细胞并重塑连接，这对于神经退行性疾病的研究将会有多么大的帮助。我凭自己所受的专业教育推测，新的治疗方法正在形成。有些已经改变了那些严重脑损伤或脑病患者的人生。去找一本夏伦·贝格利（Sharon Begley）写的《训练你的心灵，改变你的大脑》（*Train Your Mind, Change Your Brain*）来读一读吧，里面所讲述的现实生活故事证明了我们的大脑是多么柔韧。[6]诺曼·道伊奇博士（Dr. Norman Doidge）在他的书中也讲述了类似的故事，记述了大脑是如何自我改变的。假如中风极其严重的人都能够重新学会说话，假如那些生来就大脑残缺或由于患病和手术切除而失去重要脑组织的人也能够推动其大脑整体重组并正常运作，那么对于只是希望在逐渐老去之时依然能保全心智能力的我们而言，还有什么是不可能的呢？即使是那些在儿童时期为了治疗罕见的神经系统疾病（如难治性癫痫或脑癌）而切除了整个大脑半球的人，也能在成年后恢复大脑功能。他们的大脑经过重新组织，而各种各样的网络也填补了原先那个大脑半球的空缺。

你也许很想知道大脑到底是如何“长出”新神经元的，其实在很大程度上，这离不开脑源性神经营养因子（BDNF）这种蛋白质的帮助，它被编码在 11 号染色体的基因中。哈佛大学的神经精神病学家约翰·瑞迪博士（Dr. John Ratey）就身体健康和大脑健康之间的联系写了大量文章，他把脑源性神经营养因子称为“大脑的‘美乐棵’（Miracle-Gro）①”。[7] 除了培育神经发生，脑源性神经营养因子还有助于保护现有的神经元，促进作为神经元之间连接的突触的形成。有趣的是，许多研究都表明，阿尔茨海默病患者的脑源性神经营养因子水平下降了。因此，科学家们正在寻找借助基本的生活习惯来增加大脑中脑源性神经营养因子的方法也就不足为奇了。他们列出的策略包括锻炼、恢复性睡眠、减少压力和以健康的方式晒太阳。

有必要注意的是，大脑的可塑性是双向的。换句话说，无论是为了促成大脑的某些改变而对记忆、身体能力和心智能力造成损害，还是去改进和加强这些功能，都一样容易。我喜欢大脑可塑性研究的领军人物、加州大学旧金山分校名誉教授迈克尔·梅泽尼奇（Michael Merzenich）的说法：“老年人在推动大脑可塑性朝错误方向转变上绝

① 美乐棵是美国 Scotts Miracle-Gro 公司下属园艺品牌。——编者注

对堪称大师。”[8] 你可以通过不同的行为甚至思维方式来改变你的大脑，使其变得更好或更坏。坏习惯的神经认知图谱会强化这些坏习惯。例如，负面的可塑性会导致神经连接上出现可能有害的改变。消极的想法和持续的担忧会促进与抑郁和焦虑相关的大脑变化。反复出现的内心状态、注意力的聚焦点、经历的事情，以及如何应对不同情况，都确实成了神经特征。梅泽尼奇博士经常被引用的一段话是：“大脑感觉区神经元的活动模式可以被注意力模式改变。经验加上注意力会导致神经系统的结构和未来功能的物理变化。这给我们留下了一个清晰的生理事实……每时每刻，我们都在选择并塑造我们不断变化的思想的运作方式。我们在一个非常真实的意义上选择下一刻的我们将成为谁，这些选择以物理形态刻印在我们的物质自我之中。”[9]

● 高寿者的秘密

虽然拥有一个高寿者那样的大脑是一大幸事，因为高寿者拥有一种杰出的能力，能够在年事已高之时仍保持大脑年轻，但我们大多数人都没有如此好运的遗传基因。一小部分 80 岁及以上的精英人群的记忆，与比其年轻 20~30 岁的人群的记忆一样敏锐，而在关乎记忆能力的大脑网络的大小方面，他们也没有显示出与增龄有关的萎缩。[10] 他们的大脑外皮层（关乎记忆力、注意力和其他思考能力的区域）和 50 多岁的人一样非常厚。科学家们正试图揭示其中的奥秘，以让我们都成为高寿者，他们发现这可能并非完全取决于遗传基因。科学研究越来越表明，通过简单地选择生活方式，我们可以对大脑的命运产生巨大的影响。高寿者的行为举止通常不像老年人，他们也会通过坚持良好习惯来保持敏锐。

如何保持头脑敏锐

本书第二部分将探讨大脑健康的五大支柱，即如何继续将你的思想朝着正确的方向推进。对于这五大支柱背后的科学原理，以及如何在自己的生活中轻松地应用它们，你将会获得全面深入的理解。对于那些愿意接受挑战的人，我将向你们展示如何将每条建议提高一到两个档次，从而真正优化你们的大脑。我提出的策略并非适合每个人，但我相信我为每个人都准备了一些东西。我甚至会为那些需要具体指导的人提供一个方案。（我似乎已经听到你们有人在恳求："快告诉我到底该做什么，不该做什么吧！"）最后，我将给那些追求提高效率，充分利用时间（比如每天如何多挤出一个小时），并在建立好习惯的同时摈弃坏习惯的人提供额外的建议。本门课的核心目标就是，通过更敏锐的大脑打造更美好的生活。

以下就是大脑健康的五大支柱，即运动、发现、放松、营养和联系。美国退休人员协会在现有科学证据的基础上首次描述了这五大支柱，证据表明，这些行为是促进终身保持良好认知功能的基础。我在此向你推荐它们，不论你年龄有多大，它们都将有助于你保持思维敏锐。以下就是五大支柱的含义，排列不分先后：

○ **运动**　这个不会令人感到意外。健身，包括有氧和非有氧运动（力量训练），不仅对身体有好处，对大脑甚至更好。每天在坐下来写这本书之前，我一定要做一些健身活动，如骑自行车、做俯卧撑、游泳或跑步。如果我的写作开始变得滞涩，或者没有达到我想要的效果，我就会锻炼身体来刺激我的思维。事实上，体力消耗是迄今为止有科学记录的唯一一种可以改善大脑健康和功能的方法。虽然我们也可以记录下健康饮食和大脑健康之间的联系，但身体健康和大脑健康之间的联系却是清晰、直接、有力的。运动可以通过帮助增加、修复和维护脑细胞来提高你的脑力，让你一整天都更有效率、更清醒。这里有一个几乎可直接进行检测的原因和结果，你很快就会了解，它简直令人惊叹。我总是听从我的朋友、演员和健身达人马修·麦康纳（Matthew McConaughey）的建议："试试每天都出身汗。"

○ **发现**　2014 年得克萨斯大学达拉斯分校的一项研究告诉我们，培养一种新的爱好，比如绘画或数码摄影，甚至学习使用一种新的软件或语言，都能增强大脑功能。[11] 所谓做新鲜的事情，甚至可以是看一部 3D（三维）电影，加入一个新的俱乐部，甚或用不常用的那只手来刷牙。作为对话的一部分，我将谈及大脑训练活动的优劣之处，以及如何通过提高注意力、专注力和集中力的策略来发现你大脑的全部能力。我会问："你在生活中有强烈的目标感吗？"这也将是等式的一部分。

○ **放松**　放松不仅仅是身体上的事情，你的大脑也需要放松。大量精心设计的研究（我们将在第6章探讨其中一些）经常表明，睡眠不好会导致记忆力受损，长期的压力会削弱你学习和适应新环境的能力。麻省理工学院的一组研究人员发现，像一心多用这样常见（且令人有压力）的事情会让你的思维变慢。[12] 压力尤其具有破坏性。我将帮助你找到放松的方法，这无须强制性的冥想（但欢迎你尝试，详见第6章）。这包括参加减压活动和确保你每晚都能获得恢复性的睡眠。

○ **营养**　长期以来，饮食和大脑健康之间的联系一直流于一种传说。但现在我们终于有证据表明食用某些食物（如冷水鱼、全谷物、特级初榨橄榄油、各类坚果、富含纤维的水果和蔬菜），同时限制某些食物（高糖、饱和脂肪和反式脂肪酸），可以帮助避免记忆和大脑衰退，保护大脑不得病，并使其性能最大化。既然已经知道饮食好坏可以影响我们的大脑健康（及全身健康），因此吃得好比以往任何时候都更加重要。这一对话也可以延伸到我们的微生物伙伴的健康问题上。人类肠道微生物群——在我们肠道内安家的数万亿细菌，对我们大脑的健康和功能有着深远的影响。事实证明，我们吃的食物对微生物群的生理机能一直在起作用，并直至我们的大脑。

○ **联系**　如果说填字游戏提高大脑功能的能力可以得100分为B-，那什么能得A呢？与他人的联系。面对面的联系。2015年的一项研究及其他许多研究告诉我们，拥有多样化的社交圈子可以提高大脑的可塑性，也有助于保持我们的认知能力。[13] 与他人互动交流不仅有助于减轻压力，增强我们的免疫系统，还可以降低我们认知能力下降的风险。

准备好改变你的生活方式吧。我会让它变得可行和实用。你的大脑，不，你的整个身体都会喜欢的。

第　二　部　分

重塑和养护
更好的大脑

预防是针对疾病最强的解药，尤其是对大脑和神经系统的退行性疾病而言。令人震惊的是，有一半的成年人不了解痴呆的风险因素，这使得人们对这种疾病的误解和恐惧更加严重。你无法预防既不懂也“看不见”的事情。

年龄是患痴呆和阿尔茨海默病最大的已知风险因素，而实际年龄并不是有人教你，你就能够让它放慢脚步的东西。我们知道的是，老年性痴呆或血管性痴呆的发病率在65岁之后呈指数增长，几乎每5年翻一番。[1]年龄到85岁以上时，大约有1/3的人患有痴呆。[2]但这并不意味着这种疾病只在这20年里才生根发芽。在85岁这个超过30%的人都已得痴呆的年龄人群中，有的人的大脑衰退迹象在55~65岁就悄然开始了。同样地，有10%左右的65岁且已患痴呆的人，他们的大脑健康在35~45岁就开始悄然退化。用一位著名的神经学家的话来说：“也许将阿尔茨海默病称为‘中青年性痴呆’更为恰当。”

当我们年富力强时，我们通常不会想到痴呆，但其实我们应该想到它，因为它提供了一个绝佳的机会。过去几十年积累的纵向观察研究数据表明，除年龄外，大多数其他脑病的风险因素都是可以控制的。这意味着人们在控制自己的衰退风险方面确实有着强大的话语权。正如你可能猜到的那样，与衰退相关的一些最具影响力和可以改变的因素都与生活方式脱不了干系，如不运动、饮食不健康、吸烟、社交隔离、睡眠差、缺乏精神刺激活动和酗酒。仅在美国，就有一半的阿尔茨海默病病例是由这些坏习惯共同引起或恶化的。高血压、肥胖、糖尿病和高胆固醇，尤其在中年时期，会大大增加后期——有时甚至是几十年之后得痴呆的概率。预防应该及早开始，但要想让预防有效，你就得有策略。这种策略必须是你能轻易将它融入生活的东西。在本书第二部分，我将提供许多种工具，以适应当下情况，它们将极大地增加你在有生之年始终保持敏锐的机会。这些工具反映了使你保持大脑健康和功能正常的五个支柱，并以其巅峰状态体现在量身定制的12周计划中。

我也会解释这些不同的因素为何会影响大脑，以便使你更好地理解和想象践行我的理念来保持敏锐将会为你带来何种好处。把这些理念当成自己的锦囊妙计吧。最棒的是，它们都未超出你力所能及的范围。

第4章

运动可以激活“聪明基因”

> 体格健康不仅是拥有一个健康身体最重要的关键之一，也是进行富有活力和创造性的智力活动的基础。
>
> ——约翰·F. 肯尼迪

当人们问我，要增强大脑功能和抗击疾病的韧性，他们能做的最重要的一件事情是什么，我的回答是：锻炼。也就是要多动，坚持有规律的健身活动。也许你以为我还会说节食、做填字游戏或接受高等教育之类，但我说的就只是身体的运动。其实，即使你在过去从未坚持锻炼，你也可以从今天开始锻炼，然后你就能获得对你的大脑健康（当然还有整个身体健康）快速而显著的影响。要想活得尽可能长久，健康绝对是最重要的因素，不管你有无其他风险因素，包括年龄和基因。虽然似乎难以置信，但运动是唯一在科学上被证明能触发生物学效应的行为，而这些效应对大脑有帮助。我们现在还不能说锻炼能扭转认知缺陷和痴呆，但越来越多的证据表明，应当注意这条人人都要好好遵循的建议：运动起来！记住，身体投入运动就会倾向于保持运动状态。如果你一直没有锻炼，那从今天开始锻炼就可以在日后极大地保护你的大脑。这永远都不晚！

你认识能够仰卧推举 115 磅的 80 多岁的老人吗？我认识一位，她就住在巴尔的摩，在健身房教健身课。她叫欧内斯廷·谢泼德（Ernestine Shepherd），她直到 56 岁才开始锻炼，当时她决定和姐妹一起健身。一位 77 岁的芭蕾舞女演员［苏泽尔·普尔夫人（Madame Suzelle Poole）］和一位 50 多岁的职业足球运动员［三浦知良（Kazuyoshi Miura）］，听起来棒不棒？2018 年，87 岁的约翰·斯塔布鲁克（John Starbrook）成为跑完伦敦马拉松比赛全程的年龄最大的选手。琳达·阿什莫尔（Linda Ashmore）在 71 岁时游泳横渡了英吉利海峡。这些人都证明，锻炼可以是一项终身的活动，什么时候开始都不晚。科学家们终于开始着手研究“运动健将”了，即那些从事体育运动 35 年及以上的人。他们让我们很好地了解到，随着年龄的增长，身体可能会发生什么样的变化，以及锻炼不仅对我们的身体有明显的好处，对我们的精神也有好处。这些研究揭开了关于衰老过程的许多谜团。可能与你想的正好相反，我们要到 70 岁才会变得行动缓慢。从步行、园艺或交际舞等相对低强度的活动中，我们可以获得的好处比我们以前所认为的要多得多。当我看到图 5 时，我脑子里首先闪过的是：“我再也没有借口了！”它瞬间改变了我对事情的观感。

● 衰老的步伐

运动对大脑功能的影响非常显著，因此在 2018 年年初，美国神

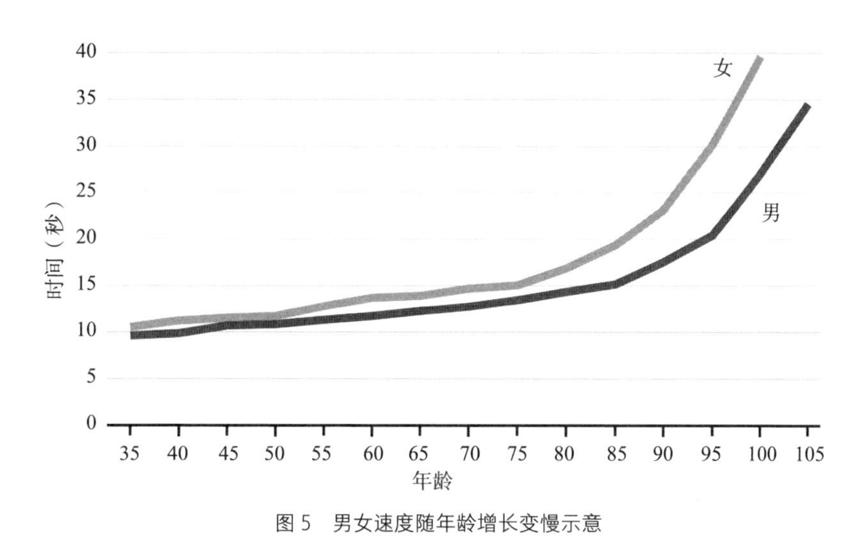

图 5　男女速度随年龄增长变慢示意

各年龄段百米短跑世界纪录

来源：世界大师田径锦标赛百米短跑纪录，2019。

经病学学会（American Academy of Neurology）发布了新的诊治指南，以便让像我这样的医生在治疗患者，尤其是轻度认知损害患者时，能够做出最佳选择。轻度认知损害通常是痴呆的先兆。[1] 负责更新这些建议的小组委员会认真审查了 8 种可能有助于减缓轻度认知损害发展为完全的阿尔茨海默病的药物。你已经读到这里了，所以你看到这个结果也不会吃惊，该小组委员会认为没有一种药物是有效的，虽然有经美国食品药品监督管理局（FDA）批准的药物可以治疗阿尔茨海默病性痴呆症状，“但却没有经 FDA 批准的治疗轻度认知损害的药。此外，目前尚无高质量的长期研究来确定药物或食疗方法可以改善轻度认知损害患者的认知功能或延缓其恶化”。但科学家们确实宣称，应该推荐锻炼：“为期 6 个月的研究表明，对于轻度认知损害患者来说，每周锻炼两次可能大有好处。运动一般对身体健康有益且风险有限。”如果这听起来还不够令人信服，你还应该认识到，缺乏肢体运动已被列为认知能力下降和痴呆发展的最重要的风险因素。[2]

要知道，如果不为别的，只是想要防止肢体缺乏运动，虽然没有什么良药可供推荐，但锻炼却是可以被广泛推荐的。这个例子很好地说明，身体和大脑都需要自我治愈，而锻炼则有助于实现这一点。梅奥医学中心的罗恩·彼得森博士（Dr. Ron Petersen）是全球脑健康理事会的创始成员之一，也是前述新诊治指南的作者之一。彼得森博士是一位神经学家，毕生致力于研究认知功能在人的正常变老过程及各种各样的失调障碍中的情况，如阿尔茨海默病、路易体痴呆和额颞叶变性（大脑的额叶或/和颞叶中神经细胞逐渐流失，导致在行为、语言或运动方面的功能衰退。这是60岁以下人群中最常见的一种痴呆）。他是阿尔茨海默病研究领域的世界级领军人物，是梅奥医学中心下属阿尔茨海默病研究中心主任，负责该中心有关衰老的研究。当我和他谈到他关于全面保留大脑功能的想法时，锻炼是他的首要选项。“关于运动的作用，尤其是有氧运动的作用，大量文献都写得很清楚，”他说，“快步走就可以了。”走起来！有些最基本的运动似乎确实管用，即使你与那些毕生致力于研究大脑的最高级科学家交谈，他们的回答也是如此。

在彼得森博士的职业生涯中，他见证了成像技术对其研究领域带来的根本性变革。而在早期，像他这样的医生只能通过尸检来诊断阿尔茨海默病。现在，特殊的正电子发射体层成像扫描可以让我们在不用手术刀的情况下观察活人的大脑内部，看看当下正在发生什么。各种各样的成像技术都有助于我们测量特定环境下的大脑变化。到目前为止，健身活动拥有最有力的证据，能说明运动会发生积极的变化。

再说一遍，做到这一点所需的锻炼比你想象的要少得多，若仅用快走就可以完成这项工作，那么这就是你的指令。但是你必须每周至少进行 150 分钟的规律锻炼，并将间隔训练和力量训练结合起来。间隔训练是指在不同量级的速度、强度和努力度之间交替进行训练。你可以把这当成让身体意想不到，这样便不会陷入枯燥重复的窠臼，避免无法向自己的身体发起挑战，并导致你的健身努力停滞不前。力量训练指的是利用重量或你自己的体重作为阻力。这有助于增强肌肉的质量和张力，也有助于保持身体平衡和协调。

有人经常对我说，他们“没有时间”锻炼，但你必须挤出时间。在你繁忙的日程中，如果要取消什么事情，那它可能首当其冲，但现在是做出改变的时候了。记住，运动与浮华或外表无关，它关系到你的生活和幸福。锻炼可能会给你投资自己的身体带来最大的回报，它也是一种解药，可以避免许多造成你面临衰退风险的事情发生。这里有一个简单的例子：你已经知道，有高血压或糖尿病会增加你以后患痴呆的概率，但事实证明，锻炼也是控制这些问题最有力的工具之一。

根据美国疾病控制和预防中心的数据，80% 的美国人都缺乏足够的规律锻炼。仅有 23% 的男性和 18% 的女性达到了推荐的要求。最有可能锻炼身体的人年龄在 18~24 岁（几乎占锻炼者的 31%）。一份对 50~71 岁的美国成年人的分析发现，从青少年到 60 岁一直坚持每周锻炼 2~8 小时的人，在该研究的 20 年周期内，死于任何原因的概率都降低了 29%~36%。[3]

运动的奇迹

我知道，我不是第一个告诉你锻炼有巨大的身体治愈作用的人，但我可能是第一个向你解释锻炼如何能让你的思维更加敏捷的人。一般来说，运动可以改善消化、代谢、身体的张力和力量，以及骨骼密度。我们大多数人只是将它看作一种减肥工具，它确实是工具，但远不止于此。它可以激活你的“聪明基因”，帮助你保持情绪稳定，避免抑郁和痴呆。当你选择了适合自己的运动时，你就会从中感到愉悦，并增加你的自我价值感和自信。不要小瞧这一点，因为我可是认真的：锻炼一小时之后，借助运动对大脑的影响，你可以在某种程度上变得更聪明。那么，这是如何发生的呢？

这并不是说锻炼能自动向大脑直接注入历史知识，或者告诉大脑如何进行复杂的数学运算，或如何驾驶飞机，但锻炼可以让你的大脑思考得更快、更清晰，注意力也更加聚焦。这一切是通过多种直接和间接的影响发生的，我们将很快对此进行探讨。你不妨自己试试。出去绕着街区快步走一圈，回来时，你看看自己有什么感觉，你的大脑是如何嗡嗡作响的。我敢打赌，即便快走让你喘不过气来，你也会获得更多的内心能量。这样你也许会更乐观，更有能力应对一天的挑战。哲学家、心理学家威廉·詹姆斯在19世纪就有过完美的表述：“每天不经意地做一点儿运动，就可以令你保持旺盛的精力。”

在后来的生活中，我成了一个坚持锻炼的人。我曾经书生气十足，一直认为体育锻炼无非就是一种健身或休闲的方式。到了30岁左右，我开始认为锻炼可以改善大脑。当时，全美各地的学校都在削减课间休息和体育课的时间，以用于教授更基础的课程。导致这种转变的部分原因是美国学生的标准化考试成绩下降，远远落后于其他国家的学生。当时普遍盛行一种情绪：“多点儿数学，少点儿休闲。”

我开始研究此类政策变化对于学习的全面影响，我的发现没有错，那就是，凡是让学生花更多的时间和精力参与个人和团体运动的地方，对学习都有积极影响，而凡是削减了上述时间和精力的地方则正好相反。这是我第一次开始认识到锻炼不仅可以改善身体状况，也可以改善大脑状况。事实是，尽管一千年前的逸事证据就已经揭示锻炼有益，但直到 20 世纪中期才有大规模研究表明，健身既能预防疾病，又能保护健康。在此之前，它主要被认为是一种休闲和运动的形式。运动生理学已成为一个真正的研究领域。现在，每周似乎都会有一项新的研究显示，锻炼对神经保护有益处，而“久坐综合征”（sedentarism）[又名“沙发土豆综合征”（couch potato syndrome）]，似乎会导致大脑萎缩，即物理性萎缩，同时增加罹患阿尔茨海默病和其他类型痴呆的风险。

需要澄清的是，这与你的身形无关。无论你体重多少，仅仅不运动，就已经证明你的致死率是肥胖者的两倍。如果你一直在关注与健康有关的最新消息，那你可能会看到新闻标题将“沙发土豆们”（即“电视迷”）称为“烟民”，譬如“久坐就是一种新的吸烟方式”。这是一种误导性的夸大其词，因为这两个习惯根本就没有可比性。吸烟引发慢性疾病和早逝的风险远远高于久坐。尽管如此，新闻标题还是突出了一个重要的事实，即每天久坐 8 小时以上而不运动，可能会让你丧命或早逝。这里大部分的损伤都是由新陈代谢变缓造成的。具体过程是，当你不动时，你的血液循环会减慢，身体消耗的血糖就更少，而这也就意味着有更多的糖在循环。静止不动也会对血脂、高密度脂蛋白（有益胆固醇）、静息血压和饱腹感激素瘦蛋白（告诉你什么时候停止进食）产生负面影响。久坐会让肌肉进入一种休眠状态，此时肌肉中的电活动减少，导致肌肉萎缩和分解。此外，脂蛋白脂肪酶（一种分解血液中脂肪分子的酶）的生成也因此停止了，从而导致更多的脂肪循环。随着你的新陈代谢率直线下降，你不再能燃烧与以往同样多的卡路里。

好消息是，如果你积极运动，即使只花几分钟动一动，也会抵消长时间坐着所带来的影响。关键在于，尽管不锻炼是早期患病和死亡的一个风险因素，但简单的运动本身就能预防这种厄运。例如，犹他大学医学院在 2015 年的一项研究表明，3 年内，若起床后进行轻度活动，如每小时步行两分钟，死亡概率就可降低 33%。[4] 就两分钟！时间虽短但却极其有助于预防。每小时活动 120 秒就可以抵消久坐对身体的损害。

误传：随着年龄的增长，肌肉量不如健康的心肺功能重要。

真相：人们没有意识到，对于生活质量、生病及受伤后的康复、保持灵活好动及完成基本日常任务的能力、整体新陈代谢的健康而言，肌肉量非常重要。与主要储存卡路里的脂肪不同，肌肉是一种燃烧卡路里的高度活跃的人体组织。这有助于解释为什么精瘦、肌肉更发达的人在休息时能够比身体脂肪比例高的人消耗更多的卡路里。所以，除了坚持一项可以提高心率的有氧运动，你还要继续锻炼和保持肌肉量。随着年龄的增长，肌肉会逐渐减少，但是你可以通过力量和耐力训练来对抗这种衰退。

穿越进化

纵观人类历史，我们的肢体每天都处于活跃状态。为了生存，我们必须这么做。科学甚至已经证明，在数百万年的时间里，我们的基因组在不断变化的体能挑战中进化，也就是说，我们需要大量的体力付出才能找到食物和水。换言之，我们的基因组期待并要求频繁的运动。我经常告诉我的学生：“我们人类不是被设计成每天坐或躺 23 个小时，然后去健身房一个小时的。科学已经揭示，我们人类天生就非常活跃，甚至每一个分子核都非常活跃。”

哈佛大学生物学家和古人类学家丹尼尔 · E. 利伯曼（Daniel E. Lieberman）非常了解人的肢体活动对身体外观和功能的影响。他对智人进化及竞技运动史素有研究，而其巅峰之作就是与犹他大学的丹尼斯 · M. 布兰布尔（Dennis M. Bramble）合作发表在 2004 年《自然》杂志上的那篇被广泛引用的论文。[5] 他们说，我们在地球上生存至今所凭借的就是自身的肢体灵活性。当追踪食肉动物并猎杀有价值的猎物作为食物时，我们的祖先便为我们延绵不绝的繁衍生息筑牢了基础。我们能够找到食物并获得交配所需的能量，这样我们就能把我们的基因传给下一代更强壮、更能吃苦耐劳的人。在 2013 年出版的《人体的故事》一书中，利伯曼着重分析指出，我们今天慢性病普遍流行就是我们的进化根源与现代生活方式不匹配的结果：“我们仍然不知道该如何对抗现今偏好吃甜甜圈和乘电梯的自适应原始本能。”[6] 在 2015 年发表的一篇后续论文中，利伯曼提出了一个悖论：“人类不断进化而适应了晚年之后进行规律且耐力适中的肢体活动”，但“人类也被（自然）选择要避免不必要的劳累”。[7] 在下面这段出自其 2013 年著作序言的表述中，他总结了长寿的秘诀，而他从一开始就提到了锻炼："45~79岁的男性和女性如果坚持运动，并吃大量的水果和蔬菜，不抽烟，饮酒适度，其在某一年度内的死亡风险，平均只是那些生活习惯不健康人群的1/4。"[8] 这应该会激励你，因为这些话都是实用的。任何人都可以实行。

据记载，在2 500多年前的公元前6世纪，有位来自印度河流域文明的苏胥如塔（Sushruta）医生，他是有历史记录的第一位给病人开出每天适度锻炼的处方的医生，他还明确指出"要每天服用"。[9] 苏胥如塔之所以推荐锻炼，是因为锻炼能使身体强壮、结实、轻盈，还能促进四肢和肌肉的生长，并能改善消化和肤色、防止懒惰，以及延缓衰老。梵文原文的英译文称锻炼"绝对有利于更好地保持健康"。[10] 早在2 000多年前，医学界就发现了身体运动与大脑健康之间的联系，现在它再次占据舞台中央。

● 锻炼的好处[11]

长期以来，人们一直认为锻炼与积极的大脑健康有关。我们都知道这一点，但我想要你确切地了解身体的运动是如何改善大脑的。一个重要的因素就是通过运动来控制血糖。利用糖为肌肉提供能量，而不是让它无谓地待在血液中，这有助于防止血糖和胰岛素的大幅波动，因为如你所知，这些波动会增加罹患痴呆的风险。运动还有助于减少炎症，这对预防痴呆也是至关重要的。运动还有如下的其他好处：

- 降低各种原因造成的死亡风险。
- 增加耐力、力量、柔韧性和能量。
- 增强肌肉张力和骨骼健康。
- 加快血液和淋巴的循环，增加细胞和组织的供氧。
- 睡得更加舒心安稳。
- 减少压力。
- 增加自尊和幸福感。
- 释放内啡肽，这是一种大脑化学物质，可以自然地改善情绪和缓解疼痛。
- 降低血糖水平，降低出现胰岛素抵抗和患糖尿病的风险。
- 理想的体重分配和维护。
- 提高心脏健康，降低患心血管疾病和高血压的风险。
- 减少患炎症和与年龄有关的疾病的风险，从癌症到痴呆。
- 强化免疫系统。

运动对大脑的益处

运动有益于大脑健康的生物学原理，已远远超出其能促进含氧血液流动，为神经细胞的生长和维持提供营养的推理。我们很早就知道脑血流是件很妙的事。然而，运动在保护和保存大脑功能上的魔力蕴含最新科学发现，值得人们去弄懂弄通，但公众却对此知之甚少。同样，运动通常在两个方面对大脑有益。其一，运动能有效利用循环血糖，减少炎症，同时刺激生长因子释放，而生长因子是促进细胞增殖和增强细胞功能的物质。在大脑中，这些生长因子能保持新生神经元的健康、血管的增长和所有神经元的生存。运动有益于大脑的另一种方式似乎并不那么客观，但却同样重要。现在我们知道，有规律的运动可以明显地减少压力和焦虑，同时改善睡眠和情绪，而这些也都可以给大脑的结构和功能带来积极的影响。这些效应叠加在一起，长期来看可建立至关重要的大脑韧性，短期来看则为我们以创造力和洞察力解决问题铺平了道路。

我毫不怀疑，我们很快就会有足够的证据来得出结论，即体能活动可以降低患痴呆的风险。我们已经知道，经常锻炼的人的认知能力下降的风险较低，现在有新的研究表明，身体更健康与保持衰老大脑中更好的加工功能呈正相关。例如，2018 年的一项研究表明，与身体不太健康的老年人相比，身体越健康的老年人想起单词的机会就越大。[12] 我同意我的许多同事喜欢说的观点：运动可以作为受损脑细胞的“急救箱”，加速受伤、中风或重大情绪压力后的恢复。我不知道有哪一种药能做到这一切。

在我自己的报道和生活中，我见证了健身带来的好处。多年来，我游走于世界各地，遇到过拥有不同背景和不同文化的人，我从中注意到一个规律，那就是健身的人拥有更敏锐的头脑。或许你们也见识过。这些人的大脑似乎根本就不会变老。对我来说，保持身材就是让我能够进行那些疯狂的旅行，并且拥有不合常理的高效率。锻炼能帮助我更好地思考和巩固新的信息。如果不锻炼，我就发现自己认为的“新”想法，基本上都只是重新包装过的旧想法。当我的大脑在运动时，我发现我更有可能产生真正新奇的想法，那种感觉简直妙不可言。

内心的力量和心理的韧性往往是控制压力——现代生活中那个无处不在的现实的结果。要论锻炼对大脑的积极影响，减压就是你每次锻炼都会经历的事情。我已经多次提到了运动的减压效果，但下面我要讲讲这是如何奏效的。当你的身体感觉到压力时，你的大脑就会释放压力激素皮质醇，而越来越多的人认为就是它导致大脑发生长期变化的。这就是那些曾在幼年处于慢性压力下的年轻人在以后的生活中容易出现焦虑和情绪障碍等精神问题的原因。丹妮拉·考弗（Daniela Kaufer）是加州大学伯克利分校的综合生物学家，几年前，她和她的同事们进行了一系列实验，证明慢性压力和皮质醇水平的升高也会以令人惊讶的方式对记忆和学习产生负面影响。[13] 科学家们发现，过多的皮质醇会导致髓磷脂生成细胞，即少突胶质细胞（oligodendrocytes）的生成过量，以及神经元生成不足。我们可以把这想象成一根电线，上面覆盖了很多涂层（即髓磷脂），但只有很少的铜芯（也就是神经元）来传导电流。这导致作为我们大脑记忆中枢的海马体萎缩。她的团队还发现，慢性压力会导致神经干细胞（通常会转为神经元的婴儿前体细胞）转而成为抑制与大脑前额叶皮层区产生连接的细胞，而这一区域正是学习和记忆发生的地方。

这些只是压力如何影响大脑的几个例子。请试着想象一下压力和你的大脑之间如何相互作用。一旦你掌握了这个概念，你就能更好地控制压力和由此产生的皮质醇泛滥。再说一遍，要做到这一点，最好也最简单的方法之一就是锻炼。

误传：当你变老，身体越来越虚弱时，锻炼对你来说可能很危险。

真相：锻炼应该是终身进行的活动。它会在诸多方面助益你的大脑和身体，不仅在身体上降低你的年龄，同时预防甚至治疗虚弱。这是一种最有效且不用吃药的方法，可以改善老年人的行动能力和独立性。[14] 最近针对 55~79 岁的自行车休闲骑行人的研究表明，他们有能力轻松高效地完成日常任务，因为他们身体的几乎所有部位都处于非常好的状态。[15] 这些自行车骑手在评估心理敏捷度、心理健康和生活质量的测试中得分也很高。这并不是说你一定要以骑自行车为首选运动。你应该选择你喜欢且适合你身体的运动方式。假如你容易摔倒、有骨关节炎或膝盖不好，你应该选择一项不会让你更容易受伤或使你的任何不适加重的运动。比如，游泳就是一种效果超棒的锻炼方式，既不会造成任何影响，也不会有摔倒的风险。

我在前文提到的一些研究表明，患高血糖的人，不管他们的血糖水平是否会使他们成为糖尿病人，他们认知能力的下降速度都会比血糖正常的人快。但我还没有解释其中的缘由。高血糖会导致痴呆，原因有很多。第一，这种情况会削弱血管，从而增加大脑小卒中发作的可能性，进而引发各种形式的痴呆。第二，大量摄入单糖会使细胞，包括大脑细胞，产生胰岛素抵抗。这意味着胰岛素虽然存在，但没有发挥作用。反过来，脑细胞也不能充分吸收糖来为它们的活动提供能量。这意味着无论你吃了多少东西，你的脑细胞仍然可能处于饥饿状态。

正如你若饮食得当并坚持运动，血糖就更容易被控制一样，高血压（痴呆的另一个重要风险因素）在同等条件下也更容易被控制。在 2014 年的一项研究中，约翰斯 · 霍普金斯大学神经学家丽贝卡 · 戈特斯曼（Rebecca Gottesman）自 20 世纪 80 年代以来随访调查了数千名美国人，其中有些人患有高血压，有些人没有高血压。她发现，中年时患高血压是认知能力下降的主要风险因素。要知道，这一发现与肥胖等其他风险因素无关。[16]

2017 年，戈特斯曼博士发表了一项后续研究结果，显示了某些风险因素，包括高血压、糖尿病和吸烟习惯，对你在人生后期罹患痴呆的概率的影响到底有多大。[17] 吸烟和糖尿病是最大的威胁：糖尿病使患痴呆的风险高 77%，中年吸烟则使这种风险增长 41%。高血压使患痴呆的概率增加 39%。戈特斯曼的研究还表明，肥胖使人生后期大脑中淀粉样蛋白含量增加的风险提高了一倍。[18]

我想在这里特别提及的一项研究是在 2018 年进行的。得克萨斯大学西南医学中心的这项研究并没有简单地探寻个人自述的锻炼习惯与大脑健康之间的联系，而是采用一种更加精确的方法来评估身体健康。[19] 研究人员测试了参与者在参加有氧运动时的最大耗氧量，这就是所谓的最大摄氧量测试，一种被美国心脏协会认可的更加权威的评估心血管健康状况的方法。参与者既包括健康的老年人，也包括有轻度认知损害的人。他们的平均年龄为 65 岁。

所有参与者都接受了一系列测试，包括在跑步机上进行最大摄氧量测试（类似于持续约 10 分钟的心脏压力测试），以及记忆和推理的认知测试。此外，研究人员用特殊的扫描技术对他们的大脑进行成像，以查看其中脑白质的完整性或功能，脑白质是在不同的脑灰质区域之间传递信息的神经纤维束。我们知道，脑白质的健康状况代表着大脑各区域间的交流顺畅度。随着年龄的增长，脑白质开始分解，脑白质变弱意味着整个大脑的连接变弱。

研究结果强调了运动对大脑施加影响的一个重要方面。研究显示，在患有轻度认知损害的人群中，较低水平的有氧健身与较弱的脑白质之间存在很强的关联，而轻度认知损害与较低的大脑功能相关。这些人在记忆力和推理测试中表现不佳。总之，研究人员把这些点联系起来，得出一个结论，即身体健康与更加健康的脑白质有关。更健康的脑白质与更好的记忆力和推理能力有关。此项研究仍在进行当中，目的是了解什么样的健身水平才是显著降低痴呆风险并在症状出现时显著减缓病情发展的理想水平。如果多运动这一简单的行为就能大幅降低患痴呆的风险，并阻断尚在发展中的任何疾病，那么你就再也没有借口不运动了。

让运动像刷牙一样成为日常

“锻炼”包含有目的的有氧运动（如游泳、骑自行车、慢跑、参加团体运动课程等）、力量训练（如自由负重训练、阻力带训练、健身器训练、垫上普拉提、弓箭步、下蹲）和提高身体灵活度及平衡性的常规运动（如伸展运动和瑜伽）。锻炼还包括每天坚持让身体尽量多动起来（例如，能走楼梯就不坐电梯，避免久坐，在休息时间散步，发展舞蹈、远足、园艺等爱好）。

对我来说，锻炼是一项没得商量的日常活动，就好像刷牙一样。你也这样做起来吧。我每天都要努力出点儿汗，除了从早到晚尽可能地让身体自然多动，我的指标是每日锻炼一小时左右。我必做的运动不是游泳、骑自行车，就是跑步，而且我每周会做几次力量训练。在我 40 岁的时候，我开始参加铁人三项，因为我觉得自己的衰老过程正在消耗我的能量和肌肉质量。我也开始更加担心家人的心脏病，因为此病多在人们 40 多岁的时候发作。类似偶尔打打网球、跑跑步这样的老习惯对我不再起作用。我必须在我的健身计划中建立更多的结构，增加多样性。我也把锻炼放到了生活中更加优先的位置上。作为三个孩子的父亲，我不仅有一份要求很高的工作，而且手头同时做着多个项目，但我仍然找到了每天坚持锻炼的方法。人类的行为习惯决定了你会把所有的时间都花在完成一项任务上，而当人们很忙或想再有一个小时做点儿别的事情时，他们首先想到的总是把锻炼排除。我不会这样干，锻炼是我日常规划中神圣不可侵犯的一项。

无论我身处世界何方，我都备着我的跑鞋、泳衣和护目镜。我也会带着阻力带进行一些力量训练，在神经外科主任的建议下，我每天做 100 个俯卧撑。对我来说，方便是非常重要的。我会通过在手边放一些运动器材使锻炼变得容易。例如，我在卧室里练习举重，我在家里和办公室都备了一个门框引体向上器。顺便说一下，引体向上是锻炼背部肌肉和增强核心肌群的好方法。做引体向上一开始很难，但你马上就会感觉到回报。人们经常忽视上肢力量，尤其是年龄大了之后，但上肢力量对保持姿势、骨骼密度和新陈代谢都有好处，甚至还能帮助肺部抵御肺炎，尤其是当你躺在医院或卧床不起的时候。

我会鼓励你根据自己的需要制订一个为期 12 周的计划。你不需要成为像欧内斯廷那样的健美冠军，也不需要花钱买个健身房的会员资格，或者开始为耐力项目进行训练（尽管我喜欢看七八十岁的人在跑道上的身影）。你要做的就是有规律地锻炼，让你的心脏跳动，让你的肌肉收缩。理想情况下，你至少要做每周 5 天每天 30 分钟的有氧运动。在这 30 分钟内至少有 20 分钟，你要让你的心率比你的静息心率基准高至少 50%。抱歉，坐着球车打高尔夫球不算。在另外两天，尝试一下恢复性瑜伽课程或散步等休闲活动，不要久坐。

如果你想从锻炼中获得最大益处，同时降低过早死亡的风险，那你就照最新研究成果所指出的，坚持每天锻炼一小时多一点儿，即相当于上面提到的每周 150 分钟的建议时间的三倍。这一时间初看似乎有点儿多，但请记住，这个数字反映的是锻炼的累积分钟数，而不是连续健身时间。支持这一说法的研究于 2015 年发表在《美国医学会杂志 · 内科学》（*JAMA Internal Medicine*）上。美国国家癌症研究所（National Cancer Institute）、哈佛大学和其他研究机构的研究人员通过 6 项大型健康持续调查收集和汇总了有关人们锻炼习惯的数据。[20]他们最终获得了超过 50 万成年人的信息。为了识别锻炼时长与死亡风险之间的关系，研究人员所做的就是把研究对象分成不同类别，包括那些从来不锻炼的人、那些锻炼时长为建议锻炼时长的十倍或更多（每周 25 小时以上）的人，以及所有介于两者之间的人。然后研究人员会查看死亡记录。哪些人死了？死亡率与锻炼时间是如何同步的？

不出所料，他们发现早亡风险最高的人是久坐不动的人。其次是虽然做了点儿锻炼，但没有达到每周至少 150 分钟适度锻炼的建议的那一类人，然而他们的早亡风险仍然降低了 20%。在该调查进行的 14 年里，与那些从不锻炼的人相比，遵守锻炼指南的人的死亡风险降低了 31%，而且寿命更长。然而，掌握了打开长寿王国大门的钥匙的是那些每周锻炼 450 分钟的人。要知道，这些人主要是通过步行来获得这些好处的。就是步行！与完全不锻炼的人相比，他们早亡的可能性要低39%。这些益处中究竟有多少与大脑健康有关有待确定，但我就是想列出这些数据，因为我觉得这些数据很有说服力。每天花上64分钟锻炼，就能使一生长寿而敏锐。我敢再说一遍，这些时间可以用在适度的步行上。

> 力量器械健身固然很重要，但单靠它还不够。在健身房撸铁确实对认知有好处，正如某些研究表明的，有些才撸铁一年的老年人就已见到了效果。不过，大多数的研究都证明，要想获得最大的益处，你必须通过慢跑、游泳、骑自行车、跳舞、徒步旅行或快走等方式来进行有氧运动，每周至少运动5天，每次至少20分钟。

如果你现在尚未坚持日常锻炼，那希望我在本章中提到的证据能激励你更加频繁地参加健身运动。我会要求你集中全力专注于你生活中的这一重要领域，并且如果你还没有开始有规律地锻炼，那就开始吧。请重新考虑这些优先事项的排序。如果你很好动，那么你可以增加锻炼时间和强度，也可尝试一些新东西。这都是努力将身体变得更强壮、让头脑更敏锐的一部分。

第5章

保持目标感，提升大脑可塑性

仅活着还不够，我们应当下决心生有所为。

——利奥·巴斯卡利亚

你生命中最重要的两个日子：一个是你出生的那一天，

一个是你终于活明白了的那一天。

——马克·吐温/佚名

我可能永远不会退休。因为我不知道该拿自己怎么办。我知道提前退休的后果，那就是增加患痴呆的风险。提前退休的人也更有可能得其他病，包括抑郁症，从而进一步增大患痴呆的风险。有一项研究表明，每多工作一年，患痴呆的风险就会降低3.2%。[1]这项涵盖了近50万法国人的研究表明，即使将其他因素都考虑进来，相比60岁退休的人，65岁退休的人患痴呆的风险也要低15%。[法国已经开展了一些世界上最好的阿尔茨海默病研究，部分原因是法国前总统尼古拉·萨科齐（Nicolas Sarkozy）将其列为优先事项。他们之所以能在这一领域取得长足进步，应部分归功于法国保留了那些向类似美国医保制度的医疗体系付费的自雇人士的详细健康记录，因此有更多的数据可供挖掘。]

上述结论是有道理的。持续从事一份工作，尤其是一份令人满意的工作，往往能使人们保持身体活力、加强人际关系及面对智力挑战，而这一切都是保护认知能力的因素。几年前，当我在为一个项目研究长寿秘诀时，我在日本冲绳花了很多时间。冲绳甚至没有“退休”这个词。随着年龄的增长，人们会转去做不同的事情，但不一定是做更少的事情。随着老去，人们也会获得更多的荣誉和包容，这是一种尊重的表现，也是对他们的经验的一种承认。多年来，数次冲绳之行给我留下了深刻的印象，我确信，他们的方式就是我想要的老去的方式。

结论就是，尽可能晚退休。当你真的退休了，你也不要放弃生活。参加一些令你快乐和兴奋的活动。让自己有事情可做。通过不断学习、发现和完成复杂的任务，你就会有力量保持目标感。目标感意味着你认为自己的生活有意义，有方向感，有活着就要为之奋斗的目标。这就是积极的老去。

保持大脑的可塑性

正如你可能已经猜到的，积极的老去并不仅仅是让身体动起来。你还需要让你的大脑动起来，以令其保持健康的方式来锻炼它。在锻炼中调动肌肉可以促进全身健康。同样地，用具有挑战性的方式使用大脑，也可以促进大脑的全面健康。但是使用大脑既有正确的方式，也有错误的方式。选择正确的方式使用大脑将有助于发掘大脑的“可塑性”——大脑自我重组结构并增强其网络的能力。

在研究中，最令人震惊的环节之一就是在对不同的人进行尸检时比较他们的大脑。我知道这并不适合所有人，但参与一个人的大脑解剖过程是我经历过的最具启发性的过程之一。你可以用一种在此器官活着时你无法做到的方式，去深入地了解这个神秘的器官。我从中得出的一个重大启示是，虽然一些大脑的病理可能几乎完全相同，但当其主人还活着的时候，他们表现出的行为可能会非常不同。在尸检中看起来严重病变的两个大脑，也许都布满了阿尔茨海默病的斑块和缠结，或者有脑血管疾病的迹象，但却并不一定能反映其主人生前的表现。其中一人可能从来没有出现过任何认知障碍或衰退的症状，而另一个人则好像已经淡出生活多年，并且直到生命终点都认不出任何家人的脸。我一直问的一个问题是：大脑看似有病的人是如何避免认知能力下降的？我经常听到的答案是“认知储备”，即科学家们所说的大脑韧性。要建立这种储备或韧性，就应通过人际交往和参与刺激性活动而尽可能多地融入生活，这两者密切相关。我将在第 8 章讨论与他人保持联系的重要性。现在，让我们把注意力集中放在“认知储备”这个概念上。你可以把认知储备看作大脑中一个庞大的备份系统，它来自丰富的生活经验，如教育和职业。你会了解到，认知储备甚至可以帮助抵消其他风险因素的影响，如不良饮食习惯等。

大脑与认知储备

关于整个认知储备或大脑韧性的概念仍小有争议，因为我们不确定它是如何工作的，也很难定义它。从实用的角度看，认知储备是大脑的一种能力，这种能力使大脑可以临时应变并避开有可能阻碍它完成工作的障碍。我们再用汽车打个比方，你的汽车有一个制动和加速系统，便于在道路上穿梭和处理可能遇到的情况，比如障碍物、不可预见的弯道等。你可以迅速转向以避免事故，并保持航向。与此相似，你的大脑也可以改变它的运作方式，以便找到替代路径，从而帮助它应对那些可能对其健康和功能有害的挑战。如果你把大脑的网络想象成纵横交错的道路，那么你就会发现，你拥有的网络越多，你做出改变的选择也就越多。当一条道路无法通行时，你完全可以改换方向并殊途同归。这样看好像很简单，但这些网络或道路就是认知储备，它们通过长年累月的教育、学习和求知欲而不断发展。在你有生之年，你发现的越多，你能够建立的网络也就越多，从而帮助你的大脑更好地应对它所面临的任何潜在的失败或衰退。

认知储备是一个较新的概念。它起源于20世纪80年代末，当时加州大学圣迭戈分校神经科学系的部分科学家对某家先进的养老机构中的老人进行了描述，认为他们没有明显的痴呆症状，然而在尸检中却发现他们大脑的物理表征与阿尔茨海默病相符。研究者们发表在《神经病学年鉴》(*Annals of Neurology*)上的论文首次使用了“储备”一词，表明这些人的大脑中有足够的缓存来抵消损伤，并使大脑继续发挥正常功能。[2]研究人员还指出，那些没有出现痴呆症状的人有更重的脑重量和更多的脑神经元。

自这项革命性的发现公开以来，相关研究一直表明，拥有更大认知储备的人更有可能避免出现与痴呆或其他脑部疾病（如帕金森病、多发性硬化或中风）相关的大脑退行性变化。[3] 研究人员表示，如果你面临可能影响大脑的意外生活事件，包括慢性压力、手术或环境中的毒素，那么更强健的认知储备就可以帮助你更好、更长久地应对相关事件。这些情况需要你的大脑做出额外的努力，就好像汽车上陡坡时必须换挡一样。经常被谈论的认知储备有两种形式，一是神经储备，一是神经补偿。在神经储备方面，已存在的大脑网络效率更高、容量更大，也更不容易被破坏。在神经补偿方面，替代网络可以抵消任何对已有网络的破坏，或使破坏保持平衡。

所以，一个重要的目标就是建立和维持你的认知储备，这可以通过维持对大脑的需求来实现，让大脑思考、谋划策略、学习并解决问题。这不可能一蹴而就。认知储备反映了你在多年的教育、工作和其他活动中对大脑的挑战有多大。流行病学证据表明，智商高、受教育程度高、职业成就大或从事与职业无关的爱好和健身等休闲活动的人患阿尔茨海默病的风险较低，其背后的原因就在于此。这些因素迫使大脑不断地获取知识，而且通过最终建立新的网络并加强现有网络的方式来利用这些知识。动物研究表明，认知刺激会增加神经元、突触和树突的密度，这一点毫不奇怪。简单地说，认知刺激可以塑造一个对疾病更具抵抗力的大脑。

虽说拥有更高的智商和更高的学历有助于预防痴呆，但并不是说比别人“更聪明”或有更高的学历就一定能避免得病。完全不是这么回事。事实上，长期以来公认受过大学教育就能防止后半生患痴呆的理论，已经被 2019 年发表在《神经学》杂志上的一项研究推翻。[4] 这项研究有近 3 000 名参与者，他们当初加入时年龄都在 78 岁左右。他们接受教育的时间平均为 16.3 年，并被随访观察长达 8 年。在该研究进行过程中，有近 700 名参与者患上了痴呆，其中 405 人不仅患痴呆且已去世，总的死亡人数为 752，研究人员对去世者的大脑都进行了病理解剖。

该研究将参与对象分为三个不同的受教育等级。研究人员发现，在研究开始时，受教育程度高的人在思维和记忆技能测试中的得分都更高，即使这是在他们获得大学学位几十年之后。然而，研究人员并没有发现更高的受教育程度与较慢的认知衰退之间有何联系，更高的受教育程度似乎也没有延缓痴呆的发作。该研究报告的作者、芝加哥拉什大学医学中心的认知神经科学主任罗伯特 · S. 威尔逊（Robert S. Wilson）这样描述研究结果："这些结果并没有显示出更高的受教育程度与较缓慢的思维和记忆技能衰退或作为痴呆开端的后期加速衰退之间有什么关系。"[5] 为何高等教育对认知储备的影响并不像人们曾经认为的那样大，这里有个很好的解释，即早在痴呆缓慢地悄然发展的几十年前，人们就已经开始接受学校教育了。换句话说，如果你没有通过阅读、学习和社交来坚持你的"继续教育"，你就不可能指望你的大学或研究生学位来拯救你。同样，当论及记忆和衰老时，"不用则废"的概念就很适用。从这个意义上说，这项研究的成果令人鼓舞。美国退休人员协会全球脑健康理事会执行董事萨拉 · 伦兹 · 洛克（Sarah Lenz Lock）表示："这项研究表明，任何人在任何年龄都可以致力于提高认知储备能力，无论他们之前受过何种程度的教育。"[6] 记住，新的脑细胞生长甚至可以在成年后期发生，大脑在整个生命周期中都可以保持可塑性。

每当你听到这样的研究时，你一定要把它放在一个更广泛的语境中来考虑。虽然终身教育似乎对预防痴呆很有保护作用，但我们也知道，无论它是否正规，终身教育都是一种奢侈品，通常只有那些拥有更强的经济地位、职业地位和社会交往圈子的人才能享用。要梳理出哪些保护因素最具效果，并弄清楚它们之间如何相互作用是一大挑战。就目前而言，指导方针是尽可能地执着于终身教育。这就是继续建立和保持我所提到的大脑韧性的正确方式。你如果不通过学习新事物、不断挑战自己的思维和计算能力来刺激你的大脑，那就会“让你的大脑变成一团糨糊”，这种说法其实还是有几分道理的。对许多人来说，去图书馆借一本书阅读就是一种教育形式。你不一定必须去读博士。

重新定义“认知刺激”活动

不幸的是，大多数人在定义认知刺激活动时都搞错了。绝大多数 50 岁以上的美国人（92%）认为，通过玩益智游戏来挑战心智对保持或改善大脑健康很重要；大多数人（66%）还认为，玩那些专为大脑健康而设计的网络游戏才是保持大脑健康的最佳方式。[7] 但相关证据并不支持这一点。吹嘘“益智游戏”好处的商业广告可谓无处不在，但往往夸大其词，反而使人无法投入真正能刺激认知的活动。见到任何声称能减少或逆转认知能力下降的产品，人们都应该小心。近年来，美国联邦贸易委员会（Federal Trade Commission）一直在强力打击一些公司的欺骗性广告，这些公司声称其大脑训练项目可以防止痴呆和与年龄有关的认知功能衰退。

大脑训练视频和游戏，如谜题和填字游戏，可以提高工作记忆能力，即记忆和检索信息的能力，特别是在人们分心的时候。但研究发现，尽管它们可以帮助大脑在进行这些特定的活动时表现得更好，但这些优势并不会延展至其他大脑功能上，如推理和解决问题的能力，而这两者都是建立认知储备的关键。为什么参加传统课程能完胜在线大脑训练项目，其中也是有缘由的。在实体课堂上课有一定程度的复杂性，从而带来了长期的好处，这里除了需要认知技能，如视觉理解、短期和长期记忆、对细节的关注，甚至数学和基本技能等，通常还附带着与同学交往的这个社交元素。在课堂上，学生可以通过生动的对话与他人进行经常性的互动和交流。

进教室上课并不意味着只能是上传统意义上的学术性课程，甚或有可能还附带读一个学位的目的。课堂教育也可以只是学习新的技能，比如学会说一门外语，学习如何烹饪或绘画，或学会一种新的乐器。你可以学习计算机编程、跳萨尔萨舞，或者写小说，只要能让你走出去，获得新的知识和才能就行。关键是要确保你所做的都是你喜欢的事情。如果你对美国内战历史课没兴趣，那就不要报名。你可以利用这个机会学习更多你现在感兴趣或以前非常想一探究竟的东西。

长期以来，相关研究表明，新的知识，无论具体是什么，都是学有回报的。例如，发表于《神经病学年鉴》2014 年 6 月刊上的一项研究发现，能说两种或两种以上语言，哪怕第二种语言是继第一种语言数年或数十年之后才学会的，也能延缓与年龄有关的认知功能衰退。[8] 这样的发现已经得到了其他人的证实，其中就包括认知神经科学家埃伦·比亚里斯托克（Ellen Bialystok），她是加拿大多伦多约克大学杰出的心理学教授。她本人研究发现，即使阿尔茨海默病已经开始影响认知功能，双语能力也能保护老年人的大脑。[9] 第二语言的复杂性很有可能就是认知储备的一部分，可以抵御认知功能衰退的症状。这当中藏着一个关键的秘密，即新技能的复杂性至关重要，你不能只是被动地去上课。你需要用一种方式来利用你的心智，让自己走出舒适区，并寻求更多的长期记忆。

尽管基于视频的益智游戏因被过度炒作而受到批评，但由于某些类型的游戏的前景被看好，因此有一部分游戏正被进一步研究和开发。近期最受关注的类型就是速度训练。如果你年少时玩过“冲虫车”（Punch Buggy），那么你已经经历了一个温和形式的速度训练。在我的成长过程中，“冲虫车”［又称“虫车”（Bug）］是一款很受欢迎的游戏，孩子们经常在车里玩这个游戏（那是在数字屏幕成为驾车标配之前很久的事）。这款游戏的目标直截了当，只要你一看到有大众的甲壳虫汽车出现，就用拳头击打一下身边同车的乘客（通常是兄弟姐妹），从而获得游戏积分。点到最多“虫车”的人获胜。虽然这款游戏实际上非常初级和幼稚，但玩家在玩的时候经常需要用眼睛盯着公路的另一侧，并快速过滤所有的汽车，以便第一个发现甲壳虫车并击打成功。这种类型的脑力锻炼要求你集中注意力，快速处理视觉信息，似乎对延缓痴呆出奇有效。从那以后，速度训练游戏变得更加复杂和数字化，值得认真研究。

2016 年，美国国立卫生研究院（the National Institutes of Health）资助的一项为期十年的原初研究的二度分析表明，速度训练比记忆力和推理能力的锻炼更能有效地降低患痴呆风险的潜在影响（该研究结果于同年首次在多伦多召开的阿尔茨海默病协会国际会议上发布，并于 2017 年正式出版）。[10] 总共 11~14 小时的速度训练可以潜在地降低 29% 的上述风险。这项简称为“积极”（ACTIVE，Advanced Cognitive Training in Vital Elderly）的老年高级认知训练的原初研究由美国衰老研究所（Institute on Aging）和全美 6 所研究型大学的研究人员主导。它最初设计的目的是评估人们的认知功能和维持日常基本活动的能力。它招募了 2 802 名健康老年人（研究之初的平均年龄为 74 岁），将其随机分配到一个对照组或以下三个干预组当中：（1）接受推理策略指引的一组；（2）接受记忆策略指引的一组；（3）借助专门为此目的而设计的电脑游戏进行速度处理训练的一组。这些游戏要求受试者视觉注意力高度集中，即使在分心的情况下，也能够执行特定的任务。例如，在“双重决定”（Double Decision）游戏中，玩家必须在逐渐复杂和视觉受到干扰的背景下区分两辆蓝色汽车，一辆为硬顶车，一辆为敞篷车。玩家还可能被要求寻找其他图形，如 66 号公路标志。当玩家回答正确时，游戏就变得愈加复杂和令人精神紧张，会出现更多的干扰物，让目标变得更加难以识别。与此同时，目标出现的速度也加快了一档。

在研究的头 6 周，速度训练组进行了 10 次初始训练（每次 60~75 分钟）。在研究开始时，所有小组都会通过一系列认知和功能测试来评估大脑功能衰退情况，并在时隔 10 年之后再次进行测试。在研究的第一和第三年之后，有些人还上了强化训练课程。最后，不仅速度训练组获益最大，而且获益程度与“训练量相关”，完成训练课越多的人获益也越多。

第二次分析确实有其局限性，研究人员承认，他们所发现的与较低痴呆风险有关的结果可能是反向因果关系，这意味着在速度训练和降低痴呆风险之间可能没有确定的、直接的因果关系。然而，我认为这些类型的探索很有希望。问问凯茜·拉斯基（Kathy Lasky）就知道了。70 多岁的凯茜曾是一名制药技术人员，几年前，她打算退休，但退休几个月后，她觉得不工作不适合自己。2017 年，在圣迭戈，我在我的直播节目《生命体征》中采访了她，她的故事一直萦绕在我脑海。"大白天看电视会让人变得很老。"她告诉我。凯茜的身体状况非常棒，但她很快就发现自己退休后开始感到脑子越来越糊涂。由于担心自己会陷入抑郁甚至发展成痴呆，凯茜重新回到工作岗位，并加入"积极"研究项目去接受速度训练。就这样，工作和健脑游戏这两种力量可能使情况发生了变化。现在，她觉得自己和以前一样充满了活力，并继续工作和参加电子游戏的速度训练。她称健脑活动为"心灵的辣酱"。她在游戏世界的经历可能很快就会反映出脑医学范式的转变。研究人员逐渐意识到，电子游戏具有无限潜力，只要开发得当，这些游戏可以将我们的大脑训练得更快、更强、更好。

亚当·加扎利博士（Dr. Adam Gazzaley）是一位神经科学家和发明家，他知道刺激大脑以改善其功能和生理机能意味着什么。他是加州大学旧金山分校 Neuroscape 实验室的创始人和执行董事，该实验室致力于将脑科学转化为实用的解决方案、技术和治疗，以帮助人们优化大脑功能。加扎利博士是加州大学旧金山分校神经学、生理学和精神病学教授。他还是阿基力互动实验室（Akili Interactive Labs）的联合创始人和首席科学顾问。该实验室是一家开发有治疗用途的电子游戏的公司，其产品旨在支持治疗脑部疾病，诸如注意缺陷多动障碍（ADHD）、自闭症、抑郁症、多发性硬化、帕金森病和阿尔茨海默病。此外，加扎利还是一家风险投资公司的首席科学家，而这家公司专门投资改善人类体能表现的体验技术。你问他的梦想是什么？有一天，他希望看到，为了让衰老的大脑变得年轻，医生开出的处方是美国食品药品监督管理局批准的电子游戏，而不是药片。

误传：玩电子游戏会使你的思想变得一团糟。

真相：平均而言，玩电子游戏的人看到的东西比我们其他人更多。杜克大学的研究人员已经证明，他们能更好、更快地利用接收的影像信息。[11]随着人们对于该如何设计可改善大脑健康和功能的游戏了解得更多，视频游戏行业将迎来爆炸式发展。

加扎利博士被认为是大脑优化领域的一位特立独行者及数字医学的先驱。他定义了那些真正对大脑起作用、能提高大脑表现且有可能延缓大脑衰退的方法，与那些被吹得天花乱坠的炒作内容之间的区别。他很欣赏那些能够促进思维发展的游戏程序的力量。运用最新技术实现大脑功能的实时可视化，譬如大脑功能的三维核磁共振成像和脑电图，使得加扎利能够观察和记录大脑在受到各种方式的刺激时的变化，而其中最为突出的就是基于视频的益智游戏，因为这些游戏要求玩家注意力集中，手眼协调，并避免干扰。他把自愿参与者拉到一种先进的大脑成像设备上，并把游戏的控制权交给他们，由他们自己去玩儿。然后他便能捕捉到他们大脑的活动，确定哪些区域趋于亢奋且脑电活动有所增加。就在几年前，这类实验还是闻所未闻的。自 1972 年乒乓球游戏异军突起和 20 世纪 80 年代“俄罗斯方块”称雄世界以来，我们已经走过了漫长的道路。

当我在加州大学旧金山分校综合神经科学中心的加扎利的实验室见到加扎利时，我很高兴地目睹了他活生生的研究过程，他将不同的个人连入其革命性的大脑模型——“玻璃大脑”，即一种用计算机模拟人脑的装置，该装置能够精准地显示出人们在玩游戏且体能或心智受到挑战时大脑实时发生的变化。它描绘了一幅狂野而生动的画面，展现了当时人们脑中产生的所有脑电信号。他（和我一样）看到了大脑的哪个部位在剧烈活动，程度有多强，并将其与关于这些大脑区域在神经学上的意义的知识联系起来。“我们关注的是注意力集中过程，也就是如何将我们有限的资源在需要的时间导向需要的地点。”他告诉我，“当这些能力减退时，我们会看到各种各样的状况出现，从多动症、抑郁症到自闭症，甚至阿尔茨海默病。”在过去的几年里，加扎利一直在研究如何以正确的方式挑战大脑，从而打造自己的“玻璃大脑”。对于像我这样的神经科学家来说，在他专有的实验室里探索幕后情况是令人兴奋的。我觉得我正看到开创性脑医学的开端。现在我会从一个完全不同的角度来看待视频游戏，因为它们可能很快就会变成医疗设备。

“体验可以促进大脑的可塑性，”加扎利提醒我，“基于神经可塑性的事实，我们可以创造出有足够针对性和足够强大的体验，从而在大脑中做出有意义的改变，以改善和保护大脑功能。”他的工作并没有被忽视。2013 年，他的工作成果首次在《自然》杂志上高光亮相，他在该刊的文章中陈述了他的一项研究，表明如果一款游戏是专为解决老年人的某种确定的认知缺陷（此处具体指老年人一心多用）而设计的，那么这款游戏可以是非常有效的。[12] 令人难以置信的是，研究发现，在参与者一个月内每周玩三次“神经赛车手”（NeuroRacer）之后，他们的一心多用的能力得到了提高，甚至超过了只玩了一次该游戏的 20 岁左右的年轻人的水平。在没有继续练习的情况下，这种改善了的状态持续了 6 个月。在进行该项训练前后，他的团队对参与者进行了一系列认知水平测试。测试参与者的某些并非该游戏专门针对的认知能力也得到了改善，并且保持了这种状态，如工作记忆和持续注意力。这些技能对完成日常事务很重要，比如处理邮件和账单，做计划和做饭。

加扎利同意我们不应该过度推广通过游戏提高认知能力的观点。电子游戏永远不会是包治百病的灵丹妙药，这个领域还会有一些不择手段的从业者出售含虚假宣传的电子游戏。我问加扎利，为了保持大脑功能，防止神经退行性衰退，每个人都可以做的“一件事”是什么？他的建议也许听起来耳熟能详，那就是“过一种丰富、积极、充满活力、复杂的生活”。这点我完全赞同！加扎利在开发的多款游戏正经历严格的临床测试，他满心期望经美国食品药品监督管理局批准的游戏有一天能上市，并且和常规药物一样重要。

强烈的目标感

我的母亲达缅蒂（Damyanti）是我心目中的英雄之一。她总是带着一种目标感生活，并努力把这一点灌输给我和我的弟弟。母亲的一切动力都源于苦难。5 岁时，她被迫逃离了现在的巴基斯坦。那是血腥的印巴次大陆分治时期。母亲和家人一起加入了史上最大的人类迁徙之一。到达印度后，她作为难民生活了好多年，一直挣扎在生死线上。对于那些难民营里的人来说，希望、梦想和抱负都是奢侈的。然而，她只上过四年级的母亲（我的外祖母）戈皮拜·辛格拉尼（Gopibai Hingorani）告诉她，她会确保她的女儿得到一种任何人都无法从她身上夺走的东西——教育。

一想到有人对那个被困在难民营的小女孩说，她终有一天会出人头地，我就会激动得颤抖。外祖母信守诺言，一开始就给了母亲目标感。我的母亲在印度完成了工程学院的学业，并作为印度首位女性工程师而被载入史册。这只是她在由男性主导的领域里打拼的开始。读了亨利·福特的传记后，她梦想着能为福特所创建的公司工作。我的外祖父外祖母又一次挺过来了。1965 年，他们用毕生的积蓄把我母亲送到了美国。24 岁时，她成为第一位被福特汽车公司聘为工程师的女性。

我的父母现在退休了，住在佛罗里达，但他们仍然很活跃，经常打桥牌、唱卡拉 OK 和旅游。我母亲会花很多时间和她的 5 个孙女在一起，让她们树立生活一定要有目标的价值观。因为父母的影响，我开始从医学的角度研究目标的客观价值。在过去的 20 年里，数十项研究表明，在生活中怀有目标感的老年人更不容易患上一系列疾病，包括轻度认知损害和阿尔茨海默病，以及残疾、心脏病和中风。相比那些没有这种强大底气的人，他们更有可能活得更长。事实上，认为自己是怀揣目标活在当下的感觉，可能会将你未来患痴呆的风险降低 20%。有些研究令人大开眼界。2017 年，《美国医学会杂志·精神病学》发表了哈佛大学的一项研究，揭示出具有更强目标感的老年人往往会保持强有力的握力和较快的步行速度。[13] 检测走路快慢听起来可能很奇怪，但这些特征长期以来却一直是评估人们衰老速度的指标。你会惊讶于你走路的速度和你衰老的速度之间的相关性。另一个预测健康状况的重要指标恰好是你是否可以不用手支撑自己从地板上站起来。

对于目标力量的解释是有一定道理的。有了目标，就有了保持身体活跃和更好地照顾自己的动力。这些反过来会帮助人们调控压力，减少患危险炎症的概率。我们还从对80多岁的成年人的尸检中了解到，那些觉得自己的生命有意义的人很少会出现微小的梗死，这种梗死是血液流动受阻导致组织小片区域坏死。[14] 这些梗死会增加中风和发展成痴呆的风险。

有目标感也有助于你保持大脑的可塑性和认知储备。有了目标，你就会对生活充满热爱，并享受生活带来的所有体验。胸怀目标还可以减轻抑郁，抑郁在人的晚年很常见，而且其本身就是导致记忆力衰退、中风和痴呆的巨大风险因素。我应该补充一点，ikigai（“生活意义”）这个词在日本很常见，尤其是在冲绳，那里的某些人群患痴呆的概率非常低。大致翻译一下，该词的含义是“生存的理由”。我认为这是一件让我早上想从床上跳起来的事情。我们都应该好好定义我们的 ikigai，因为它每天都在提醒着我们生存在这个星球上的目的是什么。我们不能忘记，人有了目标就会乐观。2018 年，全球脑健康理事会的一份报告指出，与自我接纳、活力和积极的关系等因素一样，乐观也是心理健康的重要因素之一。[15]

进入“心流”状态

有很多方法可以让你保持参与感和使命感。正如本章已经指出的，你不必一直做一份固定的工作。你可以报名参加一个学习班，做志愿者，教书，续借图书，培养自己的兴趣爱好，与邻居友好相处，把自家花园变成心灵港湾，凡是让你觉得快乐、满足和有意义的事情，你都可以去做。找到能让你进入“心流”状态的事情也很重要。40 多年来，社会理论家米哈里·契克森米哈赖（Mihaly Csikszentmihalyi）一直在研究他称为“心流”的概念，这个概念已经成为积极心理学研究的一个支柱。[16]

我们都经历过“激动一刻”、“辉煌瞬间”或“心潮澎湃”。“心流”是用来描述这种现象的词。这意味着你处于一种精神状态中，完全忘情于一项活动，心无旁骛，不受任何外在因素干扰。当你在活动中全神贯注的时候，你会享受到一种强烈的能量感。你不一定会被压力压制，相反，你可以在面对挑战或处于“重压之下”时感到充满喜悦的放松。“心流”的概念已经被许多领域认可，包括职业疗法、文艺和体育领域。米哈里·契克森米哈赖创造了这个现代流行的术语，但“心流”的概念其实已经披着其他外衣存在了数千年，尤其是在一些东方宗教中。

如果没有明确的目标，你是不可能真正进入“心流”状态的。想想你上一次达到“心流”状态的情景。你在干什么？从那时到现在有多久了？你当时和谁在一起？我鼓励大家把这些经历写下来。这些可能会激励你去寻找通向如今进入“心流”状态的新道路。

第6章

充足睡眠的价值

即使是沉睡着的灵魂也在努力工作，帮助这个世界有所成就。

——赫拉克利特

你昨晚睡得怎么样？你还记得你做了什么梦吗？你是否睡得很沉，中途没有醒来？你是靠闹钟来叫醒你的吗？如果你觉得自己睡得并不好，那你并不孤单。生活在现代发达国家中的我们当中有整整2/3的人长期睡眠不足。也就是说，我们中有数千万人都是这样。正如我在本书第一部分中提到的，我曾严重低估睡眠价值的时间太过长久，我真希望能重新拿回我失去的无数个小时，甚或许多年。现在，在我的优先事项表中，睡眠几乎排在首位。

关于睡眠的话题带来了许多不好的信息。那些告诉你他们每晚只睡4个小时也照样能行的人，他们其实根本不知道自己在说什么。[①]

① 极小一部分人拥有所谓的短睡眠基因，这是一种会减少他们对睡眠的需求的罕见基因突变。这些人自然睡眠仅4~6个小时，但身体机能却正常。我们没有关于这一现象的长期数据，而且绝大多数人并不具备成为短睡者的基因，所以即便他们"训练"自己早起也没用。

如果他们真的只睡那么少，那他们所面临的各种健康挑战的风险就会高得多。[1] 长期睡眠不足会增加人们患痴呆、抑郁和情绪紊乱、学习和记忆问题、心脏病、高血压、体重增加和肥胖、糖尿病、跌倒造成的伤害和癌症的风险。它甚至会引发行为偏差，导致你在做决定时关注负面信息。睡觉少并不是荣誉的标志或正直的标志。如果你认为半夜入睡，然后凌晨 4 点起床会让你更成功，那你就想错了。尽管在名人和企业家中都有一种大肆宣扬以早起为德行的趋势，但并没有数据显示成功人士比别人睡得少。你绝不能糊弄你的生物钟。一旦你明白了睡眠在你的生活中有多么重要，那我就希望你能把它放在优先的位置。我们每个人每晚都需要 7 到 8 小时的睡眠，然而平均而论，美国人每晚的睡眠时间不足 7 小时——比一百年前少了 2 小时。美国加州大学伯克利分校的神经科学和心理学教授马修·沃克博士（Dr. Matthew Walker）是当今研究睡眠作用的先行者之一。[2] 他曾说，睡眠是健康的第三大支柱，仅次于饮食和锻炼。但鉴于他关于睡眠如何支持大脑和神经系统的最新发现，他现在指出，睡眠是我们能够重置大脑和身体、延年益寿的最有效方法。我们一生中花 25 年的时光去做的事情怎么可能是毫无用处的呢？

与普遍的观点相反，睡眠并不是神经的一种怠惰状态。它其实是一个关键的阶段，在此期间，身体以各种方式进行自我补充，最终影响每个系统，从大脑到心脏、免疫系统及所有内在的新陈代谢运作。睡眠模式随着年龄的增长而变化是正常的，但睡眠质量随着年龄的增长而变差则是不正常的。虽然像睡眠呼吸暂停综合征和早醒这样的睡眠障碍随着年龄的增长会变得越来越常见，但它们通常可以通过简单改变生活方式来治愈，进而改善睡眠状况。

睡眠呼吸暂停综合征影响着数百万人，它是睡眠时由呼吸道故障引起的；喉咙后部的肌肉无法保持呼吸道畅通。这会导致呼吸频繁停止，导致睡眠模式支离破碎。无梦的睡眠和响亮的鼾声是这种疾病的预警。睡眠呼吸暂停综合征通常可以借助在睡眠时佩戴持续气道正压通气（CPAP）设备加以治疗。鉴于体重超标也会加剧睡眠呼吸暂停综合征，超重的人在减肥后，这一问题通常会得到缓解，可能不再需要持续气道正压通气设备。

误传：身体在睡眠时会停止工作。少睡一会儿没什么大不了的，而且即便真的少睡了，你也可以在周末找补回来。

真相：睡觉绝非浪费时间。这是身体在愈合组织、增强记忆，甚至在生长。睡眠不足会对你的健康产生短期和长期的影响，你不可能通过周末蒙头大睡，或者过一个天天睡懒觉的长假来补足睡眠。

睡眠医学

睡眠及其存在的原因直到几十年前还是一个谜。睡眠医学在仅仅几代人之前都还是闻所未闻的，但今天它已是一个备受尊敬的研究领域，继续提醒我们睡眠对身体健康和心理健康有强大作用。如果睡眠不重要，那么许多生物就都不会睡觉。即使是最简单的生物，包括苍蝇和蠕虫，也需要睡觉。但我们哺乳动物似乎尤其依赖睡眠。被强制不准睡觉的老鼠会在一个月左右死亡，有时几天内就会死亡。

睡眠的质量和时长对你的影响令人惊叹。在睡眠期间，你的身体不是暂时按下了暂停键。它更像是按下了一个重置键，因为睡眠是再生的必要阶段。为了保证你能再活一天，在睡眠期间有数十亿细胞水平的分子任务在进行。充足的睡眠能让你思维敏捷、富有创造力、注意力集中并能迅速处理信息。众多研究令人信服地证明，与你有关的一切最终均由睡眠习惯主宰，包括你的胃口有多大，你的新陈代谢速度有多快，你的免疫系统有多强，你的见解有多深刻，你应对压力的能力有多强，你有多擅长学习，以及你在大脑里整合经验和记忆事情有多出色。每晚只留出 6 个小时或更少的时间给睡眠，就会使人在白天的清醒程度降低 1/3，甚至会削弱你驾驶汽车或操控其他机器的能力。

几年前，我在斯坦福大学睡眠研究中心（隶属斯坦福医学院）见到了威廉·迪门特博士（Dr. William Dement）。他被人们亲切地称为“睡眠医学之父”。他从 20 世纪 50 年代开始研究睡眠，当时很少有人意识到这中间有很多东西待发现。他很快就发现睡眠是很复杂的，当中有很多未知的东西。1970 年夏，他开设了世界上第一个睡眠障碍诊所和睡眠实验室，以研究睡眠并治疗患者的头号问题：阻塞性睡眠呼吸暂停（OSA）。当人们喉咙后部的组织塌陷并阻塞呼吸道时就会发生这种情况。它是由体重超标、扁桃体过大或仅仅因为喉咙的结构不同而引起的。患有该病的人会停止呼吸达 10 秒到 1 分钟或更长时间，从而造成血氧水平降低，并使心脏紧张。这样的微醒一晚上可能会持续数百次，使睡眠碎片化，阻止患者经历所有的睡眠阶段，包括最能恢复精力的阶段——深度睡眠。如今，阻塞性睡眠呼吸暂停非常普遍，影响着大约 20% 的美国成年人。但根据美国睡眠医学会的数据，在这些人中，十有八九都没有被诊断出来。[3] 这种疾病在 50 岁以上的人群和男性中更为普遍（24% 的男性受影响，而受影响的女性仅有 9%）。这种情况会增加罹患心脏病、糖尿病、中风和癌症的风险。它还会增加出车祸的风险，降低整体生活质量，其主要原因就在于白天太过疲劳及缺乏能量。该病症是有办法治疗的，但关键当然是先要得到诊断。

从那以后，迪门特博士研究了睡眠的各个方面，从充足睡眠的重要性到睡眠匮乏的种种危险。他的成就为现代睡眠研究奠定了基础，而此种研究可以深入地探究当人们闭上眼睛顺其自然时，大脑里到底在发生什么。例如，关于睡眠，有一个方面未被正确评价，而它对人们的幸福感有着独特的影响，即对激素周期的控制。我们每个人都有一个昼夜生理节律，包括我们入睡至醒来的睡眠周期、激素的升降及体温的波动，这些都与太阳日相关。太阳日大约每 24 小时重复一次，但就算你的昼夜节律没有跟太阳日同步，你也不会 100% 感受到这一点。可是如果你穿越时区旅行，且经历了时差，那么你就会痛苦地知道昼夜节律紊乱意味着什么。

你的昼夜节律是按你的睡眠习惯来运行的。健康的节律会引导正常的激素分泌模式，从与饥饿相关的激素分泌模式，到与压力和细胞恢复相关的激素分泌模式。例如，我们的主要食欲激素，即瘦素（leptin）和食欲刺激［激］素（ghrelin），会协调我们的饮食模式的运行和停止。食欲刺激［激］素告诉我们需要进食，而瘦素则告诉我们已经吃饱了。你有没有想过为什么你临睡前会突然感到肚子饿？从生理上来讲，这毫无道理，因为你马上就要睡觉了。这很有可能是昼夜节律不同步的缘故。促使关于这些消化激素的问题在最近如此受关注的科学研究令人惊诧，有数据表明，睡眠不足会导致这两种激素失衡，从而对饥饿感和食欲产生不利影响。一项被广泛引用的研究表明，连续两晚只睡 4 小时的人，饥饿感会增加 24%，而且更会被高热量食物、高盐零食和淀粉类食品吸引。[4] 这可能是因为我们的身体寻求以碳水化合物的形式快速补充能量，而碳水化合物太容易在精制的加工食物中被找到。我们都知道增加精制碳水化合物的摄入量会有什么结果，那就是体重增加。超高体重会影响你的新陈代谢，增加大脑衰退的风险。

尽管论述睡眠价值的书可谓汗牛充栋，但我还是要在这里特别概述睡眠对大脑健康和大脑功能的重要性。

误传：年龄越大，你需要的睡眠就越少。

真相：尽管我们的睡眠模式会随着年龄增长而改变，即与年轻时相比，我们往往更难入睡，也更难保持睡着状态，但我们的睡眠需求在整个成年期都会保持不变。

休息好的大脑才是健康的大脑

关于睡眠的早期探索最初着眼于睡眠对记忆力的影响。20 世纪早期，康奈尔大学的心理学家约翰 · G. 詹金斯（John G. Jenkins）和卡尔 · M.

达伦巴哈（Karl M. Dallenbach）是最早对睡眠在提高记忆力方面的作用进行实验并撰写文章的科学家。那时，我们还不真正了解睡眠是否与记忆力有关，但这些有先见之明的研究人员却已经开始测试和量化睡眠与我们记忆力强弱之间的关系。他们招募了一些不知就里的学生来参与实验，他们给学生列出了一些完全无意义的音节，让他们在早起或睡前记住这些音节。我说“不知就里”是因为学生们根本不知道这个实验的目的和问题。实验者分别在1、2、4或8小时后，测试他们记住了清单上的多少内容。那些在晚上学习单词表的学生，从学习音节到复忆音节之间的间隔时间是在睡眠中度过的，而在另一种情况下，学生们在学习和复忆音节之间的间隔时间里是一直醒着的。你觉得哪一组会在音节复忆测试中表现得更好呢？答案是在测试间隔期处于睡眠中的那组。也许更好的描述是遗忘的速度变慢了。多年来，这项研究以各种不同的方式反复进行。詹金斯和达伦巴哈于1924年在《美国心理学杂志》（*American Journal of Psychology*）上发表的开创性论文为之后的相关研究奠定了基础，这些研究一直持续到今天。[有趣的是，该论文使用了“oblivescence”（遗忘过程）这个词来描述忘掉的过程，这里指的是睡眠过程；“oblivisi”本身的含义就是“忘记”。[5]]

睡眠不足似乎会导致一种几乎普遍存在的“脑雾”状态，使我们难以集中注意力或记住重要的事情，对此，科学家们提出了几种导致出现这一状态的途径。关于记忆和睡眠的最新理论之一表明，睡眠可以帮助我们对重要的记忆进行分类，以确保我们在大脑中对最重要的事件进行编码。睡眠对于巩固我们的记忆至关重要，它可以将记忆归档整理，以便我们日后回忆。研究表明，在深度睡眠期间，大脑活动的短暂爆发，被称为“睡眠纺锤波”，可以有效地将近期记忆，包括我们当天所学的东西，从海马体的短期空间转移到我们的新大脑皮层的“硬盘驱动器”中。[6] 换言之，睡眠可以清理海马体，使之能够吸纳新的信息，然后对其进行处理。没有睡眠，这种记忆的组织过程就无法发生。睡眠不足不仅会影响记忆，还会阻碍你处理一般信息。所以你不仅缺乏记忆的能力，你甚至不能解读信息，即将信息带入大脑并针对其进行思考。

睡眠缺失会不会导致我们出现不可逆的记忆问题？这是个好问题，也是科学最终要解决的问题。2013 年的一项令人震惊的研究发现，睡眠断断续续的老年人更容易患阿尔茨海默病。[7] 他们认知功能衰退的概率也比那些经常能睡个好觉的人要高。虽然我们已经知道，长期睡眠不良通常与痴呆之类的神经退行性疾病相伴相生，但最近的数据显示，这个问题可能在患者被确诊的多年之前就已经发生了。换言之，睡眠问题可能是早期预警信号。你现在睡眠充足的话，便可以降低将来患痴呆的概率。

睡眠不足会导致许多其他问题，而这些问题都是相互关联的。美国心脏协会 2017 年发布的一篇论文显示，对那些遭受过流向心脏的血流突然减少或受阻（通常是由于心脏动脉中出现血凝块或斑块破裂）的人来说，睡眠少于 6 小时往往意味着冠状动脉再次发生严重问题的风险提高了 29%。[8] 2017 年的另一项涉及 1.8 万成年人的研究显示，前驱糖尿病患者若每晚睡眠不足 6 小时，其发展成真正的糖尿病的风险会增加 44%；而每晚睡眠不足 5 小时，该风险则会增加 68%。[9]

这一信息十分关键，因为糖尿病和大脑健康之间的关系已得到充分的证明。你可能还记得，本书第一部分中提到了 2 型糖尿病患者的认知能力下降率，要比那些没有患糖尿病（以及可以保持正常血糖水平）的人高得多。正如我也提到过的，一些科学家因而直接将阿尔茨海默病称为糖尿病的一种。当人体内的胰岛素系统被破坏，尤其是神经元不能正确地使用胰岛素来促进新陈代谢时，这一阶段就会走向衰退。

最后，慢性炎症也起了作用。关于睡眠和炎症之间关系的具体细节，我们还有很多需要了解，但大量的有力证据已经表明，睡眠不足会提高炎症水平。这在严重的睡眠缺失中得到了证明，比如在整整 24 小时内完全没有任何睡眠，以及部分的睡眠缺失，即反复断续出现的睡不着的状态，我们很多人在夜间生活中都经历过。一个晚上的睡眠不足就足以激活体内的炎症过程，对女性而言更是如此，但我们尚不清楚个中原因。[10]

尽管一个晚上没睡好不是什么大事，对此忽略不计也很正常，但毕竟有这种体验的人很少只有一个晚上没睡好，这些周期性的炎症发作累积起来就会造成实质的伤害。2017 年，多个机构的大量研究人员发表了一项最具开创性的纵向研究的结果，详细阐述了全身炎症和神经退化之间的关系，这些机构包括约翰斯 · 霍普金斯大学、贝勒大学、明尼苏达大学及梅奥医学中心。[11] 这一研究基于自 1987 年开始并延续至今的社区动脉粥样硬化风险研究（ARIC），ARIC 通过多年跟踪 4 个社区的超过 15 000 人来研究动脉粥样硬化的风险因素。前述 2017 年的研究测量了一组 1 633 人的炎症生物标志物，这些人在该研究开始时的平均年龄为 53 岁。研究人员对参与者进行了长达 24 年的跟踪调查，随着时间的推移，对他们的记忆力和脑容量进行评估。那些原本体内炎症水平最高的人，其大脑萎缩的风险更大。事实上，与那些起初的炎症指标较低的人相比，他们记忆中心的体积要小 5%。虽然

5% 听起来不是一个很大的数字，但不要认为这是一个线性现象。即使是下降的百分比很小，也会影响思考和记忆能力。在大脑萎缩的人群中，他们想起单词的能力也比那些脑容量保持不变的人弱得多。这些发现意义重大，为年轻人提供了有说服力的信息，他们总是想象不出自己的习惯会如何影响自己保持大脑健康的长期能力。每天晚上的睡眠都至关重要。

误传：服用安眠药并没有什么错。它能帮助你更快入睡，让你获得更多的整体睡眠。

真相：几乎所有的睡眠辅助药物，无论是处方药还是非处方药（OTC），都会帮助你更快入睡，但它们不会让你经历与自然睡眠一样有益于休养生息的睡眠。有些甚至会增加大脑衰退和患痴呆的风险。苯二氮䓬类药物（benzodiazepines）[如安定（Valium）、赞安诺（Xanax）等]通常被用来治疗失眠或焦虑症，这些药物会使人上瘾，并与痴呆的发展有关。其他镇静剂，如安必恩（Ambien）和鲁尼斯塔（Lunesta），已在临床研究中被证明会损害大脑的思考和平衡功能。而普通的非处方药，如抗胆碱药（anticholinergics）[如苯那君（Benadryl）、奈奎尔（Nyquil）、“夜晚”配方]，则已经被指与更高的患阿尔茨海默病的概率相关。这些药物具有阻断神经递质乙酰胆碱的化学性能，乙酰胆碱对处理记忆和学习至关重要，且在阿尔茨海默病患者的注意力和大脑功能方面的作用都会因此有所减少。事实上，治疗阿尔茨海默病的药物多奈哌齐（donepezil）[安理申（Aricept）]是一种胆碱酯酶抑制剂，它会抑制酶分解乙酰胆碱。

清洗周期

关于睡眠，近期出现了一些非常有趣的发现，揭示了睡眠对大脑的“清洗”作用。人的身体会通过淋巴系统清理组织中的废物和液体。淋巴液是特殊血管中的无色液体，携带有毒废物和细胞碎片。这些混合物在通过淋巴结时被过滤，然后淋巴液本身会回流到血液中。科学家们长期以来一直认为大脑没有淋巴系统，故而要靠废物自身缓慢地从脑组织扩散到脑脊液中。但后来发表的一篇论文改写了这一科学叙述。

2012 年，俄勒冈健康与科学大学的杰弗里·J. 艾利夫博士（Dr. Jeffrey J. Iliff）和他的团队发表了一篇文章，描述了大脑清除废物的自我清洁功能。[12] 他们的研究开启了一个新的探索领域，即现在被称为大脑类淋巴系统的引流通路。一年后，艾利夫博士携手两位同行，即来自罗切斯特大学神经外科系的谢璐璐博士和梅肯·内德加德（Maiken Nedergaard）博士，共同发表另一篇论文指出，类淋巴系统在夜间会超速运转，从而表明睡眠为某种清洗或清洁提供了环境。[13] 若不能清除这些大脑垃圾，可能会增加患痴呆的风险。正如一个晚上的睡眠缺失就能使炎症升级一样，一个晚上的睡眠不好也会导致 β-淀粉样蛋白的积累，这种大脑蛋白质与阿尔茨海默病直接相关。[14] 此外，现有数据表明，大脑淀粉样蛋白的高水平与抑郁症的发病率之间存在关联，尤其体现在那些对任何治疗都毫无反应的重性抑郁障碍者身上。[15] 罗切斯特大学的研究团队发现，只有老鼠在睡觉的时候，流经它们大脑的脑脊液才会激增。[16] 这种在大脑和脊髓中的液体，会对中枢神经系统进行清洗和保护，并消除废物。罗切斯特大学团队的假说认为，这种液体的作用可能与整个身体的淋巴系统一样，将细胞分解产物和废物的组织排出，以进行最终处理。就像睡眠清理我们的记忆中枢海马体一样，睡眠也会清理大脑中的代谢垃圾。睡眠有双重作用，即整理和去除垃圾。

自这些开创性研究出现以来，其他的研究也已经表明，大脑确实有一个“清洁循环”系统，用以清洗代谢碎片和垃圾，包括那些导致淀粉样斑块的有黏性的蛋白质。戴维·霍尔茨曼博士（Dr. David Holtzman）是位于圣路易斯的华盛顿大学医学院的神经学家。在他的一项具有里程碑意义的实验中，当老鼠的大脑在正常情况下刚要开始清除 β-淀粉样蛋白时，他打乱了一些老鼠的睡眠。[17] 与它们休息良好的同类相比，这些睡眠不足的老鼠在大约一个月内产生的淀粉样蛋白斑块要多一倍多。他的研究团队还证实，拥有深度睡眠的老鼠与完全清醒的老鼠的大脑中淀粉样蛋白水平相差约 25%。随着时间的推移，这些蛋白质会聚集形成淀粉样斑块。淀粉样斑块就像排水沟里的垃圾，最终会引发炎症和 τ 蛋白的堆积，从而有可能摧毁神经元，并开始朝着阿尔茨海默病方向发展。

随着变老，大脑的自我净化能力和身体的睡眠能力之间会形成一个恶性循环。2014 年的一篇研究类淋巴系统如何工作的论文显示，年长的老鼠的清废率比年轻的老鼠低 40%。[18] 当然，虽然我们不可能改变衰老的一些自然反应，但这一信息非常重要，因为睡眠障碍在老年人中很常见，而且经常被无视或忽略。首先要做的是找出导致这一问题的原因。是睡眠呼吸暂停或关节炎之类的医学问题吗？还是药物的副作用？也许是昼夜节律的变化，使得老年人在晚上比年轻时更早犯困，所以就更早上床睡觉，但有可能睡不了一整夜的觉。

克里斯廷·亚夫博士（Dr. Kristine Yaffe）是加州大学旧金山分校的精神病学、神经病学和流行病学教授，也是该校人口大脑健康中心（the Center for Population Brain Health）的主任。她因在认知老化和痴呆方面的出色研究而闻名世界，是全球脑健康理事会的管理层成员。在她的记忆障碍诊所，她常常听到耳熟能详的抱怨：难以入睡和难以保持睡眠。人们一整天都感到疲惫，不得不打瞌睡。亚夫在5年时间里主导了以1 300余名75岁以上成年人为观照对象的一系列研究，她指出，那些睡眠总是中断的人，数年后患痴呆的风险是普通人的两倍多。[19] 这些人中的大多数都患有影响睡眠的疾病，比如睡眠呼吸紊乱、睡眠呼吸暂停、自然昼夜节律中断，或者长期半夜醒来。

另外一个问题就是阿尔茨海默病本身也会干扰睡眠。这里有可能出现一个危险的循环，即糟糕的睡眠妨碍大脑清理碎片，导致多余的淀粉样蛋白到处滞留，从而引发阿尔茨海默病。然后，这种疾病会让大脑走上一条通往神经元墓地和睡眠恶化的道路。同时，睡眠缺失会扰乱昼夜生理节律，从而影响身体的新陈代谢及帮助身体入睡的褪黑素水平。这种新陈代谢和重要的与睡眠相关的激素的受扰，则反过来加剧了睡眠紊乱，并继续循环往复。除非这个循环被打破，否则损害还会加剧。

这些研究都开始清楚地表明，睡眠和认知能力下降的风险之间存在双向关系的可能性。痴呆会使人难以入睡，睡眠不足也可能导致大脑衰退。这方面还需要有更多的研究，尤其是在人群当中，但启示是显而易见的，即睡眠也是良药。我们需要睡眠，它让我们白天精力充沛，晚上养精蓄锐。既然心里有了这个数，那为了晚上睡得更好，就让我们来看看可以实施一些什么样的策略吧。

深度睡眠的 10 大秘密

1. **严守时间表，避免长时间小睡。**每天在同一时间起床，包括周末和节假日。虽然很多人试图在周末改变睡眠习惯，以便补回工作日所积累的睡眠不足，但这样的做法有可能迅速破坏健康的昼夜节律。如果你在周五和周六晚上参加社交活动到很晚，直到第二天凌晨才睡觉，你就会遭遇所谓的“社交时差”；类似这样的不规律睡眠模式对健康非常有害。小睡是否有益于老年人大脑健康的证据尚不清楚。如果你一定要这样做，那就把小睡时长限制在 30 分钟以内，并且应安排在午后较早的时间里。下午小睡的时间越晚和越长，就越会扰乱夜间睡眠。2019 年，《阿尔茨海默病与痴呆》(*Alzheimer's & Dementia*) 杂志的报道称，小睡有可能是阿尔茨海默病的早期预兆。[20] 当然，小睡不会导致阿尔茨海默病，然而，白天老打瞌睡可能表明，某些本应让你保持清醒的大脑网络受到了损害。特别是，促进清醒的大脑区域由于 τ 蛋白的积累而退化，这可能在早期悄然发生。这也就解释了为什么在健忘和犯糊涂这类损害记忆的典型症状出现之前，阿尔茨海默病患者往往会过度打盹儿。

2. **不要做夜猫子。**最佳入睡时间是午夜之前你感觉最困的时候。非快速眼动睡眠（Non-REM）易于主导前半夜的睡眠周期。随着夜晚临近黎明，多梦的快速眼动睡眠开始对其取而代之。尽管这两种睡眠都很重要，而且有不同的好处，但非快速眼动的慢波睡眠比快速眼动睡眠睡得更深，也更具恢复性。注意，每个人理想的入睡时间可能会随着年龄增长而改变。年龄越大，入睡时间就会越早，自然醒来的时间也会越早，但你的整体睡眠时间不应该被改变。

3. **在晨光中醒来。**清晨第一件事就是在晨光中睁开眼睛，这有助于调整你的生物钟。进化生物学和神经科学的一切都在强调早晨的重要性。我们生来就应该早起，醒来就应该沐浴在旭日的阳光里。

4. **动起来。**有规律的健身活动可以促进良好的睡眠，还可以帮助你实现和保持理想的体重，而这也可以改善睡眠。

5. **注意饮食。**午饭后应避免摄入咖啡因（尤其在下午两点之后要绝对避免），睡前三小时内不要进食或喝水，以免半夜醒来上厕所。如果你晚餐吃得很丰盛，而且临近睡前，那么这也会造成你睡不好觉。还要注意酒精的摄入。虽然酒会让你感到困倦，但它对身体的影响会扰乱正常的睡眠周期，尤其会扰乱恢复性的慢波睡眠。

6. **慎重服药。**药物，无论是非处方药还是处方药，都可能含有影响睡眠的成分。例如，许多头痛药都含有咖啡因。有些感冒药含有刺激性的减充血剂［如伪麻黄碱（pseudoephedrine）］。许多常用药物，如抗抑郁药、类固醇、β-受体阻滞剂和帕金森病药物，也都会影响睡眠。你要了解自己正在服用的药物，如果是必须服用的药，就看看可否在白天早些时候服用，这样对睡眠的影响是最小的。

7. **凉爽、安静、黑暗。**睡眠的理想温度是60~67华氏度（15.6~19.4摄氏度）。要在黑暗中睡觉，应尽量减少周边的光源，包括来自电子设备的光（见下一条）。如果没办法让环境完全黑下来，可考虑使用睡眠眼罩。如果生活在都市环境中，也可以使用声音机器或白噪声发生器（white noise generator）来屏蔽街上的噪声。不要让宠物进入卧室。尤其是当它们在夜间四处走动或制造噪声干扰你睡觉时，一定要禁止它们进入卧室。

8. **清除电子产品。**卧室就是用来睡觉的，不要在卧室看任何类型的屏幕，包括手机。几乎所有的光，无论是自然光，还是来自灯泡、电视屏幕、电脑和智能手机的人造光，都含有蓝色波长，会抑制睡眠所需的褪黑素的分泌，并刺激大脑的警觉中心，对睡眠造成双重打击。2015年，神经科学家安－玛丽·张和同事们发现，电子书等发光设备会让人们花更长的时间才能入睡，因为这导致困倦的感觉减少，促进睡眠的褪黑素分泌减少，昼夜节律的更替更晚，第二天早上，他们的敏捷性也不如读纸质书的人。[21] 问题在于LED产生了相当多的蓝色波长，而这些蓝色波长存在于电视、智能手机、平板电脑和电脑中，可谓无处不在。因此，睡前几小时应避免接触蓝光，以便产生最佳的褪黑素。在家庭LED照明中应使用暖色波长（2 700—3 000K比较好）。如果你一直难以入睡，戴一副过滤蓝光的眼镜可能会有用。确保你的时钟、夜灯、调光器等都使用红光，也称“暖光”，而不是蓝光或绿光。红光在改变昼夜节律和抑制褪黑素分泌方面的作用最小。你可以使用一个应用程序来改变设备屏幕的色温以避免蓝光，尤其是你如果喜欢在床上阅读。

9. **建立睡前习惯。**试着在睡觉前留出30分钟到1个小时来放松和做一些事情，以帮助你的身体明白睡觉的时间快到了。脱离让人兴奋的任务（如工作、使用电脑或手机），转而做一些让自己平静下来的活动，如洗个热水澡、看看书、喝点儿花草茶或听听舒缓的音乐。伸展身体或做一些放松身心的事情。穿袜子给脚保暖也能帮助你更容易入睡。远离困难的谈话，在睡前保持一切平静。也不要争论或是讨论敏感的、有争议的话题（总之，有啥事儿明早再说总是更好的）。

10. **了解预警信号。**如果你有以下几种症状，你可能真的患有睡眠障碍，只有治疗才能对你有好处：三个月内，每周失眠三次；频繁打鼾；白天不断打瞌睡，睡前腿部不适；睡觉时在梦中手舞足蹈；磨牙，头疼或下巴疼得被迫醒来。

如果这些方法你都已经试过，但你仍然睡不好，或者发现自己经常依赖助眠药，那就去跟你的医生聊聊你的睡眠吧。他或她可能会建议你参加一项睡眠研究，以排除未经确诊的睡眠呼吸暂停等问题。这需要你在一个可以监测和记录你睡眠情况的睡眠实验室里过夜。这些研究中心并没有你想象的那么不寻常。各种规模的许多的医院都会提供这类服务。

别忘了日间休息

睡眠是身体需要的一种重新焕发活力的活动，但睡眠和休息是有区别的。这两种活动我们都需要，同时也必须在醒着的生活中加入其他休息和放松的活动，以保持头脑敏锐。我们的心理健康一般也依赖于此，而我们也知道，心理越健康，患痴呆的风险也就越低。我们还知道，反之亦然：某些类型的焦虑和抑郁可能就是认知能力下降和阿尔茨海默病的预警信号。因此，通过减少压力和建立心智韧性来对抗这些疾病就显得非常重要。

我是冥想的坚定拥趸。我每天都用一种叫作“分析冥想”的方法来做练习。几年前，我在位于印度的一座寺庙与一位僧人共度时光后，养成了这个习惯。我承认，一开始我对这个想法并不买账。我吓坏了！一想到和僧人一起冥想，我就很焦虑。但是谁会拒绝这个机会呢？我答应某天早晨到他的私人住宅去见他。

当我和他盘腿而坐，试图闭着眼睛集中精力呼吸时，我所有冥想时的不安全感立刻开始发作。几分钟后，我听到他那低沉、独特的男中音：“有问题吗？”

我抬起头，看到他满脸笑意，并开始发出他那特有的点头大笑。

“这对我来说太难了。”我说。

“对我也一样！”他大声说道，“我每天都做，已经坚持 60 年了，可还是很难。”

他这么说，既令人吃惊，又令人安心。连僧人在冥想时也会遇到困难呢。

“我想你可能会喜欢一种分析冥想。”他对我说。在单点冥想中，他建议我不要专注于单一的选定对象，而要思考一个我正在试图解决的难题，或一个我最近正在了解的话题，又或者是我们讨论过的某个哲学范畴。他想让我把难题或问题同其他所有东西分离开来，方法就是把它放在一个大而清晰的泡泡里。我闭上眼睛，想着一些困扰着我的事情，那些我无法完全解决的事情。当我将这个问题的物理化身放入那个泡泡中时，一些事情开始非常自然地发生。

问题就在我面前，失重般地飘浮着。在我心里，我可以让它转圈，让它自身旋转，或者把它颠倒过来。这是培养超专注力的练习。随着泡泡的上升，它也在把自己从其他的依附中解脱出来，比如主观的情感考虑。我可以把它想象成一个自成一体的问题，并进入一个清晰的视野。

太多时候，我们都让不相关的情感因素模糊了摆在我们面前的高雅而实际的解决方案。这令人气馁和沮丧。僧人告诉我，通过分析冥想，我们可以用逻辑和理性更清楚地识别手头的问题，将它与无关的考虑分开，消除疑虑，并鲜明地亮出答案。这是简单而易懂的。对我来说，最重要的是它真的行之有效。

作为一名神经科学家，我从来没有想到一个僧人会教我如何更好地将推论和批判性思维结合在一起，但这就是真实发生的事。它改变了我，我因此变得更好。我每天都练习分析冥想。在最开始的两分钟里，我要造出我的思维泡泡并让它悬浮在我的上方，这仍然是最难的。之后，我就会达到所谓的“心流”状态，20~30 分钟的冥想轻轻松松就过去了。我比以往任何时候都更坚信，即使是最狂热的怀疑论者也能通过分析冥想获得成功。

在假期里，我花了尽可能多的时间向我的家人和朋友转述僧人的教导，并教给他们分析冥想的基本原理。这是我最想与他们分享的礼物，现在也要与你分享。它是你一天中获得重要休息的要素，但有别于睡眠。

有越来越多的人参与正念练习。2018 年，美国疾病控制与预防中心发布的一份报告称，2012—2017 年，瑜伽的参与者增长了 50%，从 9.5% 增至 14.3%；人们对冥想的使用增长了两倍多，从 4.1% 增至 14.2%。[22] 这些练习有一个共同的主题：活在当下，观察生活中发生的事情。我们经常听到有传闻说，正念活动可以对抗压力，但重要的是要知道，这个观点已经在医学文献中得到了充分证实。这些习惯甚至进入了你最想不到的地方——军事作战领域。例如，2014 年，一组海军陆战队队员接受了基于正念的技术训练，随后发现在经历了高强压力的模拟军事行动后，他们的心血管和肺部恢复能力得到了增强。[23]

你不必真的去当兵才能从这种训练中受益。有个很容易推广到我们所有人身上的效应，那就是正念练习似乎也能降低压力激素皮质醇的水平。发表在《美国医学会杂志》上的一项元分析，是该领域最全面、被引用次数最多的研究之一。该分析回顾了有关这一主题的所有相关试验，发现正念能显著减少焦虑、抑郁和疼痛。[24] 另一项元分析研究了超验冥想（transcendental meditation）——一种使用咒语的正念练习的效果，共涉及横跨 16 项研究的 1 295 人。[25] 结果发现，这种练习能显著减少焦虑，在那些一开始本身焦虑水平就很高的人身上表现得尤为明显。

冥想有着悠久的历史，直到最近其有效性才获得了科学的证实。研究人员终于开始了解它是如何影响衰老过程本身的。这项研究始于 2005 年，当时哈佛大学医学院暨马萨诸塞州总医院发表了一项成像研究，表明经常冥想的人，其大脑皮层的特定区域，包括前额叶区域，比常人更厚。[26] 从那以后，该研究团队和世界各地的其他研究人员进行了大量后续研究，结果证明，大脑皮层更厚实的人往往更加聪明，记忆力也更强。这些皮层区域有助于注意力集中和感觉处理，并有助于规划复杂的认知行动。

通过冥想得以实现的所谓放松反应，也可以通过其他各种形式来实现，包括瑜伽、太极、气功、渐进式肌肉放松、导引想象，甚至循环往复的祈祷。例如，深呼吸如此有效的原因之一是，它会触发副交感神经反应，而不是交感神经反应，后者对压力和焦虑很敏感。当你感受到压力时，交感神经系统会瞬间弹起做出反应，导致压力激素皮质醇和肾上腺素激增。相反，副交感神经系统则会引发放松反应，而深呼吸是达到放松的最快方式之一。在一种深深的放松状态下，你的心跳会平静下来，呼吸会变慢，血压会降低。

深呼吸可以在任何时间、任何地点进行。如果你以前从未练习过冥想，那么每天做两次深呼吸练习会让你从零开始，并为今后尝试更高级的技巧打下基础。你要做的就是尽量舒适地坐在椅子或地板上，闭上眼睛，确保整个身体处于放松状态，也就是把脖子、胳膊、腿和背部的紧张感全部释放。尽可能拉长用鼻子吸气的时间，同时体会你的横膈膜和腹部随着肚皮向外移动而升上来的感觉。当你觉得你的肺已经达到极限的时候，再多吸一点儿空气。然后慢慢地呼气，同时从1数到20，要把刚才每一次吸入的空气从你的肺里挤出来。继续这样做至少5轮的深呼吸。

正念可以通过各种方式实现，从使用手机上的应用程序来指导自己进行15分钟的练习，到参加一门养生瑜伽课，再到日本森林浴（或shinrin-yoku，即置身于森林中）。森林浴最近很流行，它可以降低心率和血压，减少压力激素的产生。当你“沐浴”在森林中，闻着“树木的芳香”时，你也在吸收被称为植物杀菌剂的物质，它可以保护树木免受昆虫和其他环境压力源的伤害。正如我们在过去十年中了解到的，这些植物杀菌剂还可以通过增加我们的天然杀伤免疫细胞和降低皮质醇水平来保护我们。[27] 虽然长期以来人们一直建议花时间到大自然或绿色空间中去，以此改善心理健康，但我们到现在才了解，森林中的芳香气味能够对我们的身体和大脑发挥的真正作用是什么样的。你不必大老远地跑到森林中去，在自家后花园的泥土中倒腾或者逛逛当地的公园一样可以。我一直很喜欢古印度的理念，即在森林里度过人生的第三个阶段（50~75岁），同时把它当作一种被称为“vanprastha”（森林居士生活）的沉思、宁静的生活方式，从而创造出和谐的百岁生活。一些研究发现，在大自然中散步，而不是在城市环境中散步，可能更有助于人们管理压力、冷静思考和调节情绪。[28] 大量研究发现，城市中的绿地和公园与积极的心理健康有关。[29] 我的很多时光都是在室内，以及没有窗户的手术室中度过的，因此我尤其珍惜可以在户外漫步、玩耍，以及体会大自然乐趣的时间。

以下还有一些有益于精神健康的“休息与修复”（R&R）的想法可供你参考。这些策略都能帮助你建立一个韧性更强与效率更高的大脑：

成为你所在社区的定期志愿者。那些做志愿者的人往往没有那么多的焦虑、抑郁、孤独和社交隔绝感，反而有着非常强烈的目标感。2018 年美国退休人员协会调查发现，50 岁及以上且每年至少参加一次志愿服务的成年人，其心理健康的得分要高于那些一年一次志愿服务都不参加的人。[30] 考虑在你所在的群体或组织中担任领导角色吧。

表达感激之情。在一天即将开始或结束之际，多想想那些你应当心怀感激的事情。考虑写写感恩日记吧。研究发现，感恩之心可以减少抑郁和焦虑，减轻压力，增加快乐和同理心。[31] 当你在践行这一点时，你很难生气或痛苦。我积极的感恩实践是让大脑休息的一个重要方面。它就像我脑子里的一个巨大的重置按钮，让那些不那么重要的问题（纯粹就是不值当的脑细胞消耗）归零消失。只要有可能，我每天都会自己一个人或与家人一起这样做。

践行宽容之道。积极心理学研究发现，原谅自己和他人可以提高生活满意度和自尊心。[32]

寻找让你发笑的事情。去搜寻幽默的电影、书或在线视频。笑能激发“感觉良好”的激素分泌，如内啡肽、多巴胺和血清素，这些激素能缓解压力、减少紧张感和焦虑，甚至减轻疼痛。

从电子邮件和社交媒体中解脱出来。考虑关闭通知信息吧。把你的智能手机放到别的房间去，关掉声音，这样会帮助你心无旁骛地完成一项任务。考虑限定时间查看社交媒体（如脸书和照片墙），并在吃饭和与家人相处时不用智能手机。避免在早上做的第一件事就是发邮件。早晨是黄金时间。请用它来做需要你发挥创意的工作，而不是程式化的事情。

每天多挤出一小时，每周至少一次。如果你想在一天中多"创造"出一小时来，那就得严格控制你盯着屏幕的时间（电脑、手机、电视）。如果你能每周有一天不用屏幕设备，我敢打赌，你一定能挤出至少一小时的额外时间来做你喜欢做的事情。

建立奖励机制。大脑和身体都喜欢奖励，对于奖励的期待可以释放少量多巴胺。"番茄工作法"就是基于这个原因才有效的。这是一种屡试不爽的策略，你可以通过在多段时间的间隔中设定短时休息来最大限度地利用时间。其实这也很简单，就是选择一项任务（最好是一天中最重要的任务），将计时器的时间段设置为25分钟。在计时器响起之前，毫不分心地完成这一项任务。然后，休息5分钟，必要时再重复一遍。

不要像外科医生那样一心多用。与我们试图一心多用相反，大脑并不喜欢这样做。当然，你可以一边走路一边说话，同时消化午餐，但大脑无法集中精力同时执行两种需要意识努力、思考、理解或使用技能的活动。你愿意让我在给你做大脑手术的同时写邮件和打电话吗？大脑会按顺序处理任务，但可以将注意力在不同任务之间快速切换，以至于我们产生了我们可以同时完成多项任务的错觉。所以如果你想以更少的努力去完成更多的事情，那就得在所谓的注意力上下功夫，即要聚精会神，一次只专注于一项任务，避免分心。这是一种出人意料的快乐体验，只要进入手术室，我就能体验到这种快乐。手术室是少数绝对不允许分心的场所之一。当你在术前完成手臂和双手的消毒之后，你便无法再看你的手机，你进入了全神贯注于眼前手术任务的状态。这好比将你那犹如涡轮增压汽车般的大脑放到一条空旷平坦的道路上，任由它自由自在地狂飙飞驰。大多数时候，我们的大脑被困在走走停停的交通状况中，拼命挣扎却进展缓慢。要时不时让你的大脑自由驰骋。你不仅会完成比你能想象的还要多的工作，还会获得一种难以复制的喜悦。当你尝试在头脑中同时处理多重任务时，你的思维会变慢，每件事都要花更长的时间来完成。大脑喜欢按部就班的节奏，而且这有助于使头脑保持清醒！

认清石块和沙子，然后制订相应的计划。假如你有一个罐子，你打算往里面装石块和沙子，你会先放入哪个呢？当然是石块。然后你倒入沙子，就能填满石块之间的所有空隙。这是你规划一天的事情和最大化利用时间的一个关键比喻。你可以把石块想象成一天中的重要区块（约会、兑现承诺、做项目，以及包括健身和睡眠在内的重要任务），而沙子则是其余的一切（查收邮件、回复电话、处理非紧急事务）。不要陷在沙子里。小贴士：你可以计划在每个周日晚上留出30分钟，以便做下一周的预检。问问自己这个重要的问题："在接下来的7天里，我需要达成什么目标才能让我觉得这一周是成功的？"

整理你的生活。清理衣柜、地下室、储藏室和车库。捐赠不再给你带来快乐的旧的衣服和书。扔掉旧杂志和商品目录等。扔掉或撕碎你不需要的邮件、账单和信件。要养成一个习惯，立即扔掉那些与个人无关或不能有效创造价值的东西。总之，要管理你的环境。混乱会造成压力，因为混乱等同于注意力被分散。

每天给自己留出15分钟。利用这段时间做一些减压的活动，比如冥想，它可以很简单，如静坐几分钟，专注于平静的深呼吸。有一些智能手机的应用程序和指导冥想的网页可以为你提供帮助。或者利用这段时间写日记。要避免做太刺激或让人分心的事情，比如使用社交媒体或网上购物。关键是要真正了解自己，而我们大多数人都不太擅长进行自我了解。我在医学院没有学过这个，但它已经成为我个人指南的重要组成部分。每个人都不同，最能够指导你的人就是你自己。

让自己做白日梦。头脑不能一整天都保持在同一档位上。我们总是强迫大脑尽可能多地指导我们的思想，而不是让思想接管和放任自己。然而，白日梦可以作为一个神经重置按钮。

如果你对自己的心理健康感到担忧，不要害怕寻求健康专家的帮助。焦虑和抑郁等状况很常见，是可以治疗的。

应对生活的变化

我们所有人都会经历生命中带来不同挑战的各个阶段，承认这一点很重要。随着年龄的增长，人们的生活会发生一些变迁，比如孩子出生、亲人去世、婚姻状况的改变、经济状况的变化、退休、意外事故、疾病，也许还会丧失一些独立性，比如开车的能力。那些能够适应不断变化中的生活环境和经历的人，也许能更快地恢复接近于正常的情感和心理健康状态。时间过长的悲伤或丧亲之痛并不属于针对这些变迁的正常反应，而且它会增加患认知障碍的风险。

然而，令人意想不到的是，就年龄增长而言，依然存在一线希望。尽管随着年龄增长，人们常常会有各种失落感，但年龄增长并不一定意味着人们会变得不那么快乐。平均而论，大多数人在 55 岁左右进入人生的后半程，其心理健康程度会更高。有这样一种趋势，即人的快乐和幸福水平在 18~21 岁时很高，而在成年早期和中年时期开始下降，但到 50 岁左右则又开始显著上升，这通常被描述为人生幸福的 U 型曲线。[33] 人们在年轻或者年老的时候往往更幸福，而在中年时期的幸福感却会下降。大量研究也都发现了逐渐老去的积极一面，也就是说老年人更倾向于记住和注意正面信息而不是负面信息。[34] 为什么 35~55 岁的中年人如此沮丧？因为这是典型的压力最大的时期：你上有日渐老迈的父母，下有需要养育的孩子，你不仅要应付这二者相互矛盾的需求，还得努力工作以维持事业和为退休后的生活多攒积蓄。确实有人批评这种人生的 U 型曲线的说法，而且我们很难依此对不同人群的一生幸福一概而论，但我之所以提到它，就是因为它是我们经常会讨论到的内容。

重要的是，你要尽你所能跟踪你的精神健康状况，并在压力水平达到有毒程度时寻求帮助。尽管科学家们不认为抑郁，尤其是中年期的抑郁，会导致晚年痴呆，但这一领域的研究仍在继续。抑郁是痴呆的一个风险因素，但我们不知道这种关系是因果关系，还是只是有某种关联。我们确实有证据表明，在晚年（50 岁以上）得抑郁症的人，患血管性痴呆的可能性是未得此病者的两倍多，患阿尔茨海默病的可能性也高 65%。[35] 确实患有痴呆和有抑郁症史的人，在其痴呆变得明显的大约十年之前，该病的新症状就已经开始增多。

2019 年，我制作的 HBO 电视台的特别节目《压力下的国家》播出。此前，我花了两年时间在全美各地旅行，试图了解为什么源于自杀和吸毒过量的“绝望之死”的人数在上升。有太多的人饱尝我所称的“毒性压力”的痛苦，这种压力会导致难以想象的抑郁。我拍这部电影的目的是让人们注意到，人们需要更好的方法来应对人生的跌宕起伏。从那以后，尽管我在全美各地旅行时发现，我们大家还需要更好地彼此照应，但我也欣慰地看到，心理健康问题已得到人们更多的关注。

睡眠和白天的减压活动可以对大脑和身体产生神奇的效果，但并非只有它们才是我们为了保持敏锐和良好精神状态所必须坚持的习惯。接下来你马上就会发现，我们的餐盘里盛的东西也有一种巨大的力量。

第7章

有益于大脑的食物和饮食习惯

保持身体健康的唯一办法，就是吃点儿你不想吃的，

喝点儿你不想喝的，做点儿你不愿做的事情。

——马克·吐温

马克·吐温的幽默是永恒的。一个多世纪后的今天，他关于健康的调侃可能仍有部分是对的。在马克·吐温诙谐的观察里隐含着一个真理，那就是即使以现代标准来衡量，要想知道吃什么有益健康，也是挺让人犯难的一件事。我觉得十分有趣的是，每年都会有那么多关于饮食的书和相关材料冒出来，而且往往恰好是在年关前后，即所谓的“新的一年，新的你”的活动前后。然而，无论目标是（“不费力”）减肥、防治心脏病、增强大脑功能，还是其他完全不同的东西，人们对于什么才是为身体提供能量的理想方式，一直都有无尽的困惑。

想想你自己的经历吧。你有多少次为这些东西伤过脑筋呢，诸如“原始人饮食”、生酮饮食、无麸质、低碳水化合物、低胆固醇、鱼素、低脂、素食等？这些只不过是近几年见诸报道的各种饮食方式中的一

小部分。医生几乎从不和病人讨论营养问题。所以，请再想想你的经历。上一次你的医生和你一起讨论选择哪种饮食方式，并向你给出有科学依据的建议是在什么时候？2017 年，在《美国医学会杂志》发表的一篇文章中，约翰斯·霍普金斯大学的斯科特·卡汉博士（Dr. Scott Kahan）和哈佛大学的乔安·曼森博士（Dr. JoAnn Manson）阐述了去诊所就医往往会遗漏的这一重要问题。[1] 他们说，这种情况的后果就是："患者获得的大部分有关营养的信息都来自其他渠道，而且往往不靠谱。"他们指出，只有 12% 的寻医就诊包括饮食咨询。所以，如果你的医生确实和你谈过这个问题（而你也据实作答的话），那我可以说你运气真好。

大约每年总有一项貌似信誓旦旦的新方案成为关注的焦点，通常是基于一个很弱且存疑的假设和刻意挑选的科学，这就是所谓的"数据挖掘"。这有助于解释为什么我们会读到那么多营养方面的相互矛盾的文章。人们今天发现红酒、咖啡和奶酪可以预防痴呆（以及心脏病和癌症），而明天又有两项研究宣布它们的作用正好相反。这引出了我想要回答的问题：为了我的大脑，什么样的饮食才是最好的？有这样的饮食吗？能有吗？若是马克·吐温，他会希望自己生活在 21 世纪吗？

为了探寻这个问题的核心，我与全美各地的专家花了无数小时，综合了大量的信息，因为关于这个问题的答案根本不存在共识。想要得出任何结论，就好像用受伤的手臂掷出一只钝头飞镖，然后指望它能击中移动的目标一样。事实上，我惊诧于有关饮食方式的争论竟如此截然对立［有趣的是，在英语里"死亡"（die）与"饮食方式"（diet）这两个词竟只有一个字母之差！］。我认为对一些基本问题的回答应该是直截了当且无争议的，但许多最重要的大脑专家却各持不同的看法。麸质对大脑有害吗？生酮饮食被炒作了吗？对大脑有益的“超级食物”真的存在吗（什么才称得上“超级食物”呢）？是否存在可以用营养品和维生素来弥补饮食缺陷的时间和空间呢？正如已故参议员丹尼尔·帕特里克·莫伊尼汉（Daniel Patrick Moynihan）所说：“每个人都有权持有自己的观点，但却不一定能了解有关其自身的事实。”就我们正在谈论的这场“饮食大辩论”而言，此话再真实不过了。然而，问题是我们并未掌握全部的事实。专家们自己甚至都不能就观点和事实之间的差异达成一致。

我很乐意这样说：我们确实有证据表明，假设为身体提供能量的方式正确，那就能够长期有益于保护大脑。这个结论听起来很简单，但却是建立在数十年的研究基础上的，而这些研究最终取得了成果。曼森博士说过：“有令人信服的证据表明，营养和生活方式降低了美国人患主要慢性疾病的风险，如 2 型糖尿病、心血管疾病、癌症及其他疾病（比如痴呆）。这方面的证据已经相当多了。”[2] 对于将这方面的信息传播出去，她具有十分高涨的热情，而这激励了她将关注的焦点由临床实践转向人口健康和预防研究，以期着力规避慢性疾病的风险因素，而不仅仅是疾病管理。

你可以松一口气了，因为我要说的并不是如何遵循某种特定的著名饮食法。我指的是一种包含普遍指导方针的饮食方式。这似乎会对长期和短期的健康带来非同寻常的改变。波士顿布列根和妇女医院（Brigham and Women's Hospital）的心脏病专家和营养研究员萨拉·塞德尔曼（Sara Seidelmann）研究了全球 44.7 万余人的饮食习惯，她发现，无论你住在哪里，也无论你每天的饮食状况如何，以为避开某些食物大类或限制摄入某些食物，便可以顺利地保持健康，并不是一个理想的方法。这种方法有可能奏效于一时，但也可能适得其反，加速你的死亡。2018 年，她的建议发表在《柳叶刀》杂志上，与那些平淡无奇的老建议相呼应：一切以适度为宜。[3] 我还要补充一个提醒，那就是，我们每个人都是不同的，对你来说非常理想的饮食方式，对其他人可能就有点儿（或完全）不同。解决办法之一，就是想办法找出能真正为你提供能量的最佳方式，且没有妨碍消化或食物过敏的问题。如果你更多地关注该吃什么，而不是不该吃什么，那你最终就会得到有益的热量，并自然避免有害的热量。

跟那些不切实际并挑战你意志力的严格饮食计划说再见吧！我将本章标题定为“有益思维的食物”是有道理的，即你将得到一个总体框架去培养满足你个人偏好的餐食习惯，同时又保证你不偏离促进大脑健康的道路。此外，如果你太过担心做不到“饮食正确”，还会导致你的焦虑和皮质醇水平提高，比起“饮食正确”对大脑健康的好处，这种适得其反的程度要危险得多！没错，食物应该是营养之源，但同时应该是乐趣之源。我会时不时地走出我的饮食路线，而且一点儿也不感到有什么愧疚。愧疚对大脑有害，过多的愧疚会让你失去敏锐度。

造成这一医学领域如此棘手又充满争议的是，营养学研究通常十分有限。以随机控制的方法对饮食进行传统研究，即便不是不可能的，也是极为困难的。这些研究无法与药物研究相提并论，因为我们不能使用真正的安慰剂组来研究必需营养素。我们不能仅仅为了进行研究，就剥夺人们生活所需的某些营养素。再者，请记住，食物中含有数量惊人的不同生物分子。假如我们发现某种特定食物与某种健康效应之间存在联系，我们也很难或不可能把产生预期效果的确切分子分离出来，因为食物的成分很复杂且营养物质之间可能还存在相互作用。此外，要考虑消费者本身潜在的基因因素。这里还有一个实际的难题，那就是如何将营养研究建立在人们对所吃东西的真实回忆之上（你还记得你在上周二晚餐时吃了什么吗？你会坦承你昨晚没忍住吃了巧克力甜点吗？），以及如何掌控生活方式上（上周你出了几次汗？你抽过烟吗？抽了多少？）。这些变量，甚至还有更多的变量，都可以被纳入饮食方程式中。

2018 年，这些复杂性引发了 2013 年发表在著名的《新英格兰医学杂志》（*New England Journal of Medicine*）上的一项重大研究的撤回。该杂志一向力挺地中海式饮食，多年来你肯定听说过地中海式饮食是十分有益的。此种饮食富含橄榄油、坚果、植物蛋白、鱼、全谷物、水果和蔬菜，而且用葡萄酒佐餐。2005 年前后，作为最早探索地中海式饮食的研究项目之一，PERIMED（Prevención con Dieta Mediterránea，《以地中海式饮食预防》）出现于西班牙，其成果发表在《内科学年鉴》（*the Annals of Internal Medicine*）上。[4] 该研究得出的结论是，地中海式饮食可以降低心血管风险因素。这篇发表于 2013 年的研究报告显示，在 55~80 岁的人中，相较于那些吃典型低脂食物的人，以地中海式饮食进食的人患心脏病和中风的风险低 30%。2018 年，该研究的作者在同一杂志上发表了对其 2013 年数据的重新分析，以回应外界对其方法论的批评。[5] 尽管他们当初的研究确实存在缺陷，主要是受制于我前面提到的因素，但他们的总体结论依然保持不变。大量其他研究也表明，与不参照地中海式饮食进食的人相比，坚持地中海式饮食的人年老之后的脑容量更大。

玛莎·克莱尔·莫里斯博士（Dr. Martha Clare Morris）是芝加哥

拉什大学的流行病学教授、拉什健康老龄化研究所（Rush Institute for Healthy Aging）所长，也是全球脑健康理事会的创始成员。她在 2020 年去世之前，曾开展了开创性的工作，以期寻找有效的饮食方案来预防阿尔茨海默病。2015 年，基于对营养、衰老和阿尔茨海默病的多年研究，她公开发表了有益于大脑健康老化的麦得（MIND）饮食法。[6] 随后她出版了《麦得饮食法》（*Diet for the MIND*）一书。[7] 她的研究聚焦于尽管面对营养研究中的固有局限性，但仍尽可能符合科学方法的那些研究。2018 年，当我与她谈起她的研究时，她很兴奋，因为她的调查是最早揭示饮食对大脑影响的调查之一。尽管她承认营养学研究的局限性，但她相信我们最终能够依据大数据提出我们该吃什么的建议。

麦得饮食法汲取两种流行饮食法［地中海式饮食和预防高血压饮食法（DASH）］的基本要素，然后进行修改，以便在饮食法中加入符合科学的某些更改，从而改善大脑健康。MIND 是一个容易记住的缩写，它的全称是 Mediterranean–DASH Intervention for Neurodegenerative Delay（地中海–DASH 饮食法干预神经退行性延迟）。这种饮食法没什么令人惊奇之处，无非极力推荐蔬菜（尤其是绿叶蔬菜）、坚果、浆果、豆类、全谷物、鱼、家禽、橄榄油等，若喜欢还可加上葡萄酒，但排斥红肉、黄油和人造奶油、奶酪、糕点及其他甜食，以及油炸食品或快餐。这种饮食方式的效果好得让人惊叹。十多年来，她对近千人进行了有关这一饮食方式的掌控得当的研究，她表示，这种饮食法可以效果可测地预防认知能力下降，并降低患阿尔茨海默病的风险。在麦得饮食法测试中，有 1/3 的受试者得分最低（表示较少采用本饮食法），他们的认知能力下降速度最快；而得分最高的那 1/3 的人的衰退速度最慢。与得分最高的受试者相比，得分最低的受试者相当于增龄七年半。我会夺回这七年半的衰老，我相信你也会的。得分最高的 1/3 的人患阿尔茨海默病的风险降低了 53%，而得分居中的那 1/3 的人患阿尔茨海默病的风险也降低了 35%。

所以，尽管进行营养研究会遇到各种挑战，但我们有数据显示，营养对大脑确实有直接的影响，我们正步步接近于以食养脑的最佳方式。在人类临床试验、老鼠模型和流行病学研究所取得的结果之间，我们发现了很多证据，足以完全自信地做出某些断言。我从心底里知道，你其实已经非常清楚，每天早上吃小松饼，再喝一杯摩卡奇诺咖啡，也许并不能带你达到你真正需要达到的健康程度。饮食方式或许会让人无所适从，但食物不会。

误传：羽衣甘蓝、菠菜、坚果和种子等超级食物可以保护你的大脑。

真相：“超级食物”这个词根本没有任何医学意义。尽管它蕴含那些食物对健康有益的意思，但其实这是食品工业用来推销更多产品的营销话术。一些头顶着“超级食物”光环的食物，或许的确对你超级有好处，比如新鲜的蓝莓和一些富含 Ω–3 的澳洲坚果，但要当心那些号称对大脑有特殊功效的说法。其实，市场上出售的“超级食物”偏偏缺的就是这样的功效。100% 用水果榨的果汁饮料的成分其实大部分是糖，而当初那些令这些水果被视为“超级”的成分——水果纤维也被弄没了。

对心脏有益的对大脑同样有益

在我的职业生涯中，我见证了我们在如何看待饮食和大脑健康之间关系上所发生的巨大变化。一旦科学发声了，而医生也听到了，那么就形成了这句箴言：“对心脏有益的对大脑同样有益。”这句话并没有描绘出全部的情况，但它不是一个很差的起点。受饮食影响的常见疾病，如高血压、高胆固醇和糖尿病，会损害心血管健康和认知健康。因为你正在读这本书，所以你可能了解了这一点，尤其是你还患有上述任何一种病症的话。但换个角度，且表达得更准确些，我们也可以说，有益于心脏健康的食物，也就是有益于大脑健康的食物。

最近的研究评估了数十年来数量庞大的各类人群中痴呆的发病率，发现在心血管健康改善的同时，痴呆的发病率也同步降低了。2018 年年初，美国退休人员协会发布了《2017 年大脑健康和营养调查报告》，该调查也发现，在 50 岁及以上的人中，相比于患有心脏病的人，没有心脏病的人将自己的大脑健康 / 心智敏锐度评价为“优秀”或“非常好”的明显要多得多。[8] 心脏和大脑之间的联系，远不只大脑接收来自心脏的血液这一件事。然而，重要的是要记住，大脑的功能非常独特，一般都独立于身体的其他部分运作。甚至还存在一种屏障，亦即血脑屏障，其作用就像一扇门，只允许某些对神经功能至关重要的分子经血液进入大脑。这就是大脑相对独立的原因。

为探求更多有关饮食与大脑健康的见解，我特意拜访了神经学家理查德·艾萨克森博士（Dr. Richard Isaacson），他是威尔·康奈尔医学院阿尔茨海默病预防诊所的主任。这是一家具有开创性的预防诊所，在大脑健康领域处于医学前沿。他也是《阿尔茨海默病的预防和治疗饮食》(*The Alzheimer's Prevention and Treatment Diet*）一书的合著者。[9]最初，该医学院院长认为艾萨克森搞所谓“预防”诊所简直是疯了，因为阿尔茨海默病一直被认为是不可预防的。但时代变了，人们的想法也变了。相关的临床试验在世界各地如雨后春笋涌现，以开展相关研究，对认知功能衰退及痴呆风险增大的人群具有保护作用的生活方式进行干预。其中一项是“芬兰关于预防认知障碍及失能的老年干预研究”，简称“芬干”研究（FINGER Study），由全球脑健康理事会的创始管理成员米亚·基维佩尔托博士（Dr. Miia Kivipelto）领导。此项研究于2014年完成，提出了一项为期两年的针对健康饮食和锻炼的联合疗法，并发现这些策略确实有助于保存认知能力。在美国，阿尔茨海默病协会正在主导“通过生活方式干预降低风险以保护大脑健康的美国研究”，简称“美干”（U.S. POINTER）研究，该研究还包含一项为期两年的临床试验。而在纽约，艾萨克森博士正在这片未知的水域中开展自己的探索。

威尔·康奈尔医学院院长在艾萨克森身上赌了一把，因为他对艾萨克森这么年轻（为创建诊所而据理力争时还不到30岁）就取得如此的资历印象深刻，并愿意让他“做筛查这件事”。现在，艾萨克森博士全面监管分别负责开发技术应用程序、协助研究项目及开发认知测试新方法的几支团队。2018年年底，他的作品登上了《阿尔茨海默病与痴呆》杂志的封面。这是其研究领域中最负盛名的期刊之一，也是阿尔茨海默病协会的旗舰期刊。[10]次年，他的开创性研究在阿尔茨海默病协会的年度会议上推出，并发表在同一本杂志上。[11]这项研究占据主流头条是有充分理由的，因为他在研究中证明，通过简单地干预生活方式，纵使家族有阿尔茨海默病史，人们也能将因年龄增大而导致的认知衰退平均推迟 2~3 年。“在失忆症状出现的数十年前，阿尔茨海默病就开始在大脑中发生了，这为具有潜在风险的人们留出了充足的时间做出使大脑更健康的选择。”他反复对我说，“我们的研究表明，人们可以主动先行一步，与他们的医生一起努力，不仅改善自身的认知功能，也降低罹患老年性痴呆和心血管疾病的风险。平均而言，人们会收到 21 个为他们量身定制的建议。考虑到这项研究的结果，以及之前的所有证据，人们应该感到自己有能力从今天开始掌控自己的大脑健康。如果患者本人一切都做对了，那么 1/3 的阿尔茨海默病都是可以预防的，我相信因人而异的管控是我们对抗阿尔茨海默病最有前途的方法。”他的方法正在掀起一场大脑医学的革命。在他之前，医生们并未考虑过饮食对大脑的影响，而艾萨克森则不同，他会给病人开出某些特定食物的处方，因为他知道营养确实举足轻重。他看到患者获得了不同寻常的治疗结果。他的处方中还包括其他基本的生活方式策略，如锻炼、睡觉和压力管理，我将在本书第二部分的末尾对这些做详细描述。我确实认为，他为 21 世纪解决大脑健康和大脑疾病问题创建了一个新的模式。那些在该项研究开始时被诊断为轻度认知损害的人，由于遵循了至少 60% 的建议，其认知能力得到了改善。

艾萨克森博士在控制这一疾病的传统方式中采用了一种全新的做法，并将他的做法比作我们预防和治疗其他慢性疾病的方法，如高血压和糖尿病。预防及治疗痴呆，需要为每个人制订个性化的计划，因为没有一个患者是相同的。尽管患者的症状和病理看起来很相似，但导致他们患病的因素和他们个人的潜在风险值可能非常不同，所以对这个人有效的方法，对另一个人可能就没有帮助。艾萨克森博士的理论与适用于我们所有人的未来医学原则是一致的，即精准医疗，也就是根据每个人的生理状况和需求，提供具体、全面的方案和处方。个性化治疗会考虑人们的基因、环境和生活方式。艾萨克森之所以喜欢把精力集中在预防上，是因为他非常清楚，这种疾病在尚未出现任何外在迹象的几十年前就已经开始了。为了完成他的使命，他在 AlzU.com 上推出了免费的在线课程，外行人（和医生）可以通过这些课程自学大脑健康知识，并从面向普通受众所做的科普性描述中了解该研究的进展。在本书第三部分，我会分享有关其干预研究的惊人结果的更多细节。艾萨克森是第一批指出生活习惯有益于预防认知功能衰退风险和减轻相关症状的科学家之一。最为重要的是，从患者加入其研究计划后，他仅仅用了 18 个月就揭示了相关的改善状况，一些患者只有二十几岁，且没有明显的有认知问题的迹象，但都希望未雨绸缪，以完全避免年老后罹患痴呆。

艾萨克森博士将自己的工作重心放在了降低风险上（他和他的兄弟都是因为家族的健康史而成为神经学家的）。使艾萨克森真正受到触动的是与他的叔叔鲍勃有关的经历。艾萨克森 3 岁的时候，他掉进了姑姑家的水池里，并沉入水底。当时正在海军服役的鲍勃跳下水救起了他。当艾萨克森读高中报考医疗专业时，70 岁的鲍勃被诊断患有阿尔茨海默病。艾萨克森感到重任压肩，他一直在想，自己能否研发出一种疗法来帮助这位救过他性命的人。他的人生使命已然确立。

迪安 · 欧宁胥（Dean Ornish）的使命也没有什么大的不同。在位于旧金山湾区的预防医学研究所，他和他的事们，包括加州大学旧金山分校记忆和衰老中心主任布鲁斯 · L. 米勒博士（Dr. Bruce L. Miller），正在进行随机、可控的临床试验，以确定是否可以完全不用药物、设备或手术，通过全面的生活方式治疗项目来逆转阿尔茨海默病由早期到中期的发展。这一方案的核心是饮食，也包含其他一些最基本的改变，不但任何人都可以做到，而且无创、便宜。欧宁胥博士长期以来一直支持通过饮食干预来治疗甚至逆转一系列慢性疾病，如冠心病、2 型糖尿病、早期前列腺癌、高血压、高胆固醇和肥胖。作为多本畅销书［包括其新作《撤销！》（*UnDo It*！）］的作者，他是生活方式医学领域的开拓者，并且已将目光投向阿尔茨海默病的治疗。[12] 他认为，就科学证据而言，我们目前所处的阶段与 40 年前冠心病的处境非常相似。换言之，流行病学数据、既往临床证据和动物研究表明，可以通过全面改变生活方式来预防阿尔茨海默病或减缓其发展。

预防阿尔茨海默病，甚或在确诊后减缓其症状的整个思路，是 21 世纪的概念。在听取了来自世界各地的研究人员的看法后，我相信这样的成就尽在我们的掌握之中，而且很可能就从我们如何为身体补充能量开始。无论是现在还是将来，你吃进嘴里的东西有可能就是最能影响你大脑健康的益处之一。毕竟，你每天都得吃东西，而身体对你吃下去的东西的反应，最终会影响你的整个生理机能，一直到你的大脑。

尽管没有哪一种单一食物是保持大脑健康的关键，但多种健康食物组合在一起，就有助于确保大脑免受攻击，而且你无论何时开始都不会太早。好好想想吧。年轻时所吃的食物，可以为日后保护大脑奠定基础。

毫不奇怪，以高盐、高糖、高热量与饱和脂肪为特征的典型西式饮食对大脑不利。研究得出的结论是，富含各种新鲜水果和蔬菜的植物性饮食，尤其是浆果和绿叶蔬菜，都与更好的大脑健康有关。我知道这话你已经听过无数遍，怕是耳朵都听出老茧了。我也一样。但有一些简单的数据，我会经常拿来跟我的病人分享，以便说明情况，比如："据估计，每天增加一份水果摄入量，就有可能将死于心血管事件的风险降低 8%，这相当于美国每年避免 6 万人死亡，全球避免 160 万人死亡。"[13]

好消息是，极其微小的变化也可以产生极其巨大的影响。谁能抱怨伸手去拿一个多汁的苹果或一把甜美的蓝莓呢？记住，我们谈论的是一种饮食方式，而不是那种严格的吃这个不吃那个的强制指令。只有 10% 的美国人每天按照推荐量摄入水果和蔬菜。据报道，2018 年，超过 1/3 的美国人每天都吃快餐。[14] 每天至少有一顿饭来自比萨外卖或不下车取餐。令人惊讶的是：收入越高，快餐摄入量也越高。

但是，吃得好意味着要吃真正的食物，而不是药丸和营养品。虽然我们都喜欢将微量营养素打包后一口吞下的想法，但这种方法并不有效，也不太可能。瓶子标签上列有花椰菜成分，但里面的胶囊却不一定真的含有花椰菜。有证据表明，当作为搭配均衡饮食的一部分时，维生素和矿物质等微量营养素的益处才能够最大化，因为健康食品中的所有其他成分都能让微量营养素被很好地吸收，并更好地发挥作用。这可以被看作一种"随从效应"（entourage effect）。固然有一些球员是明星，但如果没有其他队员的配合，他们也玩儿不转。换言之，从鸡蛋中获取 B 族维生素和从鱼中获取 Ω–3 脂肪酸胜过单独服用维生素和营养素。

改变饮食以优化你的大脑是需要一些时间的，我意识到，确实也应该花一些时间。我们大多数人一般都知道什么对我们好，我们喜欢什么，不喜欢什么。几年前，我坚持写饮食日记，以便找出什么最适合我。像泡菜这样的发酵食品对我来说是个秘密武器，但对你来说可能就不是。我偶尔会把泡菜当零食吃，以便提高我的工作效率。找到适合你的饮食方法，让它成为你日常生活的一部分。在第 9 章中，我将给出关于饮食计划的一些建议，这样你就知道如何在一天当中选择合适的食物，并为自己制订个性化的饮食计划了。我现在分享的一个想法就是，每天盯住 7 种不同颜色的食物（是真正的食物，而不是果冻豆）。这通常会给你身体提供所需的宏量及微量营养素。这可能比你想象的要难一点儿。抢答：你能说出 7 种不同颜色的食物吗？

在过去的几年里，我专注于创造一种即使在旅途中也能轻松保持的饮食方式，但它确实需要规划和坚持。你应该努力去做同样的事情，这可能需要学习如何到蔬果店购物的新方法，为你和你的家人找到最优质、最新鲜且不超预算的食物。然而，你应该立马就做的是阻止来自外界的对你大脑的攻击。减少糖和人工增甜饮料、快餐、加工肉类、高盐食品的摄入量，这不再是不痛不痒的建议，而是一种强制要求。不要购买园丁或农民（或你的曾祖母）都不认识的食物。当你用坚果、胡萝卜和鹰嘴豆泥取代薯片和加工过的奶酪蘸酱时，你就减少了反式脂肪和饱和脂肪的摄入，还能吃到令人满意的零食。这是一个简单的方法，但对你的大脑非常有帮助。

根据美国退休人员协会《2017 年大脑健康和营养调查报告》，50 岁及以上的成年人，如果每天按推荐量摄入水果和蔬菜，与那些没有按推荐量摄入的人相比，其大脑健康状况有显著改善（70% 对 61%）。[15] 该调查发现，无论男性女性，吃的水果和蔬菜越多，他们对自己大脑健康的评价就越高。在那些说自己从不吃任何蔬菜的人中，只有不到一半（49%）的人认为自己的大脑健康状况“出色”或“非常好”。

大脑美食指南

由于世界各地文化习俗和生活方式丰富多样，选择饮食就有了许多不同的路径。我知道我的三个女儿吃的东西各不相同，与我的口味也不一样，但我们都会专门多花时间去吃真正的食物，而不是拿盒装、袋装或瓶装的那些东西充数。尽管有些食物顶着“超级食物”的光环，但没有任何单一食物堪称改善或保持大脑健康的灵丹妙药。别忘啦，是我们一日三餐中的食物与营养素的搭配组合决定了有益健康的那些好处。为了让我的描述尽可能简单和易记，我采用 S. H. A. R. P. 来总结我的有益大脑的饮食指南。

- S= 少摄入糖，坚持 ABC（Slash the Sugar and Stick to your ABCs）

你无法反驳这样一个事实，即我们大家在减少了糖的摄入量后，也照样可以过得很好。这是总体上尽量食用健康食品并限制加工类垃圾食品的最简单方法。每个美国人平均每天消耗 163 克精制糖（652 千卡），其中大约 76 克（302 千卡）来自从高果糖谷物糖浆中提取的高度加工的果糖。[16] 我的猜测是，这种大量的糖摄入来自液体形式的苏打水、能量饮料、果汁、调味茶等，又或者源于我们食用的加工食品。我曾在《60 分钟》（*60 Minutes*）节目上做了一期关于糖对身体的毒性的内容，之后我便把添加糖从我的饮食中剔除了，可一时间还小有留恋，但现在我可以毫无困难地避免食用那些通常富含糖的食物（更不用说其他不需要用心就能辨别的成分了）。这是一个全面的胜利。

即使在我动得不那么多的时候，我的体重也能保持稳定，高糖饮食对“我的认知寿命之长短”的影响是毫无疑问的。只要一吃糖，我就无法保持高效率，因为崩溃不可避免地发生了。

糖摄入量与大脑健康之间的相关性广泛而又多样，过多的细节就不再赘述，以免大家感到无聊。尽管如此，我还是会给出一些理由来解释为何过量的糖会对大脑造成如此大的毒害，归结起来，也就是我们与血糖控制的关系。

在第一部分中，我讲到，鉴于大脑不能正常使用胰岛素，现在阿尔茨海默病已被认定为 3 型糖尿病。我还指出，控制血糖等同于支持大脑健康。多项精心设计的研究发现，无论其血糖水平是否已经符合糖尿病标准，血糖高的人的认知能力下降速度都要快于血糖正常的人。拥有正常体重的人，不一定患高血糖，但对于那些过度肥胖的人来说，高血糖几乎就是标配。过量的脂肪不仅会让人产生胰岛素抵抗，而且脂肪本身会释放激素、细胞因子和蛋白质，进而导致炎症增加，在身体和大脑中产生缓慢燃烧之火，并加剧认知能力的恶化。

当你恪守你的 ABC（稍后再讲）时，你就会自动削减糖的摄入量并降低血糖失衡、胰岛素抵抗和罹患痴呆的风险。我不是要求你一点儿糖都不吃，因为我们都喜欢生活中有一点点甜蜜。但是，减少糖的摄入量并对糖的来源更加挑剔，却是我们要做的转变。从一块牛奶巧克力或果汁中提取的糖，与从黑巧克力或蜜瓜中提取的糖完全不是一回事。当你想要增加一点儿甜味时，你可以试试加一小撮天然甜叶菊、少许蜂蜜或一汤匙真正的枫糖浆。

那么，人造糖行吗？对不起，它们并不是很好的替代品。虽然我们总是认为用类似阿斯巴甜、糖精或半天然的三氯蔗糖等产品来代替精制糖是在帮自己的忙，但这些东西并不理想。人体不能很好地消化这些东西，所以这也是它们没有热量的原因，但它们仍然必须通过胃肠道。长期以来，我们一直认为人造甜味剂在很大程度上是惰性成分，不会影响我们的生理机能。但在 2014 年，一篇被广泛引用的里程碑式的论文在《自然》杂志上发表，证实人工甜味剂会以导致胰岛素抵抗和糖尿病等代谢紊乱的方式影响肠道菌群（微生物组），从而同样助推体重超标和肥胖流行，而这些却是它们原本号称要应对的。[17] 正如你现在所知道的，这些状况完全相同，一样会增加大脑衰退和严重功能障碍的风险。你应尽量避免食用这些糖类替代品。一般来说，减少食用精制面粉和各种糖（无论是真糖还是人工糖）是一个好主意。这就是说要彻底排除或严格限制薯条、饼干、糕点、松饼、烘焙甜点、糖果、麦片和百吉饼的摄入。对那些标有“节食”、“低糖”或“无糖”标签的产品要特别当心，因为这通常意味着它们是人工加糖的。记住，最好的食物是不带营养标签或健康声明的，它们是你能够在食品果蔬店里找到的完整的、真正的食物。

现在我们来说说上面提到的 ABC。这是一种甄别一流食品的方法，包括“最优食品”（A 表）、“应包含类食品”（B 表）或“限制类食品”（C 表）。全球脑健康理事会在其 2019 年的报告《脑食物：全球脑健康理事会关于滋养大脑的建议》中描述了世界各地最有益于大脑健康的饮食，并给出了鼓励类和限制类食物的大致范围。在本章后面，我将给你提供一些做饭的想法，这样你就可以看到这些 ABC 在现实生活中是如何发挥作用的，这有点儿类似于地中海式饮食。

A表　最优食品

新鲜蔬菜（尤其是绿叶蔬菜，如菠菜、甜菜、羽衣甘蓝、芝麻菜、绿甘蓝、芥菜、长叶莴苣、瑞士甜菜、萝卜叶）

完整浆果（非果汁）

鱼类和其他海鲜

健康的脂肪（例如：特级初榨橄榄油、牛油果、全蛋）

坚果和种子

B表　应包含类食品

豆类和其他豆科蔬菜

完整水果：（浆果之外）

低糖、低脂乳品（例如：原味酸奶、白软干酪）

禽肉

全谷类

C表　限制类食品

煎炸食品

糕点、含糖食品

加工食品

红肉：（例如：牛肉、羊肉、猪肉、鸭肉）

红肉制品：（例如：培根）

全脂乳品（富含饱和脂肪一类，如奶酪和黄油[①]）

盐

● H=喝（补）水要讲究（Hydrate Smartly）

随着日益年长，我们口渴的感知能力也会减弱。这有助于解释为什么脱水在老年人中很常见，而且脱水是老年人进急诊室和医院的主要原因。有一个很好的经验法则，即如果你感到口渴，那就说明你已经等了太久。（同理，如果你觉得吃饱了，就说明你吃得太多了。）

我的口头禅之一是“喝而不吃”。我们常把口渴误认为饥饿。即使是中等量的脱水也会消耗你的精力，减缓大脑节奏。因为我们的大脑并不擅长区分口渴和饥饿，如果周围有食物，我们通常都会去吃。结果，我们总是吃得过饱，而且身体长期缺水。

身体的水合作用状态与认知能力和情绪之间的关联是众所周知的。身体缺水通常会导致老年人群中的认知问题，这一点可以通过检查短期记忆、数字能力、精神运动能力和持续注意力等方面的变化来评估。研究人员发现，即便是中度脱水也会导致思维混乱、定向问题和认知

---

① 有关饱和脂肪的争论众说纷纭。就引发心脏病而言，饱和脂肪和糖哪个更糟糕？饱和脂肪，尤其是来自动物产品的饱和脂肪，并非无害。假如你食用很多肥肉、黄油、猪油和奶酪，那么你摄入的大量饱和脂肪会增加你因各种疾患而过早死亡的风险，其中也包括痴呆。然而，研究结果表明，用高度精制的碳水化合物（如白面产品和白米）来替代黄油、奶酪和红肉并不能降低患心脏病的风险。我宁肯你喜欢搭配手工奶酪来享用全谷物面包或薄脆饼干，也不愿你用布法罗辣鸡翅去蘸蓝纹奶酪沙拉酱，或着直接吃辣椒奶酪薯条。我的意思你懂的。

缺陷。[18] 思维技能受影响的程度取决于身体脱水的严重程度，而认知表现及相应的神经活动在多大程度上可以随着补水而逆转，这是一个正在进行研究的课题。此处得到的结论就是要保持水分，这样做的最好方法就是喝水。你也可以喝早咖啡或早茶。

大多数人是从咖啡因中获得抗氧化修复的。一些研究发现，喝咖啡和茶与降低认知功能衰退及患痴呆的风险之间存在关联。[19] 但我们尚不十分清楚这种情况为何及如何出现。我们知道，咖啡因的短期效应已被证明能提高人的警觉性和认知表现（以及运动表现），但长期效应却鲜为人知。好几项研究都表明，久而久之，与不怎么喝咖啡的人相比，喝咖啡的人的认知功能要好很多。但是，咖啡和茶中的咖啡因或化合物也许并不是效果改善的原因，因为喜欢喝茶和咖啡的人有可能受教育水平更高，身体也更健康，而这些倒的确与认知能力的改善和患痴呆的风险的降低密切相关。好消息是，除非你在喝咖啡的同时又大量饮用含咖啡因的能量饮料（无论如何你都不应该这样做），否则喝咖啡或茶不会对你的大脑造成任何伤害。一定要确保摄入咖啡因不会影响你的睡眠。对大多数人来说，理想的做法是在下午减少咖啡因的摄入，尤其是下午 2 点以后就不再碰咖啡因了。

饮酒不能算作补充水分的一种来源，但它可以是健康饮食的一部分。我们在新闻中会听到关于饮酒的相互矛盾的说法，有人说饮酒有好处（也有人说没一点儿好处）。虽然有大量证据证实，适量饮酒对保护心脏健康和保持认知能力均有益，但某些研究表明，只要饮酒，就会对大脑产生不利影响。对某些人而言，哪怕只是适量饮酒，也会对大脑健康产生负面影响。差异就在此处，就在某些人身上。对你来说，每天一杯葡萄酒，可能对你心脏和大脑的长期功能更好，但对你的朋友来说，情况可能正好相反。饮酒的问题在于，人们慢慢地就会越喝越多，对过量饮酒产生耐受性，进而养成不良习惯，甚至染上酒瘾。过量饮酒会带来短期和长期的风险，包括学习和记忆问题。酒精的过量摄入对人体的各个器官会产生负面影响。随着年龄的增长，人们对酒精的代谢能力也会下降。2017 年，发表于《美国医学会杂志 · 精神病学》的一份报告揭示了一个令人震惊的情况，即酗酒正在老年人中呈上升趋势。[20] 研究人员推测的原因有很多，从一般的焦虑增长，到有更多的健壮长寿者认为自己可以延续年轻时的饮酒习惯。

关于饮酒的风险效益分析，以及与之相关的研究争论肯定还会继续，但我的建议是：如果你本来就不喝酒，那为了保护你的大脑，你就不要开始喝酒了。而如果你原来就喝酒，那也不要过量，因为目前尚不清楚对大脑健康有益的饮酒量到底是多少。对男性来说，一天喝两次［一次约为 12 盎司啤酒，5 盎司葡萄酒，或 1.5 盎司（一小玻璃杯）烈酒］就算适量；而对女性来说，适量就是只喝一次。这么说的部分原因在于女性体形较小，而且更多的酒精会提高女性患乳腺癌的风险。最理想的做法是，尽量选择红酒，这主要是因为红酒含有多酚和微量营养素，这些成分可作为抗氧化剂来影响血压，而烈酒和啤酒中通常不含这些成分。

● A= 爱上更多 Ω–3 脂肪酸（Add More Omega–3 Fatty Acids from Dietary Sources）

近来我们听到很多关于 Ω–3 脂肪酸有诸多好处的说法，称其为来自海产品、坚果和种子中的滋养大脑的瑰宝。不幸的是，美国人的饮食中含量极高的却是另一种脂肪酸——Ω–6，这种脂肪酸大量存在于加工、油炸和烘焙食品所使用的玉米油和菜油中。结果就是我们摄入了不成比例的 Ω–6 脂肪酸。根据人类学研究，我们靠狩猎和采摘为生的祖先所消耗的 Ω–6 脂肪酸和 Ω–3 脂肪酸的比例大约是 1∶1。今天，普通美国人摄入的 Ω–6 脂肪酸与 Ω–3 脂肪酸则完全不成比例，这两者之比竟然在 12∶1到 25∶1。你可能会猜到，这主要是因为我们摄入了太多的 Ω–6 脂肪酸，而与此同时，我们摄入的更健康、对大脑有益的 Ω–3 脂肪酸却大大低于进化标准。

多脂鱼类是 Ω–3 脂肪酸的绝佳来源（尤其是鲑鱼、鲭鱼和沙丁鱼），甚至像牛肉、羊肉、鹿肉和水牛肉这样的原生肉类也含有这种健康脂肪。Ω–3 脂肪酸的植物来源包括亚麻籽、植物衍生油（橄榄油、菜籽油、亚麻籽油、大豆油）、坚果和种子（奇亚籽、南瓜子和葵花子）。食物而非保健品是获得 Ω–3 脂肪酸的最佳途径。事实上，由于研究结果不一，鱼油保健品最近受到了严格审查。尽管食用鱼油保健品被标榜为一种可以保护心脏、减少炎症并改善心理健康的简单方法，但证据远不够明确，也无法令人信服（然而美国人每年花在购买非处方鱼油保健品上的费用却超过 10 亿美元）。

例如，2019 年 1 月，哈佛大学研究人员在《新英格兰医学杂志》上报告说，对年龄在 50 岁以上的男性，以及 55 岁以上的女性而言，若他们本身没有心血管疾病的风险因素，那 Ω–3（也称深海 N–3）脂肪酸保健品就不具备降低心脏病发作可能性的任何作用。[21] 其他研究也表明，服用过多的鱼油（很容易被添加在保健品中）可能会导致令人惊讶的副作用，如高血糖，并由于影响凝血功能而增加出血的风险，以及腹泻和胃酸反流（胃灼热）。[22] 要是你真的缺少 Ω–3 脂肪酸，那我宁愿你从食物中摄取，而不是通过保健品。食用鱼类和坚果，再怎么样也不会（脂肪酸）超量！请记住，几乎所有关于 Ω–3 和大脑健康关系的研究很大程度上都是依据食物来源进行的，而不是保健品。这一事实本身就足以说明问题。

Ω–3 脂肪酸对大脑的影响已经得到了广泛的研究，有海量的信息涉及 Ω–3 脂肪酸和健康大脑衰老之间的联系。对 Ω–3 脂肪酸作用的研究普遍将之视为一个整体来考虑，而不是着眼于 Ω–3 脂肪酸的各种具体类型，如 EPA（二十碳五烯酸）、ALA（α – 亚麻酸）和 DHA（二十二碳六烯酸）。DHA 是大脑中最普遍的 Ω–3 脂肪酸，在维持神经元薄膜方面起着重要的作用，鱼类和藻类都含有大量的 DHA。难怪根据大规模调查报告，那些每周都要吃鱼或其他海鲜的人的大脑比从不吃鱼或海鲜的人的大脑更健康。

我认为，可以肯定地说，我们多吃鱼的效果应该很好。在一些乡村地区，鱼可能比肉更便宜。你一定要清楚你吃的鱼是从哪里来的。要避免食用来自受污染的水域或鱼体中汞含量过高的地方的鱼。汞是一种对大脑有害的重金属，且不易从体内清除。蒙特利湾水族馆（the Monterey Bay Aquarium）的海产观察网站（www.seafoodwatch.org）是一个很好的资源，该网站可以帮你选到最干净的鱼，而且不管是野生的还是养殖的，这些鱼对环境的影响都是最小的。

误传：在饮食中补充维生素、Ω–3 鱼油是一件好事。这将有助于弥补饮食中的欠缺。

真相：保健品替代不了真正的食物，而且有些可能有害。可悲的是，保健品行业缺乏监管，生产商不必测试其保健品的有效性或安全性。虽然有一些高素质的保健品生产商有可靠的道德记录，但你仍然应当在医生的建议下考虑个人的使用。

让我展开一点儿来谈保健品，并不仅限于鱼油。一个基本的规则是，当你的饮食正确时，你就没必要补充营养。虽然每天服用多种维生素可能会产生安慰剂效应（即你认为这实际上会对你有好处或多少能够弥补营养不足），但维生素并不会有助于你预防任何疾病或大脑衰退，除非你是真的营养不足。尽管在西方世界营养不足极为罕见，但一些神经学家还是会根据患者的个人情况和生理状况推荐某些保健品。我们大多数人都吃经过强化的食物。即便是新鲜的蘑菇，现在也通过照射方式“强化”了其维生素 D 含量。包括哈佛大学的彼得·科恩（Pieter Cohen）在内的研究人员指出，由于经过强化，即使在标准的美国饮食中，我们也不太可能普遍缺乏大多数维生素。问题更多出在我们吃的量太大，而非吃得不够。

当我在拍摄一部关于保健品行业的影片时，我震惊于该行业竟然如此不受监管。2019 年迄今，美国食品药品监督管理局已经向非法营销 58 种声称可预防、治疗或治愈阿尔茨海默病或其他严重疾病的膳食保健品的公司发出了 12 封警告信。在产品上市之前，保健品生产商没有太多的义务去证明它们的产品是安全的或有效的。正如《阿尔茨海默病自我管理全书》一书的作者、洛马林达大学的迪恩·谢扎博士（Dr. Dean Sherzai）解释的那样，实际上，将食物中的“好东西”提取出来做成药丸比你想象的要难得多。[23] 虽然你可以分离甚至合成其活性成分，但真正的食物是由大量的分子构成的，而我们在确定其作用方面才刚刚开始触及皮毛。一些看似惰性的分子可能会帮助活性成分在体内流动，起到载体的作用。其他分子可能会帮助解锁受体，使这些分子激活它们的目标。正如我之前提到的，这可以被称为“随从效应”，这也是真正的食物总是比保健品更好的原因。

请记住，大多数关于保健品效用的研究都依赖于使用者自报的使用情况和症状。这给解读和偏见留下了很大的空间。这就是为什么我们得到的研究总是相互矛盾，今天说它是伟大的救世主，而明天它又被说成一点儿好处也没有。如果你打算服用保健品，请在医生的监督下服用。在这个领域内需要因人而异。

误传：服用市场上推销的促进大脑健康的保健品，如银杏叶、辅酶 Q10 和水母蛋白（apoaequorin，一种来自水母的蛋白质）是预防痴呆的极好方法。

真相：我们都乐于幻想靠每天吃几片药就能保持我们的认知能力。这些抗痴呆保健品背后都有巧妙的广告支撑，通常由大型零售商销售，为它们涂上似乎完全合法的色彩。但它们并没有科学依据。正如你常在互联网、报纸广告和电视上看到的那样，生产商都在信誓旦旦地打包票，但是并没有任何已知的膳食保健品能够改善记忆或防止认知衰退或患痴呆。这些保健品通常是通过买家评价来推销的，这对担心大脑健康的人确实有吸引力。别被忽悠啦！与其把钱浪费在保健品上，还不如去买点儿对大脑真正有益的东西，比如一双好的休闲鞋，或一个能让你晚上睡个好觉的新枕头。

- R= 让餐食分量减下来（Reduce Portions）

你以前一定听到过这个结论，即在实现任何与健康有关的目标中，分量控制是一种有效的技能和预防策略。西方人喜欢用大号盘子来盛堆得高高的食物。什么也比不了感恩节大餐或“超级碗星期天”盛宴（全美民众在“超级碗星期天”吃的食物比一年中其他任何一天都多）。偶尔一次的暴饮暴食害不死你（或你的大脑），但是平常的每一天，我们都必须小心翼翼地控制卡路里摄入量。我为撰写本书而与之交谈过的所有专家都提到了食物分量和卡路里控制。这是任何关于大脑健康的对话中都一定会涉及的。

想要控制食物的分量和卡路里，最简单的方法就是自己在家做饭，食材分量要精准，不要再吃第二顿。在做饭时，你知道你要放什么，因而能够更好地控制食材和分量。研究还表明，经常在家做饭确实能提高饮食质量，改善健康和体重。然而，有件事是我们经常想不到的，即烹饪的方法及它对营养的影响。例如，与快速高温烹饪（如油炸）相比，慢速低温烹饪（如翻炒）有很多好处。油炸会产生有害的化合物，从而引发炎症并损害大脑健康。如果可能，可以多煮、煲、蒸或烤。尽量多在家做饭另有原因，那就是想用哪种烹饪方法是你自己说了算的。外出就餐时，我们都倾向于吃油炸和烧烤食物。然而，在家里，除了控制烹饪方法，你也可以避免那些神秘的油、酱汁和其他佐料。如果时间上有问题，你不妨奢侈一点儿，充分利用现在越来越多的杂货上门配送服务。

那禁食呢？近年来，间歇性禁食作为一种减少卡路里摄入的方法，又重新成为人们关注的焦点，这也是我在为本书做基础研究时频频遇到的另一个主题。禁食有两种常见的方法。一种是在某些特定的日子里只吃热量很少的东西，其余时间则正常饮食。另一种是每天只在特定时间段进餐，而其余时间不吃饭。我认识很多医生，他们每天只吃两餐，而且很长一段时间都不吃东西。他们会从头一天的晚餐到第二天的午餐连夜禁食，即持续禁食 12~16 小时。这有助于减少他们摄入的总热量，当然，若他们在进餐时分量超大自然另当别论。尽管目前仍缺乏关于禁食益处的大规模长期研究，但动物模型中有一些证据表明，禁食可以减缓某些与年龄有关的疾病的进展，并能提升记忆力和稳定情绪。禁食还显示出能够提高胰岛素敏感度，就新陈代谢而言，这是一大好事。另外，最终受益的还是大脑的健康。[24]

马克·马特森博士（Dr. Mark Mattson）是约翰斯·霍普金斯大学医学院的神经科学教授，也是美国国立衰老研究所（National Institute on Aging）神经科学实验室的负责人。他一生中大部分时间都致力于研究大脑及每周禁食几天以减少热量摄入所带来的影响。[25] 在实验室实验中，马特森教授和他的同事们发现，间歇性禁食（按照他的定义，指每周至少两天限制热量摄入）可以帮助改善海马体中的神经连接，同时保护神经元免受那些危险的淀粉样斑块积累的影响。[26] 根据他的理论，禁食挑战大脑，通过激活适应性应激反应迫使大脑做出反应，从而有助于大脑应对疾病。从进化论的角度来看，这是讲得通的。有一点我们很清楚，如果禁食的方法正确，它就可以增加脑源性神经营养因子，这是我之前定义的一种蛋白质。这种营养因子有助于保护和加强神经连接，同时刺激脑细胞的新生长。体力活动和认知任务也能触发脑源性神经营养因子发展到较高水平。

但禁食并不适合所有人，有的人需要花一些时间才能适应，就好像久坐不动的人开始做运动一样。但我会在第 9 章给你一些建议，如果你想尝试，不妨事先咨询你的医生。我自己试过好几次，在第一次之后，做起来就比你想象的要容易得多。

- P= 盘算在先（Plan Ahead）

千万不要饿着肚子吃垃圾食品（简单的碳水化合物，缺乏纤维和饱和脂肪）。在我们身边，食物随处可得，尤其是垃圾食品。当饥饿袭来，而我们又没有准备好时，根深蒂固的动物本能就会把我们推向错误的方向。任何快速、美味和令人满足的东西都能将我们牢牢吸住（哇哦，芝士汉堡、薯条，还有软饮料！）。

一周一到两次，试着提前规划好你的几顿正餐，然后根据规划跑一趟杂货果蔬店。在这些膳食中，要有计划地加入更多食物纤维，包括整个的水果和蔬菜（水果中，香蕉、苹果、杧果和浆果的纤维含量很高；至于蔬菜，颜色越深，纤维含量越高）；全豆类和豆荚类；全谷物；种子，包括野生米和糙米。关于食物纤维，我谈论得不多，但它对大脑健康非常关键，因为它改变了一顿饭的整体化学成分。当你缺乏纤维时，你吃的碳水化合物会被更快地吸收，从而提高葡萄糖和胰岛素水平，并有可能增加炎症。长期以来的情况已经证明，纤维摄入可通过多种生物途径对预防抑郁症、高血压和痴呆有所帮助。[27] 一般来说，这也与人们自然健康地老去紧密相关。膳食纤维有两种类型，一种为可溶性纤维，一种为不溶性纤维。可溶性纤维溶于水后，就变成了一种可降低胆固醇和葡萄糖水平的凝胶，其存在于燕麦、豌豆、黄豆、苹果、胡萝卜和柑橘类水果中。不溶性纤维不溶于水，是维持其他消化液通过肠道的粗饲料。这种类型的纤维存在于坚果、全谷物、麦麸，以及蔬菜（如四季豆）之中。膳食纤维是一种结实物质，不易被肠道分解及被血液吸收（在穿越消化道后仍保持完整）。

要想摄入更多的纤维，没有比提前规划饮食更简单的方法了。重点是要在餐盘中添加更多的富含植物纤维的蔬菜，同时避免到普通餐馆就餐或叫外卖时吃到那些无纤维食物。

● 其他小贴士

有机的？草饲的？

与媒体报道相反，我们没有充分的证据证明，有机食品比常规种植食品能为我们提供更多的营养。大多数关注有机食物与常规食物差异的人，都会担心杀虫剂、除草剂、微量激素和抗生素有可能对人体健康造成潜在的不利影响，尽管这一点尚未得到充分的证明。当人们问我，吃纯有机食品是否比较理想时，我的回答是，以目前的科学水平来看，总的来说没有必要。但如果你担心传统耕作方式会让你接触化学物质，那就尽量不买那些在美国环境工作组（EWG）每年公布的“十二大肮脏果蔬”（Dirty Dozen）食物清单上的产品。这份榜单是基于美国农业部对最有可能携带农药残留的草莓、菠菜、油桃、苹果、葡萄、桃子、樱桃、梨、番茄、芹菜、土豆、甜椒等常规栽种食物的调查结果得出的。果皮较厚的水果和蔬菜的农药残留较少，因为厚果皮能保护内层果肉。只要像吃香蕉或牛油果一样去皮，就能除去大部分的残留物。EWG 还列出了另一份名为“十五大干净果蔬”（Clean 15）的食物清单，其中有鳄梨、甜玉米、菠萝、卷心菜、洋葱、甜豌豆、木瓜、芦笋、杧果、茄子、蜜瓜、猕猴桃、糙皮甜瓜、花椰菜和西蓝花。

当你偶尔想奢侈地吃一顿上好牛排时，草饲牛肉就是绝佳选择，完全碾压常规养殖牛肉。草饲牛肉源自不用玉米等谷物饲养的牛，因而与用谷物饲养的牛的肉质成分不同。草饲牛肉含有更少的脂肪，有更多的有益于心脏及大脑健康的 Ω–3 脂肪酸、更多的共轭亚油酸（另一种健康的脂肪），以及维生素 E 等抗氧化维生素。还有一种办法对我非常有效，那就是家里不存一点儿肉，我吃肉都是外出去吃。这有利于我坚持少吃红肉而更加偏向素食的饮食方式。

加点儿香料

我的饮食带有印度传统，富含各种辛香料。尤其是姜黄，它是公认的印度七大基本辛香料之一，同时它不仅是印度传统烹饪的宠儿，而且在研究领域是明星般的存在。姜黄素是香料姜黄中的主要活性成分，正是这种物质赋予了印度咖喱鲜亮的色彩，目前是科学研究积极探究的主题，特别是当它与大脑有关时。姜黄素在中国和印度的传统医学中已经被使用了数千年。实验室研究一再表明，姜黄素具有抗氧化、抗炎、抗真菌和抗细菌的多种活性，尽管我们不知道它是如何发挥这些作用的。它的威力引起了世界各地科研人员（包括流行病学家）的极大兴趣，他们正在寻找线索，以解释为何在那些以姜黄为厨房主角的社区中，痴呆的流行率要低得多。

2018 年，在加州大学洛杉矶分校，作为专攻大脑衰老问题的顶级内科医生和研究者（我在本书前面介绍过），盖瑞·斯莫尔博士领导团队进行了一项研究。该项研究的惊人结论在媒体上引起了轰动：原本有轻微记忆问题的人，在连续 18 个月坚持每天两次服用 90 毫克姜黄素之后，其记忆力和注意力都有了显著的改善。[28] 他们的精神也更加焕发。这是一项设计良好、双盲、有安慰剂对照的研究，涉及 40 名 50~90 岁的人。30 名志愿者在研究之初及 18 个月后接受了正电子发射体层成像扫描，以确定他们大脑中的淀粉样蛋白和 τ 蛋白的水平。（你也许记得，τ 蛋白是脑细胞的微观组成部分，对神经元的存活至关重要。但当它们发生化学变化时，就可能会受损、改变、结块，从而造成伤害。）试验结束后，脑部扫描显示，在控制记忆和情感功能的大脑区域，其他人的淀粉样蛋白和 τ 蛋白信号明显少于服用安慰剂的受试者。到目前为止，还没有任何经批准的药物能可靠地起到同样的作用。研究人员正在对更多的参与者进行后续研究。

姜黄是许多辛香料中的一种，可以增加菜肴的风味。姜黄素也是我的最爱之一，我们在家里用到它的地方有很多。除了经典的辛香料和香草，佐料和调味品也经常是饭菜的一部分。它们可以是风味和营养的来源，但需要注意，它们也可以与糖、盐、饱和脂肪及其他应严加限制的成分混合。对于某些调味品、预制调味酱和沙拉拌汁来说，情况尤其如此。成分标签要看仔细！

麸质的争论

我相信你一定听说过麸质，或者更准确地说，无麸质饮食。麸质是小麦、黑麦和大麦的主要蛋白质成分。它存在于很多食物中，包括面包、意大利面、饼干、松饼和早餐麦片（这也是这些食物美味劲道的原因）。你可能也听说过，人们不吃麸质是出于各种原因，从减肥到维护肠道健康等。无麸质饮食是唯一被证实的治疗腹腔疾病的方法。腹腔疾病是一种基于免疫的疾病，影响了近 1% 的美国人。对于腹腔疾病患者，饮食中的麸质会引发免疫反应，导致肠道损伤。这些人必须避免食用麸质，否则他们可能会遭受严重的健康后果，如腹痛和腹泻，甚至出现头痛、骨质疏松和疲劳等非肠道症状。有趣的是，许多腹腔疾病患者说，当他们无意中接触麸质时，他们会出现反复发作的症状，通常包括短暂的认知问题，其中包括在找词和记忆方面的困难。这种现象通常被称为“脑雾”，目前我们对此尚不能解释清楚，麸质引发这些认知症状的机制仍是个未知数。

除了那些患有腹腔疾病的人，还有一些人也表示自己有包括脑雾在内的症状，但他们通过无麸质饮食得到了改善，而且并没有患上腹腔疾病。这些人被认为是非腹腔疾病麸质敏感人群。由于没有权威的测试来诊断这种情况，人们通常是在腹腔疾病测试呈阴性后才被确诊。尽管人们普遍认为麸质会导致普通人群的认知问题，但没有证据表明麸质对未患腹腔疾病或非腹腔疾病麸质敏感的人的心智功能有影响。考虑到对心脏有益的食物对大脑亦有益这一原则，我应该指出，高麸质膳食一直未曾与心脏病发作风险联系在一起。事实上，低麸质膳食，如果有益的全谷物含量也很低，就可能会增加患冠心病的风险。[29] 我还要补充一点，那些声称自己吃了无麸质后感觉更好的人，往往会以各种确实有益于他们的方式来净化其饮食，但这些与麸质毫无关系。他们会吃健康、新鲜的食物。他们会更多地参与其他的健康习惯，譬如锻炼。他们看到了减肥的成效，同时获得了更多的能量，这反过来能激励他们将正在做的事情坚持下去。

如果你没有腹腔疾病，那你不必吃无麸质食品。关键是要谨慎选择含麸质的食物。要避免常见于白面包、饼干、薯片和糕点中的含麸质的精制面粉，因为精制面粉对你没有太多好处，你应转向更加富含纤维的、全谷物的食物，以促进心脏和大脑健康。

● 滋养你的大脑

○ 使用更小的盘子是控制食物分量大小的有效方法。
○ 每周至少吃一次鱼（且非油炸）。
○ 检视你所吃的熟食中的钠含量。面包等烘焙食品、罐装的汤和冷冻食品通常含盐量都很高，你可能并未意识到你吃的东西里含有很多盐。
○ 当你要烹制新鲜饭菜时，最好选择冷链蔬菜和水果（其盐含量特别低，而必需营养素特别高），而不要购买冷冻的即食饭菜。
○ 要多吃各种五颜六色的蔬菜。例如，绿甜椒的营养成分与红甜椒或黄甜椒的营养成分是不同的。当你吃了“五彩缤纷的”蔬菜，你就吸收了更加丰富的营养，其中很多都是对大脑有益的抗氧化物。你应该在饮食中尝试添加新的蔬菜，并试着用新的方法来备餐和烹饪。
○ 用醋、柠檬、香草和辛香料来增加食物的风味，而不是靠增加盐的用量。
○ 检查混合香料上的标签，以便确定其中是否含有盐。
○ 烹饪时使用单一和多元不饱和脂肪，如特级初榨橄榄油、菜籽油、红花籽油和芝麻油。如果是高温烹饪，可尝试牛油果油。

- 避免使用部分氢化的油。这是反式脂肪的代号，反式脂肪正在从食品供应中消失，但仍会在许多加工食品中出现，包括油炸食品，如甜甜圈；烘焙食品，如蛋糕、冷冻比萨和饼干；人造黄油和其他涂抹酱。反式脂肪会提高有害的低密度脂蛋白（LDL）胆固醇水平，拉低有益的高密度脂蛋白（HDL）胆固醇水平。食用反式脂肪会增加患心脏病、中风和2型糖尿病的风险。这些疾病都会损害大脑，增加认知能力下降的风险。
- 在家做饭。比起购买制成品饭菜或从餐馆叫外卖，自己下厨可以让你更好地控制盐、糖和脂肪的用量。

我的饮食锦囊中的最后一个词是“牙线”。在访谈中，盖瑞·斯莫尔博士补充了这样一则贴士，值得在此分享。每天两次使用牙线剔牙或刷牙可以清除食物残渣和细菌堆积，这些堆积物会最终导致牙龈疾病，增加脑卒中的风险。那这跟大脑有何关系？牙龈疾病会引起炎症。牙周炎是一种牙龈、牙齿基部的软组织和支撑骨的感染。由于牙齿和牙龈之间的天然屏障被侵蚀，一旦发生感染，细菌就会进入血液。这些细菌会增加动脉中斑块的堆积，可能导致血栓。因此，使用牙线剔牙现在已是有益于大脑的一个好习惯。

第8章

社交活动和亲密关系的保护力

让我们感激使我们幸福的人：

他们是迷人的园丁，让我们的灵魂绽放。

——马赛尔·普鲁斯特

结婚40多年后，海伦的丈夫因心力衰竭突然去世，短短几个月之后，她的健康和认知能力就急转直下。丈夫曾一直是她主要的社交伴侣，现在没有了他的陪伴，她就没有机会与他人交流，朋友也少得可怜。海伦已经很久没有走出家门去和别人交际了。她独自住在一所杂乱的大房子里，除了窝在沙发上看电视，没有别的什么事情可做，于是她变得越来越孤独和抑郁。要不是她的孩子们坚持让她搬到一个养老社区，以融入人们的社交圈并参与他们共同的活动，海伦的精神有可能就会继续恶化，最终过早离世。

配偶中一方的健康对另一方的健康很重要。亲密关系，尤其是婚姻关系，对于个人健康的影响，一直都是从身体健康和心理健康两个维度进行调研的课题。在刚失去配偶后的头6个月里，丧偶的妻子或丈夫的死亡风险增长了41%。毫无疑问，这种风险增加的部分原因是失去了亲人陪伴。同另一个人保持有意义的关系会给个人的生活带来爱、快乐和舒适感。研究还发现，除了心理健康，与之相辅相成的还有与心血管、内分泌和免疫系统相关的一系列其他健康功能。

大量的科学证据也表明，我们在成长过程中需要社交关系，尤其是涉及大脑健康的时候。相关数据显示，享受与朋友和家人的亲密关系，并且参加有意义的社交活动，也许有助于人们保持敏捷的思维和强大的记忆力。[1]这不仅仅是指你所拥有的社交关系的数量。人际关系的类型、质量和目的也会影响你的大脑功能。甚至你的婚姻状况也会影响你大脑的患病风险。密歇根州立大学的研究人员发现，婚内人士年老后患痴呆的可能性较低，而离婚人士患痴呆的风险大约是婚内人士的两倍（丧偶和未婚人士的风险介于已婚和离异人群之间）。[2]

也许，以有意义的方式保持社交和与他人互动可以减缓压力对大脑的有害影响。在作为神经外科医生和记者的工作中，我每天都能看到这种因果关系的逸闻证据。在我遇到的人中，那些尽管年事已高，但却最具活力、最快乐也似乎过得最舒心的人，往往是那些保持着高质量友谊、有爱的家庭及一个涉及面广的动态社交网的人。每当遇到没有至亲家人和亲密朋友的病人时，我的心就会沉下来。没有什么比看着一个人受重病折磨，甚至独自面对死亡更令人心碎的了。

社会隔绝和孤独感在我们的社会中呈上升趋势。这是我们这个时代的悖论，我们一方面通过数字媒体被超链接，另一方面彼此之间却越来越疏远，我们因缺乏真实的联系而饱受孤独之苦。这种人与人真实联系的缺失是一种流行病，医学上越来越认识到它会对身体、精神和情感造成可怕的后果，特别是在老年人中。在美国，大约1/3的65

岁以上的人和半数 85 岁以上的人现在是独居。[3] 全球脑健康理事会的一项新调查涉及社会化和 40 岁以上成年人的大脑健康，该调查发现，尽管大多数人至少都有那么点儿社会参与（社交圈平均为 19 人），但竟然有令人惊讶的 37% 的人说他们有时缺少陪伴，35% 的人觉得很难参与社交活动，近 30% 的人说他们感到与世隔绝。[4] 总体而言，该调查显示，在 40 岁以上的成年人中，有 20% 的人与社会脱节。这一点很重要，因为那些对自己的朋友和社交活动感到满意的成年人，才更有可能报告称自己的记忆力和思维能力在过去 5 年中有所提高，而那些对他们的社交生活不满意的人的报告却正好相反，称他们的认知能力下降了。米歇尔 · C. 卡尔森博士（Dr. Michelle C. Carlson）是巴尔的摩约翰斯 · 霍普金斯大学布隆博格公共卫生学院的教授，也是全球脑健康理事会的问题专家，她参与了本次评估，称这是“一个公共健康问题”，她说得很对。

社会联系较少的人，睡眠模式会被打乱，免疫系统会改变，有更多的炎症，应激激素水平也更高。2016 年的一项研究发现，与世隔绝会使患心脏病的风险增长 29%，中风的风险增长 32%。[5] 另一项分析汇总了 70 项研究和涉及 340 万人的数据，发现独居生活的人在未来 7 年的死亡风险要高 30%，而且这种影响在中年（65 岁以下）时最大。[6] 研究显示，孤独尤其会加速老年人认知能力的下降。[7] 这些数据引起了我的重视，提醒我要悉心维护人际关系，就像通过饮食和锻炼来保持身体健康一样。显然，高质量的社交能力类似于生命体征。

神经成像研究在这一新的脑科学领域尤其具有启示作用。美国退休人员协会的基础经验团队开展了几项调查，这是一个将老年人与尚未达到年级阅读水平的儿童联系起来的项目。该项目的目的是互惠互利，既帮助老年人作为辅导员融入社区生活，又使得孩子们能学到想要在学校表现出色所需的技能。非常明显的是，功能性磁共振成像显示，参与该项目的成年人在两年内认知能力有所提高，甚至逆转了易患痴呆的大脑区域（如海马体）的脑容量下降。[8] 另一项名为“突触项目”（Synapse Project）的研究，也在一项随机试验中使用了功能性磁共振成像技术，以比较一组老年人共同参与挑战性活动（如缝纫或数码摄影）与另一组老年人仅仅参与社交活动之间的差异。[9] 结果如何呢？功能性磁共振成像分析显示，那些从事挑战性活动的人获得了认知能力和大脑功能的改善，这一情况是仅参与社交活动的那一组所没有的。最后，拉什大学记忆和衰老项目表明，在预防与阿尔茨海默病相关的认知衰退方面，那些社交范围更广的人比朋友圈较小的人表现得要好得多。[10] 在更大的群体中进行社交活动，尤其是主要开展一些具有挑战性的活动，似乎是最具有保护作用的。

社交隔绝的破坏性影响很早就开始了。即使由于其他因素而得到控制，在 20 年之后，社交隔绝的儿童的健康状况也明显差于常人。我在自己关于孤独的调查工作中听到一些故事，令我不寒而栗。部分原因是，我从未想过会从与我面对面的人口中听到这些事，而他们却一点儿也不像有问题的样子，不过，主要还是因为他们对孤独感的描述竟如此令人沮丧：“没个尽头，真有毒，实在受不了啦。”“感觉自己像是隐身了。”“就像胸口正中有个大洞，空落落的。”“我的孤独放大了我身上的每一点痛苦。”奥普拉邀请我在其杂志上谈谈这方面的情况。[11] 无论何时，至少有 1/5 的美国人（大约 6 000 万人）深受孤独之苦，近一半的美国人总是感到孤独或被冷落。[12] 他们都有急性发作的忧郁经历，长期缺乏亲密感，这让他们为生命中那个“魂牵梦萦”

的特别的人而痛苦不已。

孤独的痛苦着实引起了我的注意。加州大学洛杉矶分校社会心理学副教授娜奥米·艾森伯格（Naomi Eisenberger）领导的一项引人注目的研究发现，人被排斥时就会同样触发大脑中记录身体疼痛的某些区域的活动。[13]受到排斥的感觉会导致孤独感。这在进化上是讲得通的，因为纵观我们的历史，生存一直与社会群体和结伴有关。与部落保持密切关系可以获得安身之处、食物、水和保护，而脱离群体便意味着危险。孤独是无差别的，既可以影响单身和独居的人，也可以影响周围都是人且生活在一大家子之中的人。孤独对城市居民和农村居民的影响是一样的。

● “赶紧参加摩艾！”

在日本冲绳，活到100岁以上的老人的数量非常多（这里被称为“蓝区”，专指世界上一些最长寿的人居住的地区），“摩艾”（moai）是他们能够长寿的传统之一。这种社会互助机制从一个人的童年开始，然后保持终身。这个词起源于几百年前，指农村地区的资金支持系统中的一种方式。建立“摩艾”是为村庄的工程项目和公共事务筹集资源。例如，需要资金购买土地或处理紧急事态的人可以向“摩艾”寻求帮助。今天，“摩艾”的概念包含了社会互助网络，一种内置的相伴而居的文化传统。人们聚在一起碰面是为了分享建议、寻求帮助和交流传闻。是的，在社会交往中，交流一些家长里短的传闻也许是件好事，这是连接朋友之间安全网络的通道，从原始部落时代起就被人类使用。

健康长寿的秘诀

80 多年来，著名的哈佛成人发展研究（Harvard Study of Adult Development）项目的研究人员一直在追踪研究人际关系如何影响健康。他们从 1938 年大萧条期间开始记录数据，跟踪调查了 268 名哈佛大学二年级学生的健康状况，他们的发现包含对我们所有人的启示。[在最初参与调查的人群中，目前只有 19 人还活着；最初的参与者中包括约翰 · F. 肯尼迪总统和长期担任《华盛顿邮报》编辑的本 · 布拉德利（Ben Bradlee）。最初的研究中并没有女性，因为当时哈佛大学只有男学生。但从那以后，研究人员扩大了调查对象的多样性，将最初的男性参与者的后代也包括进来。] 此项研究目前由马萨诸塞州总医院精神病学家、哈佛医学院精神病学教授罗伯特 · 瓦尔丁格（Robert Waldinger）领导。他关于“什么让生活更美好？”这一主题的 TED（Technology, Entertainment, Design 的缩写，即技术、娱乐、设计）演讲已被观看超过 2 900 万次。[14]

瓦尔丁格博士的发现很有吸引力，因为这些发现打破了人们关于健康和幸福的普遍误解。这些发现基于对参与者的生活及生理状况的全面回顾。不仅他们自己要回答问卷，而且他们的医疗记录会被梳理，他们还会被抽血，他们的大脑也会被扫描，连家庭成员也要接受访谈。我们从中得到的启示是，健康幸福与财富、名望或努力工作无关，而与人缘良好有关。一语中的。按瓦尔丁格博士的说法："关于人际关系，我们得到了三个重要的启示。第一，社交联系对我们真的有好处，而孤独是致命的。事实证明，比起社交联系不甚密切的人，那些与家人、朋友和社区保持更密切联系的人，才更快乐、更健康、更长寿。孤独的经历是有害的。与不孤独的人相比，那些与他人不往来的人更不快乐，他们在中年时的健康状况衰退得更早，大脑功能衰退得更早，寿命也更短。"[15]

哈佛大学成人发展研究项目还发现，重要的不在于你有多少朋友，也不一定是你是否拥有一段稳定的关系；相反，亲密的人际关系的质量才是最重要的。就大脑而言，事实证明，"在你 80 多岁的时候，仍能与另一个人保持令人放心的关系是具有保护作用的"。正如瓦尔丁格博士在他的 TED 演讲中所表达的那样："其中一个关键因素是，在一段关系中，若人们真正感到在需要的时候可以仰赖对方，他们记忆力的敏锐程度就会保持得更长久。而那些在一段关系中感到对方是无法依靠的人，其记忆力会更早出现衰退。顺便说一下，所谓良好的关系不必总是风和日丽。有些夫妻已经八九十岁了，还是天天拌嘴，但只要他们觉得在生活艰难的时候，对方靠得住，这些争吵对他们的记忆力就不会造成重大影响。"[16]

瓦尔丁格博士鼓励人们与家人、朋友和社区建立关系。这事可以很简单，比如多花点儿时间和你爱的人在一起，或者主动联络某位你已经好多年没说过话但在你心里仍有位置的人。无论你有多老，你都可以交到新朋友。随着渐渐老去，我们自然会因为死亡、行动能力的挑战和地理上的阻隔而与他人失去联系。我们的社交关系网会因退休或生病而萎缩。寻找新的联系可以对抗这些变化。

误传：金钱和名声会让你一生快乐。

真相：亲密的人际关系能保护人们远离生活中的种种不如意，也有助于延缓心智和身体的衰退，与社会阶层、智商、经济状况乃至基因相比，它更能够让人过上长寿而幸福的生活。

虽然社交媒体可能会造成孤独，但也为老年人提供了新的机遇，让他们在使用社交媒体得当的情况下参与社交活动。超过 80% 的美国人，包括老年人，每天都使用互联网。毫无疑问，这种数字参与应该补充而不是取代人们面对面的交流，但电子邮件、即时通信软件、社交网站、在线社区和博客可以帮助我们维持与家人和朋友的关系，扩大我们的社交世界。对老年人在线社区的研究表明，社区成员报告了许多好处，包括智力刺激、好玩儿的体验和情感支持。

这种社交参与对于生活在偏远地区或无法四处走动的老年人可能特别有价值。在某种程度上，虚拟的联系可以弥补失去的关系，也能在压力巨大的情况下缓解压力，分散注意力。此外，由于匿名性、不可见性及在日程允许的情况下阅读和回应交流的机会，数字参与使人们更容易与他人沟通，让人们理解他们的感受、观点和技能。我们认为，这可以为人们注入更多的信心及对生活的掌控感，而这一切对健康都是有益的。

我在旅行中看到了很多不一致的地方。除了一些最基本的东西，造成不一致的一个主要驱动因素就是能否访问互联网。诚然，有些社区远离现代技术会更好。我不会鼓励我在亚马孙河沿岸访问过的那些关系密切的部落开始安装 Wi-Fi（无线通信技术）。但对于生活在发达国家的绝大多数人，有些话是要说明的，他们应当一直能够上网，并不断掌握新的计算机技能。当我和那些学习使用电脑和电子邮件、社交媒体、搜索引擎等工具的老年人会面时，我发现他们似乎有更强的独立感，而且通常比那些不上网的人更快乐。我明白，这与很多人对科技的看法截然相反，但确实有很多研究为这一点站台。互联网给我们提供了学习及与他人联系的很多机会。甚至有证据表明，数字化参与对晚年生活的认知能力有积极的影响，其效果与面对面交流不相上下。澳大利亚一项涉及 5 000 多名老年男性的研究发现，凡是使用电脑的人，其接到患痴呆诊断结果的风险延后了八年半[17]；而在美国进行的一项实验研究表明，在学会使用脸书之后，老年人在执行记忆任务上的表现提升了约 25%[18]。

- 保持社交活跃的小贴士：

  - 关注你最喜欢的人际关系和活动，比如团体运动、兴趣小组或政治活动。
  - 向他人寻求帮助来消除社交障碍，例如，由于身体限制或你不再开车而造成的行动困难。
  - 定期与亲戚、朋友和邻居保持联系。数字接触也很重要。
  - 与不同年龄的人（比你年长或年轻的人）保持社交联系。
  - 在学校或社区中心做志愿者。
  - 在社区里找一些能让你传授技能的项目，比如烹饪或指导一个团队。不妨就从看看当地的社区休闲中心或社区大学都有哪些活动开始。

- ○ 试着找至少一个值得信赖和可靠的知己保持常规交流（例如每周交流一次）。
- ○ 增加一个新的关系人或活动。将自己置身于日常生活中，这样你便可以与他人见面并互动（例如商店或公园）。
- ○ 挑战自我，参加有组织的俱乐部，如旅行俱乐部和读书俱乐部。
- ○ 考虑收养一只宠物。照顾猫、狗或鸟可以成为社交互动的催化剂。照顾宠物可以让宠物主人的一天充满目的感和安排感。成年人与动物互动的具体好处，不仅包括减少抑郁、焦虑和社交孤立，还包括降低血压，减少心脏病发作的风险，增加体力活动。狗狗可以成为社交破冰者，在陌生人或普通熟人之间引发对话。因此，遛狗的人比不带宠物散步的人更有可能体验社交和交谈。
- ○ 如果你感到孤独，就向专业人士寻求帮助，包括电话热线和治疗师。

当我采访加州大学洛杉矶分校的盖瑞·斯莫尔博士（他是使用牙线清洁牙齿的支持者）时，他提到了“三面手”，即和朋友或邻居一起散步，同时谈论让你最为担心的事情。健身、面对面交流和倾诉你的焦虑，这些结合起来对大脑来说就是一种灵丹妙药。“脑域”公司的丹·约翰斯顿就一般社交关系的基础提出了一个很好的观点：“你得有个好大脑才能有好的人际关系。”这里有一个美妙的成功循环，即良好的人际关系对大脑有益，而健康的大脑又反过来对人际关系有益。

但患有早期痴呆的人都知道，大脑并不一定要非常敏锐才能保持良好的人际关系。太多的人担心记忆力变差或认知衰退带来的耻辱，于是要么开始退避三舍，要么失去一生的人脉，因为他们的老朋友不知道该对他们说什么。这与上述的良性循环正好相反。对于痴呆患者和他们的照顾者来说，让人们联系他们来维持或发展新的人际关系尤为重要。记住：你不会从别人那里传染上痴呆，分享你的微笑并和大家一起开怀大笑也许就是最好的灵丹妙药。

最后，不要低估适当抚摸的力量。研究发现，牵手可以降低压力激素皮质醇的水平。友好的触碰也能让人平静下来。换句话说，抚摸他人的简单行为是一种与他人建立联系的方式，可以保护我们自己和他人。

第9章

12周计划：拥有更敏锐的大脑

第一，记得抬头看星星，而不是低头看脚下。第二，永不放弃工作。工作给你意义和目标，没有工作的生活是空虚的。第三，如果你足够幸运地找到了爱，记住它就在那里，不要抛弃它。

——斯蒂芬·霍金

20世纪90年代末，我曾有幸与斯蒂芬·霍金共度几日。我当时在白宫工作，帮总统和第一夫人策划一系列的晚会。当我们在考虑如何最完美地庆祝科学（的成果）时，我们一致同意邀请这位举世瞩目的理论物理学家作为我们的特邀嘉宾。由于患有肌萎缩侧索硬化（ALS），霍金（用一根手指）将整个演讲输入电脑，然后上台之后再播放。我们甚至提前计划了晚会上的问答环节。我知道听众们会被他在物理学领域的耀眼光华吸引并陶醉，但20多年后还一直萦绕在我脑海中的却是他的人生经验。霍金的疾病缓慢地剥夺了他像我们大多数人一样的行走、说话和参与生活的能力，但他却拥有一个任何人或任何东西都无法从他身上夺走的大脑。直到他安详地与世长辞，他的思维始终敏捷，而那一天恰好是爱因斯坦 139 周年诞辰。

从我年轻的时候起，我就非常欣赏我们每个人都有“自己的”大脑这一想法。同霍金一样，我从不认为我的大脑是理所当然的。当我还是个孩子的时候，我父亲被拦路抢劫了。这件事对家里的每个人来说都是相当痛苦的，但我没有意识到我竟如此内化了全家被侵犯的感觉。我切实觉得是自己受到了侵犯，就好像罪犯从我身上拿走了什么东西。有一次，我和一位老师谈起这件事，他（指着自己的头）对我说：“他们可以拿走你的一切，但永远拿不走这个。”

此话不假。总会有坏人试图偷走我们的财产，暂时扰乱我们的生活，但他们偷不走我们的思想。正因如此，我们每个人的思想都是独一无二的，因而我们对世界的感知也是独一无二的。一旦感官刺激通过嗅觉、视觉、听觉、触觉、味觉进入，它们就会经过数百个中继站，每一个中继站都轻微地改变着感官刺激，因此对刺激的最终解释是高度个性化的。这也是让我们每个人的生活与众不同的地方。我打算继续尽可能长时间地过一种完全独特的冒险和探索的生活。这种生活能创造出犹如指纹般独特的思想，与其他任何人的都不同。我对你的希望也是如此。

在本书的这一部分，我已经给了你很多信息，其中很多都是在教给你保持敏锐的策略。现在我给你一个为期 12 周的计划大纲，你可以用它来把我讲过的想法付诸日常实践。不要忘记，大脑具有极强的可塑性，它可以通过你的经历和习惯重新连接和重塑自己，而这些改造可以在仅仅 12 周内完成。这就像锻炼身体其他部分的肌肉一样。

一想到要照这一计划去做，你也许会感到不知所措或恐慌，因为这或许意味着要你放弃一些喜爱的食物，在长时间久坐之后去进行有规律的锻炼，或者非常努力地学习冥想，甚至走出家门去进行更多的社交。我认为，对某些人来说，要让他们戒掉糖瘾或更多地出出汗可能非常之难。改变是一种挑战，改变长期形成的习惯需要加倍努力。如果你的意志力薄弱，那你一定会怀疑这一切在现实世界中是否真的可行。

好吧，要我说，你还真能做到。尝试和体验一下最初的效果。不出几周，我预测你的焦虑会减少，睡眠会更好，精力会大为提高。你会感觉头脑更清醒，不再那么情绪化，应对日常压力更有韧性。随着时间的推移，你或许会经历体重的减轻，特定的实验室测试将显示你身体的许多生化领域，从你大脑内部的运行到你的新陈代谢和免疫系统的运作都有了巨大的改善。

在开始这个新项目之前，向你的医生做些咨询是明智的，尤其是你若有任何健康问题，如糖尿病。不要改变你正在服用的任何药物或其他医嘱建议。但还是要考虑和你的医生一起做一些基线测试，从代谢的角度检视你可以在哪些方面降低风险。正如我所概述的，血压、胆固醇、血糖的水平高低、炎症等因素，都可能导致认知能力下降。你可以通过改变生活方式并结合服用某些药物来使这些检测数值达到健康的范围。一般体检中的血常规检测就可以解决。这能够进一步激励你。下面给出的计划将自动帮助你搞定这些重要领域，我鼓励你在完成该计划后重新核查你的数值。我猜你一定会看到情况好转。

每天都按照计划做，争取一次能有一点儿改变。你不必精准地遵循这个计划。我的要求是，你要尽己所能，在接下来的 12 周里，力求每周都至少养成一个新习惯。

在这12周的过程中，你将实现5个重要的支柱目标：

1. 每天从早到晚都要多运动，在生活中形成有规律的健身习惯。
2. 通过学习和挑战你的思维，找到刺激大脑的新方法。
3. 将晚上睡个能恢复精力且有规律的好觉列为重中之重，并把每日减压练习融入你的日常作息。
4. 引入一种滋养身体的新方法。
5. 真诚地与他人交往，保持活跃的社交生活。

第一周，你每天将基于这五大支柱开始实践新的习惯，然后在第二周重复一遍所有的新习惯。从第三周开始，你将把更多的习惯融入每日的生活，一直到你以全新的生活节奏到达第十二周。要真正建立和维持这些健康习惯，你可能得花上一段时间，但最开始的12周会为你开个好头。这是你的发射平台。你无须做任何准备，而且今天就可以开始。尽管这里会牵涉到一些计划，比如安排健身的时间、按心里的菜单去采购食材或组织一次和朋友的周末聚会，但你还是可以把上述建议运用到你认为合适的生活中。

即便是为了让这个计划奏效，我也不会硬要你为不喜欢的任何事买单。我更希望你能为自己做些投资，比如参加一个创意写作班，或者加入当地的瑜伽工作室，但这些有可能并不符合你的喜好。还是根据你自己的需要和好恶来规划吧。如果你不喜欢我提出的建议，那就别管它，用别的代替就行。我希望这个计划灵活、可行，而且个性化。不要怀疑你做成此事的能力，我会把这个计划设计得尽可能实用和容易上手。最重要的是，它最终将是单为你量身定制和高度个性化的。

第一、二周：改变习惯，构建更优秀的大脑

在接下来的两周，你可以着手打理你生活中的五个方面，开始构建更优秀的大脑。

- 多运动

如果你已经在有规律地锻炼了，那就坚持下去，但在本周你可以尝试一些不同的东西，给你的身体一个大大的惊喜，并锻炼不同的肌肉。如果你原来一直慢跑，那就试试游泳或参加一个骑行训练班。目标是将你的锻炼时间增加到每周至少 5 天，每天至少 30 分钟。本周不要忘记进行两到三天的力量训练，但要避免没有间隔的连续力量训练，这样你就有时间让你的肌肉得到恢复。如果哪一天你不想做耗费体力的事，那就去走一段长路或参加一个恢复体力的瑜伽课程。

对于有一段时间没有运动的人来说，是时候动起来了。如果你一直久坐不动，那就从 5 到 10 分钟的爆发性运动开始（30 秒最大力动作，90 秒恢复性动作），每周至少做 3 次，总量至少 20 分钟。你可以通过多种方式来做，如外出散步，在上下坡的过程中改变速度和强度；使用经典的健身器材，如跑步机和楼梯机（StairMasters）；在“每日燃脂”（Daily Burn）或“步雅健身”（Booya Fitness）这样的网站上参加在线健身课程，在舒适的家中进行日常锻炼（大多数此类网站都需要付费或按月订阅，但它们也提供免费试用课程，这样你便可以找到你最喜欢的课程）。把日历拿出来，规划一下你的健身日程吧。

如果哪天你实在拿不出整块儿的时间来进行持续的正式锻炼，那么不妨想想，看有什么办法能多挤出几分钟来活动身体。人们普遍缺乏有规律的步行、站立和活动身体的活动，故而难以抵消一天中大部分时间都坐着所带来的危害。所有的研究都表明，做 3 次 10 分钟的锻炼和做 1 次 30 分钟的锻炼，所获得的健康好处是相同的。要是哪天你的时间真不够用了，那就打破常规，想办法把锻炼和其他事情结合起来，例如，到户外一边步行一边与同事开会，或者在地板上完成一组瑜伽动作的过程中播放你最喜欢的流媒体节目。要限制你坐着的时间。每次你准备坐下的时候，问问自己："我能不能站着，或者走动着？"打电话时可以四处走动，能走楼梯就不坐电梯，把车停在离你大楼的前门有一段距离的地方。只要每隔一个小时起身，走 5 分钟或原地慢跑就可以。你一天中运动得越多，你的身体和大脑就越受益。

● 热爱学习

在第 5 章中，我提到了参与认知刺激活动的重要性。你是否经常阅读和学习你专业兴趣之外的内容？有没有想过学一门新语言？去上绘画或烹饪课？加入一个写作小组来完成你自己写的那本书？现在该是实现这一切的时候了。我不是要你立即注册，而是你可以先打探一下你的社区里都有哪些可能性。看看当地大学都有哪些成人教育课程，或者当地娱乐中心都有什么样的相关课程。你在网上就可以做很多这样的事先功课。

- 睡眠卫生

在第 6 章中，我给了你很多建立良好睡眠卫生的建议。如果你每晚的睡眠时间少于 6 个小时，你可以从将睡眠时间增加到至少 7 小时开始。如果你想拥有从大脑到脚后跟的正常健康的生理机能，这是最低不过的要求。如果你不知道从何开始养成更好的睡眠习惯，请关注以下几点：

- **合理安排最后一餐的时间。**在晚餐和上床就寝之间要留出大约 3 小时，这样你的胃才能消停并稳定下来，准备好让你睡觉。避免深夜狂欢。下午两点以后停止喝咖啡或茶。
- **养成固定的睡眠习惯。**无论是早还是晚，每天都要大致在同一时间就寝和起床。睡前一小时，做一些能让自己平静下来的事情，如洗个热水澡或读本书。保持卧室安静，没有亮光，没有电子设备。

另外，选择一种减压策略，每天做 1 次，每次至少 15 分钟。可以是深呼吸、冥想或写日记。就 15 分钟。

- 我本人的饮食风格

我尽量只在阳光明媚的时候进食。有些人将此称为“时辰饮食”，“时辰”表明与人体对时间的感觉及全天 24 小时的昼夜节律有关。我认为，不单是你吃什么很重要，你什么时候吃也很重要。我早餐吃得像国王，午餐吃得像王子，晚餐吃得像农民。提前摄入热量似乎对我有帮助，研究表明，只要我们始终如一，总体上我们就会吃得更少。我很少吃零食，对大多数人来说，那只是一种消遣或舒适的饮食方式。

2017年夏，我在亚马孙雨林中的提斯曼（Tsimané）原住民部落生活了几天，这是我一生中最疯狂的经历之一。我们坐飞机从玻利维亚的拉巴斯飞到了鲁兰巴克（Rurranbaque），那是亚马孙河流域边缘的一个小镇。在那里我们换上一辆四驱越野车，开到我们能够徒步进入雨林为止。然后，我们坐进独木舟，在亚马孙河纵横交错的主河道及其支流上漂荡了好几个小时，才终于抵达这个部落。我之所以踏上这段旅程，是因为我听说在提斯曼部落（人们就是这么称呼他们的），几乎找不到有人患心脏病、糖尿病或痴呆的证据。这真是一件非同寻常的事情，想想看，在美国，人们每天花在心脏病上的费用就高达10亿美元，而心脏病却依然是美国男性和女性的最大死因。在亚马孙河流域的这个核心地带，他们甚至没有医疗保健系统，却似乎发现了一些连我们这些生活在世界最富有国家的人都想不到的东西。我决心探知他们保持健康之谜。我和一个部落成员一起用鱼叉捕鱼，他认为自己已经84岁了，但他不确定。他没穿衬衫，在独木舟上身体平衡自如，只是用眼睛盯着水面，然后用鱼叉叉鱼。他的视力简直完美，听力也极好。整个原住民部落的人都很像他。我发现他们通常摄入70%的碳水化合物（未经精制和加工的）、15%的脂肪和15%的蛋白质，这也是我努力追求的食物比例。

提斯曼部落的成员通常每天走（而不是跑）大约17 000步，他们很少坐着，每天晚上睡 9 个小时，听到公鸡打鸣就起床。需要说明的是，他们的预期寿命并不高，因为他们往往死于外伤，如意外事故、毒蛇咬伤、分娩等。但直到死去的那一天，他们都是非常健康的。

当你开始施行 S. H. A. R. P. 计划时，你在前两周应避免外出就餐，这样你就可以专注于制订餐食搭配规划。这能让你在下次外出就餐时胸有成竹，并做出明智的决定。最开始的两周也会显著抑制你对美食的渴望，所以当你看到满菜单都是“毁脑”食品时，它们对你的诱惑力就会降低很多。假如你没有时间，也没有条件下厨房，那工作日的午餐就自己带吧。记住 S. H. A. R. P.（详情见第 7 章）：

S　少摄入糖。
H　喝（补）水要讲究。
A　爱上更多自然资源中的 Ω–3 脂肪酸，比如野生冷水鱼。
R　让餐食分量减下来。
P　盘算如何吃好下一餐。

下面是一些有关做饭的妙招：

做一顿更好的早餐

别吃糕点、甜甜圈、百吉饼或麦片，可以试试下面这些：

○　煎蛋饼配上色彩诱人的各式蔬菜，再配上全麦吐司，上面涂着杏仁黄油。
○　燕麦片粥配肉桂、蓝莓、核桃仁，外加一点儿蜂蜜。

○ 希腊风味酸奶（原味，2%）表面撒上亚麻籽、新鲜浆果和一汤匙真正的枫糖浆（而不是用高果糖玉米糖浆制成的那种）。

○ 全麦华夫饼干或煎饼配蓝莓和核桃仁，上面放一汤匙真正的枫糖浆。

忽略果汁、冰沙和星冰乐（frappuccino），而选择一大杯水、黑咖啡或是茶作为替代。我一般不喝很多果汁和冰沙，尽管它们的人气很旺。鉴于消化是从口中开始的，即使是超级健康的果汁或冰沙也不会被吸收，因为在消化过程真正开始之前，它们就已经穿越胃和小肠。所以可见，人们要从食物中得到"好东西"其实并不容易。记住，我们喝水更多的是为了补充水分，而不是获取热量或营养。在这些方面，我坚持吃真正的食物。

在过去的几年里，我一直在"喝"一种叫作"嚼汁"（Chuice）的颗粒果汁（市场上还有其他一些品牌）。由于果汁中含有坚果和果蔬颗粒，你喝果汁的时候不得不咀嚼，释放唾液淀粉酶，开启消化过程。因为你咀嚼，你的胃和消化道就已经为这一波食物做好了准备，而且吸收更有效、更完整。所以，如果加入果汁和冰沙是你的最爱，而且对早晨忙得不可开交的你有帮助，那就在这些可咀嚼的品种中挑一种吧——但要确保是低糖的。

更用心思的午餐

不用去快餐店，也不要买精加工的午餐，可以试试这些：

○ 一份五彩缤纷的叶菜沙拉和一份健康的蛋白质，如鸡肉、三文鱼或豆腐，上面撒上各种籽、坚果、少许特级初榨橄榄油和香醋。

- 全麦面包或酸面包三明治，内夹火鸡或烤鸡肉配绿叶菜。

把你每天一成不变的碳酸饮料或含糖的能量饮料换成水、不加糖的茶，或者试试红茶菌（kombucha，“康普茶”）。要是午餐后还想稍微来点儿甜味，可以吃一份水果或两块黑巧克力。

我的独家晚餐

同样，还是要排除各种速食选择，并努力与朋友或家人在晚餐桌上进行生动热烈的交谈。可以尝试以下这些：

- 辣味火鸡配蔬菜沙拉。
- 烤鱼或烤鸡配上你选择的蘸料（你知道的，我总是选有姜黄的！），再搭配烤蔬菜和烤菰米。
- 简单的意大利面配上自制的香蒜酱和配菜沙拉。

坚持喝水，当然，如果你愿意，也可以另加一杯葡萄酒，最好是红酒。至于甜点，能不吃就不吃吧。

奖励：如果你已经从医生那里得知自己的健康都是“绿灯”，那不妨尝试一下间歇性禁食，你可以先每周程度轻微地做 1~2 次，也就是确保晚上 7 点或 8 点后不再进食，一直到第二天早上 9 点或 10 点，再吃禁食后的第二顿饭。这期间空腹共 12 个小时，但其中大部分时间你都会用来睡觉。如果要做得更严苛一点儿，那就是禁食16小时，且完全不吃早餐。但是我再次强调一点，假如你个人健康有问题，请先确定你是否适合这样做。如果你患有糖尿病，一定要从你的医生那里获取一些指导意见。

- 与人交往

第8章列出了几种提升社交生活质量的方法。如果你认为自己是一个社交活跃的人，那恭喜你。坚持下去。而那些有孤独感的人，则可以有目标地给有段时间没说过话的人打个电话，请朋友吃顿饭。

第三、四周

从下列选项中，至少选两个添加到你新的作息惯例中：

○ 一周中5~6天，都要在午餐后快走20分钟。
○ 邀请一位邻居吃晚饭。
○ 每周至少吃两顿冷水鱼，比如三文鱼或鳟鱼。
○ 下载一个冥想应用程序（如果你还没有），并开始每天使用它。
○ 如果你仍然在喝软饮料（不管是低糖的还是常规的），请试着把这些东西从你的生活中去除，只喝水。只要不含任何糖或人造甜味剂，你也可以喝苏打水或加味水。在早晨，喝点儿咖啡和茶也行。

第五、六周

从下列选项中，至少选择三个添加到你的新作息惯例中：

- ○ 如果你未曾试着写感恩日志，那现在就开始写吧。每天早上，花 5 分钟列出至少 5 个你心存感念的人或事。如果天气允许，你可以到空气清新、阳光明媚的户外做这件事。如果你所记的与上一张清单重复了，那也没有关系。想一想一天前发生了什么让你感动的事情，把这些事也加入清单。被记入的事项也许微不足道，比如你自我感觉很好，并达成了当天的目标。
- ○ 在你的日常锻炼中增加 15 分钟。
- ○ 试上瑜伽或普拉提课程，或者和朋友一起去远足。
- ○ 避免食用加工食品。
- ○ 在睡前安排一些让身心放松的活动，比如洗一个温暖的泻盐浴，或进行一些正念冥想，其间你会坐在一个舒适、安静的地方，留意着自己的想法和感受。如此而已！此刻不评判是非对错，不解决问题，也不制作列表，就只是凝心正念于平静的瞬间。

第七、八周

通过查核以下 5 个主意，为你的新作息惯例添加更多内容：

- ○ 找机会在你们社区或你子女或孙辈的学校担任志愿者。一定要找出时间来做。此事值得做。
- ○ 探索你们当地的农贸市场，购买新鲜食物。
- ○ 如果你一年内还没有做过检查，请联系你的医生安排一次。如果你正在服用药物，请务必说明，并坦率地说出导致认知能力下降的风险因素。
- ○ 手写一封家书给比自己年轻的挚爱家人，讲述一些你在生活中学到并可以传承的重要的人生经验。
- ○ 读一本你感兴趣但不常阅读的体裁或题材的书。如果你经常读悬疑惊悚小说，但喜欢《汉密尔顿》这部剧，那就试试罗恩·切尔诺（Ron Chernow）写的同名传记吧。

第九、十周

在此节点，我鼓励你问自己以下问题，并根据你的回答做出相应的调整：

- ○ 我是否每周至少有 5 天进行了至少 30 分钟的锻炼，包括每周至少两天的力量或抗阻训练？
- ○ 我是否在学习新的东西，它既挑战我的思维，也要求我培养不同的技能？
- ○ 我是否能在有规律的基础上获得更多让身体得到休息的睡眠，并更好地管理压力？

○　我是否遵守了 S. H. A. R. P. 饮食计划？

○　我是否经常与朋友和家人联系？

如果你不能肯定地回答这些问题，回过头再读一下涉及这一领域的章节，看看你能否对你的生活方式做出必要的调整。如果仍然没有效果，那可能就到了寻求专业帮助的时候。如果你的睡眠仍然困扰着你，那就询问你的医生关于睡眠研究的问题，并确保你服用的任何药物都没有干扰你。如果慢性压力是一个问题，或者你认为你可能符合抑郁症的定义，那就去咨询一位有资质的精神科医生或治疗师，或者两者都找。

你所处的环境对你养成和保持习惯的影响比其他任何东西都大，包括基因，所以你要特别注意它。2019 年，两项处于第三期的治疗阿尔茨海默病的临床药物试验突然中止，因为相比安慰剂，它们没有显示出对患者有更好的疗效。这种药物被认为可以去除破坏性的 β-淀粉样斑块。这是对人们希望的打击，但它再次强调了这一疾病的复杂性，以及我们可能无法依靠通过药物的神奇疗效来拯救我们这一事实。然而，能将我们许多人的大脑从疾病中拯救出来的，却是对于预防的关注，以及我们可以通过控制自身环境中的各种因素来培育更好的大脑。看看你的周围，看看你平时花费时间最多的方面到底是什么。

第十一周

在这一周，想想你希望你的家人如何面对被诊断为痴呆，包括阿尔茨海默病。这是一个敏感的话题，不是每个人都愿意考虑的。但是提前展开一些对话是很重要的，这样我们才能有所准备。正如玛丽亚·施赖弗令我想到的那样，像阿尔茨海默病这样的疾病是一段关乎情感、经济和身体的旅程。和你的孩子谈谈吧。写下你的愿望，并尽可能明确地说出那些“假如”。我将在第三部分提供更多的想法，涉及你如何面对这方面的问题，以及弄清楚你能有什么样的选择。

第十二周

祝贺你。你已经进入最后一周。把过去几周你做的不同的事情列一个清单，问问自己：“哪些事情有效？哪些没起作用？我还有哪些地方可以改进？”然后，利用这一周提前制订规划。约上一位朋友一起去轻松地散步，顺便探讨一下还有什么在困扰着你。

制定一些你要定期遵守的绝无讨价还价余地的原则，比如每天进行体育锻炼，每晚在固定的时间就寝，以及按照 S. H. A. R. P. 规划的要求进食。可考虑利用那些能帮助你记录每天的步数和睡眠质量的应用程序。这些工具并不适用于所有人，但你也许会发现有相当多的应用程序最终都能助你保持大脑健康。记住，既要灵活，也要始终如一。当你暂时离开本项目时，先不要对此妄加评判，只要回到项目上就可以。找到可以成为巨大驱动力的目标，并把它们记下来。这可以是任何事，从在你的城镇或走或跑 1 万步，到规划一次带上家人的生态旅游。决心关注健康的人通常都出于特定的原因，比如，“我想更有效率、更有活力”“我想活得更长而没有疾病”“我不希望像我母亲那样死去”，时刻心怀大局。这不仅能帮助你保持健康的生活方式，还能让你在偶尔脱离轨道时重回正轨。这虽是一句陈词滥调，但却是不争的事实：“进步胜于完美。”

第　三　部　分

诊断与治疗：如何行动

根据马里斯特学院民意研究所（Marist Institute for Public Opinion）的一项调查报告，一份患有阿尔茨海默病的诊断书比其他任何危及生命的疾病，包括癌症和中风，都更能激起人们巨大的恐惧。我们每个人都会在某一时刻得知有人患上了某种形式的痴呆，无论此人是家人、朋友还是我们自己，这种诊断结果也许就是此人有生以来听到的最具毁灭性的消息。当人们听到这个消息的时候，围绕阿尔茨海默病的可怕的统计数据就真的开始出现了。目前尚无任何方法能够治愈痴呆，而且已经有 15 年没有任何治疗痴呆病症的新药获得批准，99.6% 的药物试验均以失败告终，400 多项犹如走进死胡同的试验已经耗费了数十亿美元。（美国食品药品监督管理局仍在继续审查实验性药物，当你读到本书时，可能有一种药物已经获得了批准。）

早在一个多世纪前，我们就已经知道阿尔茨海默病，但要治疗它并不容易，更不用说治愈了。这是一种困难、复杂的疾病，仍然是一大致命病症。痴呆也会给那些被确诊患者的家庭带来情感、经济和身体上的多重毁灭性打击。2016 年，近 1 600 万家庭成员和朋友为阿尔茨海默病与其他类型的痴呆患者提供了超过 180 亿小时的无偿照护支持。

毫无疑问，这些都是坏消息，但在我写作本书的过程中，许多人提醒我，希望之光正在显现。记住，在 40 年前，任何一种癌症都是无法治愈的，但是今天有的癌症患者得以存活。1981 年，艾滋病毒出现了，即使是这个绝症，现在的患者也是可以被救活的，有些人甚至说此病已接近可以治愈。研究人员坚信，在不久的将来，我们不仅会看到新的痴呆治疗方法，还会看到新的诊断方法，让人们能够及早发现问题并进行干预，从而获得更好的结果。他们还认为，未来可能会出现一些颠覆性的重大变化，这将延长痴呆患者的寿命，提高他们的生活质量。痴呆不一定是与人交谈的终结者；“诊断即告别”的旧观念需要被重新建构。罹患痴呆并不等于人生的终结。恰恰相反，尽管大多数人不得不经历一段悲伤的时期，但许多人在确诊后依然能找到新的人生目标和对生活的热情，因为他们接受了诊断结果，并重新规划了他们的未来。

这个未来就像一个巨大的未知之物，其中包含很多不确定性。每个人的旅程都是不同的，但每个人都可以将这趟旅程个性化，以匹配他们独特的需求和资源。

在本书最后的这个部分，我将侧重点转向在诊断和治疗大脑疾病——特别是各种形式的痴呆方面的挑战。我还会提供解决方案，以期充分利用我们的所知来最好地管控这些困难的诊断，并使我们继续过充实的生活。对于病人或护理者而言，痴呆并非一定就是，或者说感觉像是，一个死刑判决。我的希望便是让你充满希望。从现在起，再过十年，第一批千禧一代将年届49岁，第一批X一代将近65岁，第一批婴儿潮一代将年满84岁——而在这个年龄，痴呆最为普遍。结束这种疾病的时候到了。

第10章

诊断和治疗生病的大脑

老年人寿命的延长和人数的增加，给这个国家带来了更多的机会，即可以充分利用老年人的技能和智慧的机会，以及将他们所赢得的尊重和认可授予他们的机会。一个伟大的国家，仅仅为生命增添新的岁月是不够的，我们的目标还必须是为岁月增添新的生命。

——约翰·F. 肯尼迪

在我入行新闻界之初，我原以为我会去报道有关美国卫生政策及卫生保健系统发展方向的事宜。这曾经是我在白宫时所做的工作，也构成了我职业生涯初期大部分写作的基础。尽管当时我已经大致规划好了我的生活，但我的人生转折点却来得异常突然，完全出乎意料。我自2001年8月起开始在美国有线电视新闻网（CNN）工作，仅仅三个星期之后，“9 · 11事件”就发生了。很快，我成了危机发生期间唯一一位供职于国际新闻网络的医生。在那之后不久，我就开始报道阿富汗冲突、炭疽攻击事件和伊拉克战争。这是一段职业和个人的双重历练。

我来自密歇根州的一个小镇，以前从未近距离接触过战场或军队。完全沉溺于一个陌生的世界是充满挑战的经历，在那里，风险竟如此之高，以致个人安全成了实实在在的担忧。我立刻就被一线急救人员、护士和医生们震撼，他们经常冲进战场去救人，而将自己完全置于火线之上。时至今日，我永远也忘不了我生平第一次看到这种完全的、真正的无私行为的情形。他们所救的人通常都是彻彻底底的陌生人，有时甚至是被俘的敌人，然而，他们会对自己说："今天我甘愿冒生命危险去营救一个我甚至不认识的人。"这仍然是我所报道过的最有人情味的故事。当时，我承诺永远报道急救人员的故事，而这也是我在过去 20 年中只报道世界上几乎每一场战争、自然灾害和疫情暴发的背后原因。即使身处彻底的毁灭和黑暗之中，我也要讲述那些让我们想起人性光辉的故事。

我写这本关于大脑健康的书，就和我写我在战场上或被灾难摧毁的地区的经历没什么不一样。至于说到痴呆，我们其实就是处于"战争"状态。有人对拿打仗来比喻痴呆感到愤怒。但我目睹过这种疾病给家庭带来的破坏和黑暗，如同其他任何类型的大灾大难一样多。任何神经退行性疾病都会造成大量伤亡。不仅病人本身会痛苦，其身边所有的人也都痛苦不堪，包括家人、朋友和被请来帮忙的其他人员（其中很多是志愿者）。这是情感上和身体上的双重消耗。还有时间和金钱上的巨大付出。各种研究机构在寻找治疗该病的方法方面普遍缺乏进展，这让人们感到沮丧，也使已有的损害雪上加霜。深受其害的人们因这个旷日持久的疾病而饱受煎熬，而此病却还可能数年甚至数十年地拖下去，完全没有治愈的希望。对话总是在希望和诚信之间尴尬地摇摆不定。但正如我稍后在书中描述的，治疗痴呆的方法正在开始改变。对话不再只是绝望的体现。相反，我们可以专注于改善，重塑经验，特别是早期诊断和干预方面的经验，向痴呆患者和他们的护理者表明，在找到极难发现的治疗方法之前，患者也是有可能与这种疾病共同生活得很好的。

最近，我有机会和比尔·盖茨坐下来聊天，我们一起谈到了关于阿尔茨海默病的研究状况。他想告诉我，对于寻找该症的治疗或治愈方法，他个人是有过资助承诺的。事实证明，失去记忆是他最大的恐惧之一，对大多数人来说也是如此。我们讨论最多的内容之一就是大脑研究的轨迹及我们如何更好地塑造它。尤其是阿尔茨海默病，为了找到治疗方法，人们花费了大量的财力物力。这是可以理解的，但这也意味着资源从更简单的目标中被吸走，譬如早期发现和应对的策略等，这些也都很重要。记住，淀粉样蛋白在症状尚未出现的几十年前就开始在大脑中积累了。不幸的是，这也意味着，当患者最终出现临床症状时，这种疾病已经相当严重，而且更难治疗。然而，即便该病不能被治愈，这种状况也确实为防止该病转向症状化提供了机会。从本质上讲，这其实就是“无症状阿尔茨海默病”。我对这种可能性感到非常兴奋。在神经外科的世界里，我们总是提醒自己，我们的目标不是让病人的脑部扫描看起来更好，我们是在努力让病人自身好起来。关键在于，有人虽然大脑中有淀粉样蛋白斑块，但并没有丧失记忆或其他症状，这就应该是个非常令人期待的结果。事实上，我们知道很多人的大脑中都有淀粉样蛋白和τ蛋白，但却没有进一步表现出痴呆的症状。虽然科学才刚刚开始探索为何会出现这种情况，但是选择健康的生活方式就可以使症状发作推迟或降低其严重程度已是有证据证实的，它支持从现在起就立刻采取策略去降低你罹患痴呆的风险。所以作为起点，我会确保大脑研究的轨迹首先以患者为中心，即使这并不意味着会有一个新的全面疗法。是的，患者希望得到有效的治疗，甚至彻底被治愈，但大脑研究方面的渐进式成就也应当被人们追求和喝彩。

写这本书让我意识到，在科学研究领域，趋同思维会造成多么大的影响。一旦哪位颇负盛名的科学家提出一种理论，并获得资金来证明该理论，许多其他的实验室就会开始跟进。问题是，这些试验大多集中在同一机制上，就拿阿尔茨海默病的研究来说，过去人们就一直侧重于研究大脑中的淀粉样蛋白。（我们在艾滋病毒试验中也看到了这一点。曾几何时，世界上十几个规模最大、代价最昂贵的临床试验基本上都在试图证明同一件事。结果证明它们都错了。）随着美国退休人员协会和比尔·盖茨投资“痴呆关怀基金”，这个世界上最大的完全专注于发现和开发痴呆的革命性疗法的风险基金，将会使更多离经叛道的治疗阿尔茨海默病的方法得到公平的机会，比如神经胶质细胞可以激活免疫系统的想法，或者脑细胞的能量寿命也可能致病的观点，又或者诸如此类的其他完全不同的理论。美国退休人员协会出资 6 000 万美元，并鼓励联合健康和探索诊断公司（United Health and Quest Diagnostics）参与。也许最重要的是，需要建立一个允许数据共享的研究平台（否则每个人都有可能去追求相同或错误的理论），以及一张让研究人员去抓住更多机会的安全网。许多人当下都在致力于解决这个具体的问题，其中包括比尔·盖茨、美国国立衰老研究所、美国退休人员协会等。

作为一名神经科学家和记者，我经常会花时间与所有在数字背后的人打交道。这样做很重要，而且这样才能真正了解阿尔茨海默病患者过着怎样的生活。这样的经历有时会让人意想不到，但总能带来有关如何才能最好地处理这种疾病的主张和思考。桑迪·霍尔珀林（Sandy Halperin）就尤其让我感受到这一点。

带来希望

“我们所有的真实存在就是我们的思想和大脑。”桑迪对我说。那是2013年春，他和妻子盖尔住在佛罗里达的一个退休社区，过着独立的生活。说来令人惊奇，2010年，60岁的他被诊断出患有早发性阿尔茨海默病。但他不可能知道的是，当他的大脑最初开始缓慢衰退时，他也许才35岁。这一点很重要，因为当桑迪被确诊时，他已经开始失语，并忘记自己本来要做什么，病情已然恶化。桑迪承认，在正式确诊前好几年，他的这些症状就已经悄然出现，但他总是不甘心承认，而他的家人也没有注意到这些迹象。

对病情视而不见并坐等医疗帮助的情况并不少见。来自美国疾病控制与预防中心的数据表明，近13%的美国人报告说，在60岁以后，他们经历了越发严重的认知混乱或记忆丧失，但大部分人（足足占81%）并没有就他们的认知问题咨询过任何医疗保健人员。[1]对大多数人来说，记忆出错也就那么回事儿，但这仍然值得你向你的医生提出这个问题。如果这是阿尔茨海默病的开始，警钟其实已经嘀嗒作响了好多年。你肯定不想失去更多宝贵的时间，而这些时间本可以用来采取干预策略，有时还可结合药物服用，以减缓疾病的进展和缓解一些症状。

我随访桑迪有好几年，他的症状逐渐表面化。他很勇敢地向我和我的团队敞开家门和心扉，这样我们才能目睹被诊断出患有如此严重的疾病却不知前路在哪儿是一种怎样的情景。

2016 年，桑迪对我说："一点儿也不疼。"我之所以这么问他，是因为最近的一些论文表明，在阿尔茨海默病刚开始显露症状时，大脑的炎症是主要的敌人。桑迪不得不费很大劲儿来寻找合适的词语。他说，那感觉就好像他的前脑门儿塞满了棉花。他开始用他当过哈佛大学牙科助理教授的精准性，雄辩式地描述了这种感觉。但接着他停了下来，因为他完全忘了我们正在讨论什么。他一脸茫然地看着我。"你的前脑门儿。"我轻轻地提示他。"对的。"他还记得。在短短的几分钟内，桑迪又恢复了清醒。

桑迪也为科学袒露了他的生活和大脑。为了在理解和治疗阿尔茨海默病方面的革命性进步，他想尽一己之力，哪怕他本人不能从这些进步中获益。桑迪不愿因为他的诊断结果而被别人嫌弃，也不愿别人把他看成在养老院里日渐衰弱的废人。于是，他开始倡导增加资助，减少羞耻感。他还呼吁患者们尽可能地保持活跃和社交，就像他一样。他尽可能长时间地维系着一个由阿尔茨海默病患者、倡导者和医生组成的"领英"群落，直到他的身体状况最终迫使他把接力棒交给别人。桑迪的故事的结局也许并不好，但他将留给世人伟大的遗产。

桑迪在佛罗里达州卫生署工作的时候，就已经注意到自己的记忆力问题，那要比弄丢了钥匙或记不起别人的名字更严重。他的工作是替律师审查某些牙科病例，以及考量病人向卫生署投诉的是非曲直。

然后，他会给出一份书面或口头的情况报告。这项工作要求关注细节。然而有一天，他对一个案子的记忆竟然从他的脑海中莫名地消失了。随着这种遗忘开始越来越频繁地发生，桑迪拼尽全力去应对。当律师来他的办公室要讨论某个病例时，桑迪总会找借口拖上几分钟再和别人见面，这样他便可以努力去回忆。这种绝望的抗争不可能持续太久。他再也掩饰不了自己的症状。[2]

在我撰写本书时，桑迪正处于疾病的较严重阶段，他还要尽最大努力处理其他健康挑战所带来的症状和慢性疼痛。向他伸出援手的家人包括与其结婚 40 多年的妻子、两个成年的女儿和孙女们（家庭照顾者中有 60% 是女性）。他想留下的一个重要启示是：“人终有一死……也许我走得更快些，但我得活在当下。所以我想让人们知道，任何被诊断出患有痴呆的人，依然可以过美好的生活。他们一定得明白，他们依然可以拥有一种高质量的生活。”

这一直困扰着我。太多的人在接到诊断结果后就放弃了生活。但你会惊讶地发现，希望和乐观在保持健康与任何预后中竟能发挥出如此大的作用。在我多年的行医和报道生涯中，我注意到那些活得更好、更长久的人是那些始终坚守希望的人。他们昂首挺胸，经常投身于为他人的服务。桑迪·霍尔珀林就是这么做的。

一磅预防

治疗痴呆的关键是预防，而巧合的是，你为降低患痴呆风险所能做的事情，与你为了改善患痴呆后的生活质量所能做的事情完全一样。这是理查德·艾萨克森博士最突出的观点之一，即阿尔茨海默病通常在出现症状的二三十年前就在大脑里萌动了。我已经多次提到这件事，因为它非常重要（它逼着我们去考虑我们的孩子）。这为从整体上干预、延迟甚至预防阿尔茨海默病提供了机会。我之所以会记住这一点是因为在我做研究时，我与之交谈过的每一位专家都提到，在大脑产生变化和症状浮出水面之间存在时间间隔。这段时间被称为临床前阶段，艾萨克森博士和其他很多人已经开始更多地关注这一领域。

正如我之前提到的，在 2019 年的阿尔茨海默病协会国际会议上，艾萨克森博士提交了一篇论文，这是首批展示他革命性的生活方式干预研究如何在短短 18 个月内带来症状改善的论文之一。他的所有项目都是根据患者个人的医检扫描和评估为每个人度身设计的，但都涉及针对生活中不同的可修改领域的类似策略。其中包括要注意饮食、锻炼、睡眠、必要时服用保健品和药物、智力刺激和减压，我在本书第二部分概述过所有策略。那些在他的项目开始时无大脑患病迹象的人的大脑，在其项目结束后，在某种程度上可年轻 3 岁。最重要的是，他使那些患有失忆和确诊阿尔茨海默病的人身上显示出了明显的改善迹象。他相信，他是在帮助他们让时光倒流。而对于那些大脑有患病迹象但尚未出现症状的人，则有可能将他们病情发作的时间推迟数年。如果不能完全阻止疾病的发展，那么至少要尽可能地拖延它。正如本书第 7 章提到的，在他的研究中，他针对年龄在 25~86 岁的 176 人所给出的个性化建议，人均达到 21 条。其中有些建议非常简单，比如吃特定种类的鱼，在饮食中增加浆果，并养成锻炼的习惯等。这些都是战胜疾病的天然“良药”。事实上，那些已经表现出轻度认知损害迹象的人，只要能做到治疗方案的 60%，就会得到改善，这一点意义不凡。

所有上述参与者的家族中都有阿尔茨海默病病史，但在研究开始时他们却没有或仅有极少（轻微）认知损害症状。艾萨克森称自己的方法为阿尔茨海默病预防管理的 ABC，A 代表人体测量（anthropometrics），如体脂百分比和肌肉质量；B 是指血液生物标志物（blood biomarkers），如胆固醇和炎症水平、血糖及基因测试；C 代表认知能力水平（cognitive performance），需测试记忆力、处理速度、注意力和语言能力。在此基础上，他设计出个人方案，每隔 6 个月再重新评估人们的这些 ABC 水平，并做出相应的调整。

对艾萨克森博士来说，犹如我在工作中的要求一样，病人的结局才是最重要的科学证据。他说："作为一名有家族史的临床医生，我所做的最具颠覆性的事情，就是花时间去找到问题的核心，并由此制订一个计划。首先纠正身体基础条件的人更有可能对典型的治疗产生反应。无须成为神经科医生才能这么做，任何医生都能做到。"他说的没错。我们任何人都没必要非得去高大上的诊所接受基本训练，才能预防大脑衰退，甚至应用基本的生活习惯来推迟阿尔茨海默病发作，或者至少改善已经明显的症状。艾萨克森所赞同并在其诊所里为患者"开具"的许多干预策略，你也可以通过阅读本书来了解并从中受益。

迪安·欧宁胥也是这条道路的开路先锋。你应该还记得，我提到过他的随机对照实验，目前该实验正在进行，他与加州大学旧金山分校的同事合作，以研究生活方式干预会如何改变阿尔茨海默病的进程。他甚至在谈到将疾病扼杀在最初阶段的可能性时使用了"逆转"这个词。他的计划与 12 周"保持敏锐"计划没有太大区别，其中包括全天然食品、低脂、低糖、以蔬菜为主的饮食；适度运动；压力排解技巧，比如冥想；社会心理支持。在研究过程中，他还广泛借助其他科学家的理论，以使其成果更加完整。哈佛大学著名的遗传学家大卫·辛克莱（David Sinclair）正在测量基因表达的变化；罗布·奈特博士（Dr. Rob Knight）在加州大学圣迭戈分校的实验室追踪微生物组的变化；伊丽莎白·布莱克本博士（Dr. Elizabeth Blackburn）正在加州大学旧金山分校的实验室记录端粒长度的变化，端粒长度是与衰老相关的染色体部分；加州大学洛杉矶分校的史蒂夫·霍瓦特博士（Dr. Steve Horvath）正在测量DNA时钟的变化。这些数据将帮助我们进一步了解像阿尔茨海默病这样复杂的疾病，并为我们指明治疗和预防策略的新方向。

● 我应该做“阿尔茨海默病基因”测试吗？

已知的各种基因都会增加罹患阿尔茨海默病的风险。虽然1/4的该症患者有很强的家族病史，但只有1%或更少的人直接遗传了导致早发型阿尔茨海默病的基因突变，也被称为“家族性阿尔茨海默病”。这些人在30多岁时就可能出现这种疾病的症状。他们中的许多人选择参加临床试验，以帮助科学家更好地了解这种疾病的一般情况。另一组基因可以增加患更常见的晚发型阿尔茨海默病的风险，但它们不是决定性的，也就是说，不会因为你身上携带了这种基因，你有生之年就一定会成为确诊病例。其中最常见的是APOE基因，它有三种类型或等位基因：APOE2、E3和

E4。每个人都有两对E基因，而你出生时就已决定了你的基因组合可能是：E2/E2、E2/E3、E2/E4、E3/E3、E3/E4或E4/E4。E2等位基因是APOE最罕见的形式，即使只携带一个副本，似乎也能将患阿尔茨海默病的风险降低40%。[3] APOE3是最常见的等位基因，似乎对此种风险没有影响。然而，APOE4等位基因存在于10%~15%的人身上，它增加了患阿尔茨海默病的风险，降低了发病年龄。只要有一个E4副本（E3/E4）就可以将风险增加2~3倍，而两个E4副本（E4/E4）则可将风险增加12倍。虽然有一种针对APOE4这一阿尔茨海默病的最强风险基因的血液检测，但它主要用于临床试验，以鉴别罹患此病的风险较高的人。

然而，携带这种基因突变只表明患病风险更大，并不代表一个人将来是否会患上阿尔茨海默病或已经患有阿尔茨海默病。当我问专家，了解某人的APOE基因类型是不是个好主意时，我得到了不同的回答。有人说，你当然最好能知道你所承受的风险，这样就能尽己所能来预防疾病。但也有人认为，如果这是一个坏消息，而且你没有获得适当的基因遗传方面的咨询支持，那么你知道了反倒很难承受。有些人在解释基因组测试结果及你可能面临的各种健康风险方面知识渊博，而遗传咨询则意味着与他们一道工作。（这些人都是卫生保健专业人员，你的医生就可以推荐。）就我个人而言，我想知道我的基因状况，但我建议接受检测要在医生和咨询师的指导下进行。我要再说一遍：你的生活习惯比你的基因更能影响你大脑的命运。

阿尔茨海默病的三个阶段

桑迪·霍尔珀林的经历强调了一个重要的信息，即假设你注定会患上阿尔茨海默病，那么时间就是至关重要的。就像对癌症的诊断一样，你绝不希望等到病情已经发展到晚期才发现，而且延缓病情发展的干预措施实际上都已经没有用了。阿尔茨海默病通常发展缓慢，一般分为三个阶段：轻度（早期）、中度（中期）和重度（晚期）。有时，这三个阶段又被分为7个阶段，从1（没有损害）到7（非常严重的衰退），但在这里我将介绍阿尔茨海默病协会对该病发展进程所做的分类。[4] 每个阿尔茨海默病患者所经历的这三个阶段都与别人不一样。一个人表现出症状的速度和严重程度并不能反映其他人的经历，所以我们没有办法知道特定患者的病情会如何发展。这种未知本身就很可怕。平均而言，阿尔茨海默病患者在确诊后能活4~8年，但若取决于其他因素，也可以活20年之久。不幸的是，很多患者直到晚期才确诊。这对于那些单身或缺乏伴侣的人来说尤其如此，而伴侣会注意到其认知和行为的变化及记忆力的衰退。记住，阿尔茨海默病并不是痴呆的唯一形式。正如我所概述的，其他形式的痴呆的症状可以是不同的，人们有可能会患上混合性痴呆。其他类型的痴呆也有相似的阶段。

让我们回顾一下阿尔茨海默病协会所定义的三个阶段。

- 早期：轻度阿尔茨海默病

在早期，一个人可以独立活动。他或她仍然可以正常地开车、工作和社交，但此人可能会开始注意到不寻常的记忆断线，比如忘记熟悉的单词或日常物品的位置。朋友、同事、家人或其他人也开始注意到其记忆困难。这种状态也被称为轻度认知损伤，尤其是在病因不明的情况下。医生可以通过问一些特定的问题来发现其记忆或注意力方面的问题。常见的困难包括：

○ 费很大劲儿才能找到合适的词。
○ 当被介绍给陌生人时，记不住别人的名字。
○ 在社交或工作环境中执行任务时有困难。
○ 忘记自己刚读过的材料。
○ 丢失或放错有价值的物品或文件。
○ 在制订计划或组织事宜时麻烦越来越多。

● 阿尔茨海默病的 10 大早期症状

（1）失忆，忘记刚刚发生的事情。
（2）情绪和性格的变化（这或许非常微妙，比如某人天生意志坚定，但会变得越来越顽固）。
（3）回避社交。
（4）将重要的东西放错地方。
（5）对完成熟悉的任务感到困难。
（6）搞混时间和地点。
（7）判断力和决策力差。

（8）与人沟通困难。

（9）视力下降。

（10）无法做计划或解决问题。

- 中期：中度阿尔茨海默病

中期通常是最长的，可以持续很多年。随着病程发展及症状变得更加确定，阿尔茨海默病患者将需要更高水平的照料。尽管他们可能仍然记得生活中的重要细节，但他们在完成诸如付账单、做家务等事情时可能会遇到更大的困难。

在这一阶段，目击者可能会注意到患者说话含糊不清，没来由地感到沮丧或生气，或者做出令人意想不到的行为，比如拒绝洗澡或穿着得体。大脑神经细胞的损伤会使表达思想和完成日常事务变得充满挑战性。这时，在其他人的眼中，患者的症状将是显而易见的，有可能包括以下诸点：

○ 忘记自己的人生事件或个人过去的一部分。

○ 情绪化或孤僻，尤其是在社交或心理层面具有挑战性的情况下。

○ 记不起自己的住址、电话号码、毕业的高中或大学的名字。

○ 搞不清自己所处位置及今日为何日。

○ 需要别人帮助选择适合当天或某项活动的装束。

○ 控制大小便出现问题。

○ 睡眠模式改变，例如白天睡觉，晚上变得坐卧不宁。

○ 到处瞎逛且因迷路回不了家。
○ 性格和行为改变，包括多疑、妄想或强迫症，重复某些行为，如反复搓手、重复评论或重复同一个手势。

● 晚期：重度阿尔茨海默病

痴呆的症状在晚期是非常严重的。患者失去了对环境做出反应的能力，失去了进行对话的能力，最终失去了控制自己行动的能力。他们可能仍然会说一些单词或短语，但一般来说，包括表达疼痛感受在内的交流变得困难了。随着记忆力和认知能力持续下降，他们会出现非常明显的性格变化，因而个人在日常活动中需要广泛的帮助。在此阶段，患者可能会出现下列情况：

○ 在日常活动和个人护理方面需要他人 24 小时连续不断的帮助。
○ 对最近发生的事情及周围的情况失去意识。
○ 丧失基本的活动能力，如行走、坐下，最终发展到丧失吞咽的能力。
○ 交流越发困难。
○ 易受感染，尤其是肺炎。

令人惊讶的是，没有任何单一的诊断测试可以确定一个人是否患有阿尔茨海默病。即便进行了寻找 β-淀粉样蛋白的脑部扫描，我们也没法儿建立确定的参数来判定什么是正常的，什么是不正常的，也不能判定大脑中的淀粉样蛋白积累是否真正导致了这些症状。对于究竟是什么及在何种位置构成了“足以”诊断出阿尔茨海默病的斑块，病理学家之间也存在分歧。美国预防服务工作组（U.S. Preventive Services Task Force）不推荐扫描，而一些神经学家却推荐扫描。医护人员通常不会做出痴呆的诊断，除非症状非常严重，且已经干扰到一个人的日常生活。加重这一挑战的现实是，一些医生，特别是初级保健医生，对诊断痴呆非常犹疑，且往往不具备将相关信息传递出去的能力。他们有时坚持过时的想法，认为对那些被甄别为患痴呆风险较高的人或已经确诊的人，你其实什么也做不了。与这些问题缠斗不已的初级保健提供者可以从美国老年学学会（Gerontological Society of America）的四步 KAER 程序中受益，这是一种有助于他们发现认知障碍并提供早期诊断的工具包，可以极大地提高患者的生活质量。

要想做出诊断，通常需要借助一些专家，比如神经学家、心理学家、老年病学家和老年精神病学家，以及各种方法和工具。阿尔茨海默病的标准医疗检查，通常包括磁共振成像（MRI）或计算机断层扫描术（CT）的结构成像。结构成像可以揭示患者症状的其他原因，如肿瘤、大大小小的中风、严重的头部创伤造成的损害或脑内积液。第三种扫描，即正电子发射体层成像扫描，可以显示大脑活动模式及淀粉样蛋白是否在积累。但是，这些扫描也有局限性，最好是在有其他临床发现的背景下使用。这些检查大部分都不能检测到阿尔茨海默病；相反，却把其他可能导致与阿尔茨海默病十分相似的症状排除在外，而这些症状是需要不同的治疗方法的。

痴呆的“类似症状”

让我们来仔细看看一些痴呆的“类似症状”，因为其中很多情况都可以被成功治愈。

- 正常压力脑积水（NPH）

看到病人的正常压力脑积水被成功治愈，对我这名神经外科医生来说，是一次不同寻常的经历。和大多数其他患者一样，我正在治疗的这位病人先前也被诊断为阿尔茨海默病，且已经接受了两年的治疗。经过反复会诊讨论，他最终被诊断为患有正常压力脑积水，这是一种脑脊液（CSF）在大脑中逐渐积聚的疾病，随着时间的推移，会导致肿胀和压力，从而损害脑组织。我的这位病人有正常压力脑积水的典型症状，包括行走和平衡问题，尿失禁和记忆困难。当我看到他并检查他的 CT 结果时，我很有信心，认为只要排出多余的脑脊液就一定对他有好处。首先，我给他做了腰椎穿刺，在其腰椎处插入了一根腰椎引流管，以检查大量的脑脊液引流是否有助于缓解其症状。我原本计划让理疗师和认知治疗师在手术几天后对他进行评估，看看他的病情是否有任何改善。

令人惊讶的是，刚过了一天，当我走进病房时，他竟然自己坐了起来。他对自己的好转感到非常兴奋，当他开始炫耀自己的行走能力时，他把腰部的引流管几乎都快扯出来了。他告诉我，引流后他觉得“浑身轻松”了。对他和他的家人来说，这让他们既激动又感动。他们原来基本上已经接受了与患阿尔茨海默病相随的生活。

在那之后，我放置了一个分流器（即一根导管，将脑脊液从他的脑室中引流，并转移到他的腹部），他的情况继续得到了改善。这是我做过的最令人满意的手术之一，因为对于这样一个有可能发展到严重且无法治疗程度的大脑问题，能有如此快速的收效并不多见。最靠谱的估计是，有接近100万人患有正常压力脑积水，但却仅有不到20%的人得到了准确的诊断。并不是每个人都能通过脑脊液引流使病情得到改善，更是极少有人能像这位患者那样有戏剧性的好转。尽管如此，这仍然是一种需要加以评估的痴呆“类似症状”。

● 用药

超过一半的美国人至少会服用1种处方药，超过一半的服药人平均服用4种。[5] 年龄越大，我们就越有可能服用各种药物来治疗疾病，尤其是在美国。20%的美国人在服用5种或5种以上的处方药。这些药物包括抗抑郁药、抗生素、他汀类药物、阿片类药物、苯二氮䓬类药物（用于缓解焦虑和有助于睡眠）和降血压药。当医生开处方时，我们通常不会询问或想到药物的副作用或与其他药物的相互作用，我们也很少会考虑服药后出现类似于阿尔茨海默病那样的效果。我们只管继续服用医生给我们开的这些药。但许多常用药物会引发认知损害症状。随着年龄的增长，我们身体的新陈代谢和消除药物的效率会降低，导致药物水平上升，引起记忆障碍。这些常用药物指的是哪些药？最有可能的罪魁祸首就是我刚刚提到的一些，如麻醉止痛药（阿片类）、苯二氮䓬类药物、受伤后使用的肌肉松弛剂和类固醇。

正因如此，把你服用的每一种药都告诉医生至关重要，包括保健品和非处方药。你可能以为你的医生对你用药的所有情况都了如指掌（也许你的药全部都是由你的医生自己开的），但你不妨多提醒一下他，让医生知道你额外服用了其他的东西，包括不需要处方的维生素和膳食保健品。

有一类药物在痴呆领域声名狼藉，这就是抗胆碱药。顾名思义，抗胆碱药是一种在中枢和外周神经系统中阻断神经递质乙酰胆碱（acetylcholine）的物质。乙酰胆碱负责在影响特定身体功能的特定细胞之间传递信号。在大脑中，乙酰胆碱会在学习和记忆方面发挥作用；在身体的其他部位，它会刺激肌肉收缩。抗胆碱药的作用使其成为治疗一系列疾病的候选药物，如抑郁症和帕金森病，以及胃肠道紊乱、尿失禁、癫痫和过敏。苯那君是一种很受欢迎的抗组胺药（antihistamine），我们很多人的常备药包里都有它，在非处方感冒药和助眠药中也看得到它的身影，其主要成分是抗胆碱药中的一种——苯海拉明（diphenhydramine）。但现在越来越令人担忧的是：这类药物也可能使病人患痴呆的风险增加 50% 以上。据估计，在 65 岁及以上的美国人中，20% 到 50% 的人至少服用一种抗胆碱药。2019 年发表在《美国医学会杂志 · 内科学》上的一项研究揭示，在 65 岁及以上的美国人中，与服用相同剂量的抗胆碱药 3 个月及以内的人相比，服用抗胆碱药 3 年及以上的人患痴呆的风险高 54%。[6] 这些可不是你想要长期服用以保持头脑清醒的药物。

如果你服用抗胆碱药，那你就和你的医生聊聊其中的风险利弊，看是否还有其他选择。我们迄今还不知道使用这些药物会有什么长期影响。按照某些标准，研究人员发现，靠服用抗胆碱药治疗抑郁症、泌尿系统问题和帕金森病的患者比未服用这些药物的老年人患痴呆的概率更高。目前尚不清楚是这类药物增加了患病风险，还是潜在的疾病需要这类药物治疗，但自从使用此类药物，痴呆的新发病率连续 20 年一直增高。

- 可能增加患痴呆风险的药物

  - 抗胆碱作用的抗抑郁药（如帕罗西汀、赛乐特）。
  - 抗帕金森药和抗组胺药（如苯海拉明、苯那君）。
  - 抗精神病药（如氯氮平、可致律）。
  - 治疗膀胱过度活动症的药物（例如，奥昔布宁）。
  - 抗癫痫药（如卡马西平、得理多）。

- 抑郁症

这个领域相当棘手。严重的抑郁症经常会导致痴呆症状，有时也被称为伪痴呆。当抑郁症被成功治疗后，认知障碍会得到改善。但重要的是要知道，该患者在后续的人生中仍然有较高的患痴呆风险。相当复杂的是，患有不同类型痴呆的人患抑郁症的风险也更高，这很大程度上是由于大脑中的情感电路受损。这里存在恶性循环。这就是对疑患痴呆的人要同时进行抑郁症评估的缘由。附属于记忆障碍诊所或主要医疗中心的精神病学家、神经学家或老年病学家已经按照这种做法进行了相应评估。

多项研究表明，记忆正常的老年人患严重抑郁症，与数年内发展为痴呆密切相关。因为我们现在已经了解，在记忆丧失症状明显出现的几十年前，阿尔茨海默病及相关疾病也许就已经开始发生，所以不太可能是抑郁症导致了阿尔茨海默病的快速发作。因此，晚年抑郁有可能是阿尔茨海默病的早期迹象之一。有时，人们很难将抑郁症的某些方面与正常衰老过程中的轻度记忆丧失，以及确定的某种疾病区分开来。现在的技术手段，包括脑脊液蛋白水平和淀粉样正电子断层扫描成像，可以用来确定那些随着年龄增长而出现的感觉、情绪或记忆的变化是否与阿尔茨海默病一致。大多数临床医生一直认为，无论是否患有阿尔茨海默病，病人的抑郁症状都应该通过药物或非药物的方法进行治疗。

- 尿路感染（UTI）

尿路感染是由有害细菌在膀胱、输尿管、尿道或肾脏积聚而引起的感染。其出现在老年人身上的症状通常不同，因为很少有发高烧或疼痛的典型症状，尤其是排尿时。相反，患者有可能会经历突然的记忆问题、困惑、谵妄、头晕、躁动，甚至出现幻觉。尿路感染引起的意识混乱最可能发生在老年人或已经患有痴呆的人群中。通过适当的治疗根除尿路感染，可以帮助缓解上述症状。

- 血管性痴呆

血管性痴呆可由多种有害的心脑血管状况或事件引起，其中包括严重中风或一系列小中风：前者可导致身体的某些部分丧失功能或言语出现困难；后者被称为皮质下血管性痴呆，可能导致患者表现出认知障碍的症状，但却没有意识到中风已经发生，因为这些症状都是悄无声息地出现的。治疗方案通常是通过改善饮食和锻炼来控制血压，进行认知康复来降低进一步中风的风险。有时，经批准的治疗阿尔茨海默病的药物会有所帮助。血管性痴呆也可能由糖尿病、高血压或动脉硬化所导致的大脑血管损伤引起。

- 营养不良

美国退休人员协会经调查发现，在美国，超过 25% 的 50 岁以上的成年人为了大脑健康正在服用保健品，这对大多数人来说是一种巨大的金钱浪费。全球脑健康理事会关于保健品的报告并未建议人们为大脑健康使用保健品，除非卫生保健提供者能特别指明病患的某种营养缺乏。然而，当营养缺乏确实存在时，由于其对新陈代谢及后续效果产生的影响，可能会导致痴呆的症状。最常见的短缺营养包括维生素 B_{12}、烟酸（营养缺乏会导致糙皮病），以及由于健康食物总体摄入不足导致的被称为“蛋白质热量营养不良”的全面营养失衡。幸运的是，营养不足在西方世界很少见，通常可以通过饮食和保健品弥补。

● 潜在感染

如前所述，感染可引发痴呆症状。例如，由于其对神经系统和大脑的影响，梅毒长期以来被认为会增加患痴呆的风险。目前有研究正在进行，以期了解可能造成大脑损耗后果的其他感染，从莱姆病到由其他媒介传播的疾病，如巴尔通体病（bartonellosis），该病由巴尔通体杆菌引起。

● 脑肿瘤

患有被称为“脑膜瘤”（meningioma）的脑部良性肿瘤听起来很可怕，但这比被诊断为痴呆要好。与导致阿尔茨海默病的斑块不同，此类肿瘤中有一些可以通过手术切除。这些肿瘤会压迫大脑的某些部位，导致认知功能障碍。其中的关键是评估要尽早，这样肿瘤便可以在早期阶段被切除，从而增加认知变化被逆转的机会。否则，肿瘤留存和继续增长的时间越长，也就越难被移除，而且变成永久性损伤的风险也越大。

● 头部受伤造成的硬脑膜下血肿

当异常出血（通常由损伤引起）导致硬脑膜（脑脊膜的最外层，即包覆大脑的多层组织）和大脑之间血液聚集时，硬脑膜下血肿就会发生。血肿引起的颅内压力升高会导致类似痴呆的症状。手术引流相对容易，尤其是在血肿为液态的情况下。比较小的血肿甚至可以随着时间的推移而自行消失。因为积血可能需要一段时间才能聚集，所以患者往往有可能会忘记导致其脑内血肿的轻微头部损伤。像上车时撞头这样看似无害的事情，几天或几周后就会出现硬膜下血肿，尤其是对老年人而言。

一般来说，创伤性脑损伤会导致与痴呆症状相似的记忆丧失，尤其是当损伤发生在与学习和情感相关的大脑区域时。2019 年，加州大学洛杉矶分校和华盛顿大学的研究人员透露，目前正在开发的核磁共振扫描在未来将帮助医生区分阿尔茨海默病和创伤性脑损伤。[7] 区分这一点很重要，因为它可以提示正确的治疗方法。要注意的是，随着年龄的增长，摔倒的风险一般会增加，因而从一开始就预防摔倒对避免骨折和遭受创伤性脑损伤有很大帮助。

● 饮酒过量

酒精性痴呆（或酒精相关痴呆）是由长期过度饮用含酒精饮料引起的，并日益引起医生们的担忧，因为在我们的社会中，饮酒量一直在上升，尤其是在老年人当中。酗酒不仅会破坏大脑中对记忆、思考、决策和平衡至关重要的区域中的细胞，还会导致受伤，增加引发其他健康问题的风险，进而损害认知功能（如肝损伤）。某些混合有酒精成分的药物也可能导致记忆问题和其他副作用。饮酒过量的影响有时是可以逆转的，但第一步是要戒酒，这对长期饮酒者来说很难。

医学检查

任何担心自己可能患有某种形式的痴呆的人，都应该尽快进行全面的医疗检查，其中应该包括以下内容：

- 个人病史及完整的医疗检查和体检报告（血液和尿液）。
- 精神病史，认知和行为变化史。
- 目前和过去得的疾病。
- 服用药物和保健品的情况。
- 影响其他家庭成员的病情。
- 生活习惯，如饮食、锻炼和饮酒。

医疗检查和体检报告有助于发现可能导致痴呆症状的健康问题，如抑郁症、未经治愈的睡眠呼吸暂停综合征、药物副作用、甲状腺问题、某些维生素缺乏和过度饮酒。甚至听力损失也可能是一个预警信号，虽然我们还不完全了解其中的联系，但新的研究指出，中度和重度听力损失是痴呆的一个重要风险因素。好消息是，对一些人来说，治疗听力损失可以预防或延缓痴呆的发展。[8]

上述体检中的神经学部分可包括大脑成像研究和评估，从而衡量一个人的日常心智技能的范围。例如，患者个人是否清楚自己的症状？她知道日期、时间和自己所在的地点吗？他能记住简短的单词表，按指令行事，并进行简单的计算吗？经常使用的甄别潜在问题的方法如下：

○ **阿尔茨海默病评定量表——认知量表（ADAS-Cog）**是较为全面和广泛应用的测试方法之一。研究人员经常将此方法用于认知研究和抗痴呆药物临床试验。该方法开发于20世纪80年代，主要用以测量记忆、语言和定向（例如某人解决问题的方式）。非认知部分测量的是情绪、注意力、肌肉活动等，但它不如ADAS-Cog这部分使用得多，后者可以用纸质或电子的方式完成。与其他一些只需几分钟即可完成的测试不同，ADAS-Cog测试耗时30~35分钟，共有11个部分，由一个测试管理员总负责，他会对每个任务中的错误进行统计打分。总分越高（最高70分），功能障碍也就越大。研究表明，没有患阿尔茨海默病或其他类型痴呆的人，一般正常的得分为5分。研究还表明，对于那些被诊断为可能患有阿尔茨海默病或轻度认知损伤的人，31.2分是一个平均分数。尽管批评人士指责ADAS-Cog测试法在评估上述认知损伤的严重程度及轻度痴呆病例方面并不那么有效，然而，人们认为它还是比许多其他测试要好。

○ **简易精神状态检查（The Mini-Mental State Exam）**，也称福尔斯坦检查，是一份简单的问卷，大约需要10分钟完成。在1975年，此方法也是临床中最常用的痴呆基本筛查法之一，最高分值为30分。它会评估受试者的注意力和计算能力、回忆能力、语言能力、执行简单命令的能力及定向（时间和地点）。此测试在纸上即可完成，不需要花哨的设备，甚至不需要电脑。得分20~24表示轻度痴呆，13~20表示中度痴呆，小于12表示重度痴呆。平均而言，阿尔茨海默病患者的简易精神状态检查分数每年下降2~4分。

- **简易认知量表（Mini-Cog）**甚至比简易精神状态检查更简单和简洁。此测试只需3分钟就可以完成，包括两个部分：一是以3项回忆来测试记忆；二是画钟测试，要求被测试者画出一个时钟的钟面，并在正确的位置标出所有12个（钟点）数字及考官给出的特定时间。

- **自我管理老年认知测验（The Self-Administered Gerocognitive Examination，SAGE）**是另一个简单的纸上测试，由俄亥俄州立大学认知和记忆障碍中心开发。和其他测试一样，在这个测试中，测试人员会问受试一些基本的问题来显示大脑的工作情况，包括语言、记忆和问题解决能力。此测试大约需要15分钟，尽管人们都说可以在家里或医生的办公室里做，但我还是建议任何想要做此测试的人在正式的环境下做，如果可能，要在有资质的医生的指导下做。

其他的认知测试还有很多。在研究领域，经常会使用多个不同的评估，因为没有一个单一测试可以做出全面的诊断。换句话说，仅靠这些测试并不能诊断出痴呆。这些测试只是做评估，既评估一般的认知，也测评认知障碍的数量或程度。这些评估结果是整个医疗检查的一部分，用以确定某人是否被诊断出患有某种形式的痴呆。

计算机化的认知测试在医生中越来越受欢迎，相比于老式的笔试也更有优势。此类测试方法可以更加精准地评估思维、学习和记忆能力，并在未来以完全相同的方式记录变化。采用临床测试和基于计算机的测试，可以让医生更清楚地了解病人正在经历的认知困难。美国食品药品监督管理局已经批准了几种计算机化认知测试平台进入市场，包括“自动神经心理评估”（ANAM）、“剑桥大学移动测试”（CANTAB Mobile）、“认知图谱”（COGNIGRAM）、“认知视图”（Cognision）和“认知评测”（Cognivue）。

重要的是，所有测试，包括纸质书面问卷和电脑问卷，都应该由十分熟悉其答案解读的专业人员来管理。尽管这些测试中有一些非常简单，也不要试图使用从网上下载或在线进行的测试来进行自我评估。我还有个建议，在你参加专业情景下的测试之前，不要到网上学习这类测试。这些测试并不完美，而且可以被做手脚。记住，我们的目标是得到一个纯净、公正的筛查评估。还需要注意的是，当前的测试并非百分之百准确、百分之百实时，所以在可能的情况下，征求第二甚至第三方意见还是有帮助的。

你一定要在顶级机构进行评估吗？这是我经常会遇到的问题。答案是“那倒不一定”，但你一定要找到经常看诊并诊断过各种形式的痴呆的医生及其团队。如果你年纪大了，找一位好的老年病医生看病，对每个病人来说都是好主意。全美各地长期缺少老年医学专家，尤其是现在，我们社会的老年人越来越多。如果你确实找不到这样的专家，那也要确保你的基本保健医生拥有一定的经验。你肯定不想被一个很少与痴呆打交道的人诊断出痴呆，何况对你接下来该如何做，他也不会提什么建议。还要记住，最早发现症状的往往是家人、同事和朋友，而不是开始出现认知能力下降迹象的人自己，甚至不是医生。家庭成员注意到的细节非常重要，对弄清发病的时间线、病程速度及是否有其他病因至关重要。接下来，最理想的是找到一个通常由神经科医生、精神科医生和心理学家组成的医疗团队来帮忙评估病情。

寻求帮助

美国阿尔茨海默病协会是一家志愿保健团体，在该病的治疗、支援、研究等领域处于领先地位。该协会为确诊的阿尔茨海默病患者、其家人、看护人员、卫生保健专业人士及民众提供教育、支持和服务。该组织有一条 24 小时免费且保密的电话热线：800-272-3900，你可随时拨打以获得可靠的信息、建议和支持。经过培训且具有专业知识的工作人员会随时准备好接听来电并给予相应的帮助，包括将患者转介到当地社区项目和服务中，为其提供与痴呆相关的教育、危机援助和情感支持。咨询由专家和临床医生提供。

阿尔茨海默病协会可能是研究该病历史最长的组织，但绝不是唯一的一家。事实上，各地也有很多不属于阿尔茨海默病协会的团体，他们的工作非常出色，并提供了丰富的资源。以下这些是诊断、治疗和研究痴呆——当然在某些情况下，也包括其他脑病，如帕金森病和中风——的最好机构。这并非一份详尽的清单，所以不要犹豫，去找找你附近有没有你的朋友或你的医生可以担保的类似机构。此外，美国国立衰老研究所还在其网站上留有全美范围内所有与之展开合作的研究中心的目录。

○ **美国退休人员协会**为痴呆患者和他们的护理者分别建立了两个全面的资源库（aarp.org/disruptdementia；aarp.org/caregiving），护理者只要回答三个简单的问题，就可以根据他们具体关注的内容获得个性化的信息和资源。美国退休人员协会与阿尔茨海默病协会合作，还提供社会和医疗服务、住房及各类项目方面的社区资源查找器，你可将其作为接通本地保障服务资源的连接器。不要错过美国退休人员协会的“保持敏锐计划”，这是一个帮助你在年老时管控大脑的整体计划，旨在帮助你保持大脑敏锐。从访问 www.stayingsharp.org /keepsharp 开始吧。

○ **克利夫兰诊所卢·鲁沃脑健康中心**为认知障碍患者提供诊断和持续治疗，并为护理他们的家庭成员提供后援服务，整合各个层面的研究和教育。该中心分别在俄亥俄州克利夫兰和莱克伍德、内华达州拉斯韦加斯和佛罗里达州韦斯顿提供服务。见 my.clevelandclinic.org/departments/neurological/depts/brain-health。

○ **痴呆行动联盟（DAA）**是一个面向痴呆患者的全美宣传和教育组织。这是一个非凡的组织，旨在消除对这种疾病的污名和误解，并为不幸罹患此病的人们提供过勇敢和有目的的生活的工具。当我与该联盟董事会成员交谈时，我被他们关于如何谈论痴呆及如何用积极的、充满希望的词语与患者沟通的观点打动。他们用“护理搭档”（carepartners）这个词来代替“护理者”（caregivers），并强调这与“病后生存”（surviving）无关，而关乎“活力生活”（thriving）。一些社区成员认为，确诊后的生活实际上更好了，因为它打开了一扇扇大门，创造了新的机会。“看看我，而不是我的痴呆！”是他们的座右铭之一。可查看该联盟的官网 daanow.org 并获取在线资源。该组织还出版了两本小册子：一本面向确诊的患者，另一本面向其家人和朋友。

- **家庭护理者联盟**已经存在了 40 多年，但它准备扩大其覆盖面和提升知名度。该联盟因而激励推动新的项目，帮助相关机构和卫生服务提供者采用其基于循证的“最佳实践护理”解决方案，以实现高质量的对痴呆患者的服务。它为痴呆患者的家庭护理者提供高效项目的可搜索数据库。目标是通过卫生保健和社区服务组织让患者的家庭成员和朋友了解更多知识，并更多地采用非药物、基于循证的解决方案。该联盟最终帮助个人和家庭收集他们所需信息，并找到了有助于对症诊断的程序。详见 www.caregiver.org。

- **梅奥医学中心下属阿尔茨海默病研究中心**提供参与药物试验、临床研究项目、特别项目、支持团体、教育活动的机会。其基地分别位于亚利桑那州斯科茨代尔、佛罗里达州杰克逊维尔和明尼苏达州罗彻斯特。你只需填写一张表格就可以在线预约。详见 www.mayoclinic.org。

- **纽约长老会 / 威尔 · 康奈尔医学中心**记忆障碍项目制定了记忆障碍管理标准。该项目的医生共同撰写了美国神经病学学会的操作指南，不仅用于诊断和治疗痴呆和脑积水，也用于对阿尔茨海默病患者家庭进行基因检测。2013 年，该中心设立了“阿尔茨海默病预防治疗计划”，对有兴趣降低阿尔茨海默病风险的人进行长期跟踪，并根据其本身的危险因素、基因、过去及现在的健康状况，提供个性化的护理方案。详见 weillcornell.org/services/neurology/alzheimers-disease-memory-disorders-program/about-the-program。

○ **美国国立衰老研究所**向遍布美国主要医疗机构的“阿尔茨海默病研究中心”提供资金。这些中心的研究人员正在努力将研究成果转化到提高阿尔茨海默病的诊断中，并寻找治疗和预防阿尔茨海默病的新路径。详见 www.nia.nih.gov/health/alzheimers-disease-research-centers。

○ **加州大学洛杉矶分校阿尔茨海默病及痴呆项目**帮助患者协调其初级医生和有背景的痴呆专家两方面所提供的医护服务。患者及其家属根据个人需求、资源和目标制订个性化计划。见 dementia@mednet.ucla.edu, www.uclahealth.org/dementia。也可访问加州大学洛杉矶分校长寿中心：www.semel.ucla.edu/longevity/。

● 英雄代言

布莱恩·范·布伦（Brian Van Buren）是痴呆患者群体中的英雄，也是一个永远不会放弃的人。2015 年，64 岁的他被诊断为早发型阿尔茨海默病患者，自此便带着该病生活，并成了非洲裔美国人和饱受责难而沉默的各类性少数群体（LGBTQ）的代言人。当我和他谈话时，我被他的率真和幽默迷住了。“我在 20 世纪 70 年代公开自己（的性取向），没想到被诊断为痴呆时还得公开一次。”他坦言道。布莱恩每天都戴着一个写着“与痴呆一起生活”的按键器，我们的交谈正是由此展开。他是痴呆行动联盟的理事，经常在大型活动和广播节目上发表演讲。他告诉我，确诊后生活并没有结束。那并非一定就是死刑判决，而且不要一心想着“赶紧回家，把自己的事料理好”，至少最初不要这样想。一开始你会经历一个让人伤心不已的过程，然后慢慢地你就知道该怎样去做了。在一位专攻痴呆的生活教练的帮助下，布莱恩始终保持对生活的定力，他参加了被称作“沙发穷游”（couch surfing）的寄宿接待计划。来自世界各地的人来拜访他，并有个地方可以免费住上几晚。他已经接待了一百多位客人，对此他非常开心，而且只要有机会，他就会继续接待下去。

尽早干预

为了延缓痴呆的病程，有很多事情可以做。我再重复一遍：早发现至关重要。你也许想不通，在缺乏有效药物或治不好的情况下，这一点为何还那么重要。我发现，一旦亲人被确诊，哪怕是阿尔茨海默病，对家人来说也是悬着的心放下了，因为他们在长时间的迷茫之后终于有了答案。早发现使痴呆患者能够参与对他们的护理计划，并在患者与保健提供者及亲人沟通变得困难之前，能够就自己想要和需要的发表意见。早发现还使得对未来的规划成为可能，包括后勤和护理费用。早做诊断还可使患者更有资格参加某些临床试验，这对未来的有效治疗至关重要。我们的目标应该是使痴呆患者变得有能力，而不是使他们丧失能力。痴呆患者仍然可以做很多事情，也可以继续学习新的东西。有时，在最初症状出现之后，人们还能活大约20年。患者病情发展的程度相差巨大，未来，人们将会认识到，我们能够掌控这些症状，让人们在尽可能长的时间里活得尽可能好。痴呆患者可以做很多事情来改善他们的生活质量。让他们参与规划的过程，对于使医护人员能够提供以人为本的护理至关重要，而这样可以显著改善患者的健康结果和护理质量。

就在几十年前，没人想谈论癌症；今天，癌症患者以谈论他们的疾病和带着希望与决心奋进而自豪。我们已经消除了对癌症的污名化，并制定出应根据每个癌症患者的具体类型的癌症、价值观、资源和家庭动态对症治疗的策略。我们正处于这样一个前夕，马上就可以彻底颠覆我们对痴呆的认知及治疗方法，进而改善从患者到护理者的体验。

据估计，只要将痴呆的发病时间推迟仅仅 5 年，痴呆的发病率就会降低一半，从而极大地改善人们的生活和福祉，并降低家庭和社会的医疗费用。在未来几年里，我相信在人工智能和以大数据挖掘来发现生物标志物等技术的帮助下，阿尔茨海默病的早期检测技术将会取得重大进展。这些生物标记物可以是某些实验室检测等常见的疑点，也可以是嗅觉逐渐丧失等新发现。新的研究表明，嗅觉弱可能是认知能力下降的早期预警信号。这些疾病导致的神经退行性变会影响与嗅觉系统相连的大脑回路。用丁香、皮革、烟、肥皂、葡萄、柠檬等常见气味来测试嗅觉，不仅不贵和无创，而且有可能成为新的治疗方法。

甚至在未来几年内，针对痴呆的血液检测可能来得比预想的要早。科学家们正一点点地接近这类测试，它们可以帮助人们筛查隐藏在血液中的可能迹象，而此时疾病的任何外在迹象还根本没有出现。血液测试比包括脑部扫描和脊髓液测试在内的其他工具更经济易行。如果你能在大脑出现紊乱症状的数年之前就得知潜在的诊断结果，那么你就可以立即实施干预措施，从而改变你大脑的未来。

问：我今天应该在家做个痴呆筛查测试（可以在网上购买或下载的那种）吗？做个脑部扫描如何？

答：目前，有大量这类的测试流向市场并以消费者为对象，无须医生开处方，甚至不受任何监督。这些测试没有一项被科学证明是准确的，所以应该谨慎对待。你最不希望得到的结果就是假阳性，那意味着你明明没有患痴呆，而测试结果却说你患了。如果你去看医生，请他为你做诊断，那么假阳性就根本不可能出现。就算这类测试再诱人，也应当极力避开。任何人都应该在与健康专业人士建立了持续关系的背景下进行测评。

说到正电子发射体层成像扫描的脑部扫描之类的测试，你一定会能拖就拖，而不愿掏钱买单。这些测试不仅昂贵（5 000~7 000美元，全民医保和私人保险公司都不报销此类费用），还可能产生意想不到的后果。扫描到淀粉样蛋白斑块的阳性检测结果，并不意味着这发展下去一定会得痴呆，但这些结果会导致昂贵而无效的治疗。检测结果为阴性也不意味着你不会得这种病。有趣的是，加州大学洛杉矶分校的生物统计学家通过计算得出，脑内带有淀粉样蛋白斑块的75岁老人一生中患阿尔茨海默病的风险略高于17%；对于同样年龄的女性来说，发生这一变化的概率约为24%，且预期寿命也更长。[9]在这些测试变得更加可靠和有用之前，还是让研究人员在临床实验室环境中使用它们吧。

● 治疗方法：治疗与照护

痴呆的复杂性使其特别难以治疗，比整个神经系统科学领域的任何其他疾病都要难治。一旦此病站稳脚跟并开始向前发展，我们手中便没有任何利器可以与之拼杀。经美国食品药品监督管理局批准的治疗阿尔茨海默病的两类药物，都是为了维持脑细胞之间的交流，使大脑正常运转，但这些药物都不是很有前途的治疗方法，而且本身有副作用。这些药可以暂时改善记忆力减退、思考与推理问题的症状，但随着疾病的发展，它们会失去原有效力。换言之，这些治疗并不能阻止潜在的脑细胞衰退和死亡，它们只是在疾病进程上设了些障碍来拖延。

第一类药物包括胆碱酯酶抑制剂，其工作原理是抑制乙酰胆碱的分解，并使其保持在健康水平。你可能还记得，乙酰胆碱是大脑中一种重要的神经递质，负责在神经系统中发送信号，并在记忆中起着关键作用。（相比之下，抗胆碱药有阻断乙酰胆碱的作用。因此，这里需要说明，胆碱酯酶抑制剂和抗胆碱药在体内有相反的效果。）在临床试验中，胆碱酯酶抑制剂对阿尔茨海默病患者的大脑功能和认知能力下降显示出了适当的抑制效果。你也许是通过一些更常见的品牌名称知道这些药物的，如安理申、艾斯能和加兰他敏。每个人体内的乙酰胆碱都会自然分解，但对于大脑中乙酰胆碱含量本来就较低的阿尔茨海默病患者来说，分解过程更为严重。

第二类药物是N–甲基–D–天［门］冬氨酸（NMDA）受体拮抗剂，其主要通过保持脑细胞之间的通信线路畅通来发挥作用。这种名为盐酸美金刚（memantine，也称 Namenda）的药物可以调节谷氨酸的活动，而谷氨酸是另一种参与学习和记忆等大脑功能的化学信使。谷氨酸是非常要命的，因为当脑细胞被阿尔茨海默病损害时，就会大量释放谷氨酸，从而导致更多脑细胞受损。

通常医生会同时开这两类药物，特别是在病程后期。另外，可以根据患者的具体诊断结果，使用其他药物来治疗由其他原因造成的症状。例如，患有心境障碍和睡眠障碍的人可能会从额外的药物治疗中受益。当然，棘手的是，先要了解哪些药物在合并使用时不会加重副作用或产生抵消效应。例如，帕金森病患者可以从控制抖动的抗胆碱药中获益，但不会有加速阿尔茨海默病的风险。人们越来越担心，如果同时服用胆碱酯酶抑制剂和抗胆碱药，二者可能会相互拮抗，最后导致二者都不起作用。

2018 年，美国食品药品监督管理局公布了神经系统疾病指南的修订版，使临床前期阿尔茨海默病的临床药物试验更容易进行。这代表着一个重大的政策转变，美国食品药品监督管理局希望能在该症的早期阶段，即医疗干预最有希望的阶段，带来更好的治疗。这样的试验还会带来更好的治疗方法，在病程发展之前对其予以阻止或延缓。

另一个充满希望的消息是，制药公司、非营利基金会和政府顾问三方组成了“对抗主要疾病联盟”，建立了共享阿尔茨海默病临床试验数据的伙伴关系。该联盟还与“临床数据交换标准联合体”合作创建数据标准。数据共享可以加速研究和药物开发的进展。当你读到此处时，研究人员正在努力研究出有效的治疗方法。在我们找到可靠的解决方案之前，顶级科学家们一致认为，即便被确诊患有神经退行性疾病，也不要放弃。像桑迪 · 霍尔珀林一样，你也可以成为一名发声者、倡导者和模范病人。

重要的是要明白，“治疗”也许并不会以超级药物的形式进行。

治疗可以是根据诊断结果来制订的优质照护和生活方式计划。患者被所爱的人（担当整个过程中的向导和“守护神”）护理得如何，直接决定了患者病情的走向。改善生活质量的有效干预措施正在增多，但仍需从根本上加速。“高质量的痴呆照护”听起来似乎有些自相矛盾，但其实并非如此，尤其是在互联网的助力下，世界各地的人都可以彼此联系，并建立诸如由美国善待痴呆协会、痴呆行动联盟等机构支持的社区。那种“做什么都没用”的心态不幸使这一医学领域蒙尘太久，坦白地说，还使它倒退了，如今出现了远离这一心态的变化。凯蒂·马斯洛（Katie Maslow）对这些新项目的前景感到兴奋。作为曾经的美国医学研究所驻会学者、阿尔茨海默病协会的政策相关研究员，以及目前美国老年学学会的访问学者，她对管理痴呆的最佳做法也有所了解。她的话呼应了其他专家告诉我的，即每位病人都必须单独接受治疗，因为人和人是不同的。对某人有用的东西可能对另一个人没用。“寻求治愈”的呼声遮蔽了我们应当关注的其他领域，在这些领域，我们可以主动地使痴呆患者保持病情稳定并处于该症早期阶段，同时改善他们的体验和生活质量。

戴维·鲁本博士（Dr. David Reuben）是加州大学洛杉矶分校的老年病专家，持有许多资格证书。除了担任该校老年医学专业的负责人及大卫·格芬医学院（David Geffen School of Medicine）的教授，他还坚持临床基础实践，指导加州大学洛杉矶分校克劳德·D. 裴帕尔美国老年人独立中心（Claude D. Pepper Older Americans Independence Center）及该校的“阿尔茨海默病及痴呆项目”，我在前述对你有助益的项目列表中提到过此项目。和我访谈过的所有其他专家一样，鲁本博士强调痴呆患者的护理方法应因人而异，并且要特别关注护理的“一体两面”——病人和护理者。千篇一律的方法是行不通的，根据患者的病情、个人资源和目标进行有针对性的干预，才能带来更好的结果和更高的生活质量。尽管很多人员觉得这份工作让人有成就感，但这并不意味着没有压力。我们将在下一章看到，管理好主要护理者的健康与管理痴呆患者同样重要。其中会出现很多的曲折反复，谁也不可能全都轻松搞定。鲁本博士认为，对于身患痴呆的病人来说，最重要的人并不是医生，而是护理者。

第 11 章

认知症照护者指南

慈故能勇。

——老子

在写这本书的时候，我为患者家人们的努力是如此充满挑战所震撼，他们要为自己新确诊痴呆的亲人寻找最佳的护理方法。遗憾的是，我意识到有些家人经常闭口不谈他们有认知障碍的亲人，并对将他们送入拓展护理机构的想法产生了抵触情绪。人们既担心能否负担这样的护理，又担心患者得到的护理到底质量如何。在美国的养老院，平均而言，双人间的费用是每月 7 000 多美元，单人间每月大约 8 000 美元。[1] 对于有严重记忆问题，需要额外照料和看护的人来说，费用甚至更高。协助护理机构中的一居室公寓可能会稍微便宜一些，但由于工作人员较少及培训不足，所以不太理想，尤其是对阿尔茨海默病或相关痴呆患者而言。在遍布全美各地的长期护理机构中，每天都有超一流的设施和优秀的工作人员为痴呆患者提供高质量的护理。但即使你能负担这个价格，在许多长期设施中也存在着严重的问题。近年来，我报道过辅助生活行业中的“烂苹果”，该行业监管严重不足，因此一些居民生活在不安全的环境中，得不到充分的照顾。更糟糕的是，一些居民被照顾不周和受到虐待。这包括那些在市场上销售的专门从事记忆照护的设施。辅助生活设施中的记忆护理单元的建设，是老年护理行业中增长最快的部分。由于这些问题，我将在下一节提到的那些地方，可能就是我所有旅途中到过的最不寻常的地方。

作为一个去过世界上一百多个国家的人，我经常会被问到一个问题：“在所有地方中，哪一个是最出色的，为什么？”我的脑海里迅速浮现出战争、自然灾害、疾病暴发等场面，我目睹了可怕的人类苦难，随之而来的是人们以不可思议的方式奋起反抗、开始新生活的英雄事迹。对他们来说，需求是发明之母，这是事实，家人们与痴呆搏斗的故事也毫不例外。

在经济和情感上引路

在距荷兰首都阿姆斯特丹仅几分钟路程的韦斯普（Weesp）小城内，有一个被称为霍格威（De Hogeweyk，“weyk”指的是一组类似于村庄的房屋）的封闭式样板村。最初有人向我描述说，这里是一个已经进行了十余年大型实验的场所，该项实验可能会从根本上改变痴呆晚期患者余生的生活方式。媒体极少被允许进入该地。几年前，我有幸收到创始人的邀请，目睹了这里的一切。

建立这样一个样板村的想法始于两名荷兰女性。当时，在传统的拓展护理机构工作的她们在一起坦率地聊天，谈到了自己的父母都患有痴呆，将来也会被安置在常规养老院的前景。她们认为，人已经失去了记忆，还要失去家和故地，这是多么令人震惊的事情。毕竟，传统的养护院是个完全陌生的环境，没有任何东西可以帮到已经失去生活根基的病人，让他们重获新生。经这一番考虑，她们想到了一个主意。她们大胆的目标是使拓展护理机构规范化，使居住在那里的人们能够以一种轻松和熟悉的方式体验他们的生活。霍格威由荷兰政府出资2 500多万美元建成。这个占地4英亩[①]的封闭式社区于2009年开业，被称为“痴呆村”，但这个名字听起来比我将要描述的糟糕得多。试着在阅读下面几段文字时想象那个场景。让它激发你的想象力，就像它激发了我的想象力一样。

我注意到的第一件事，就是这里只有一个入口和一个出口。一道滑动开关的玻璃门将霍格威与外界隔开，这里是你唯一能见到保安人员的地方。当你走进这个美丽的荷兰村庄，你会看到闻名遐迩的荷兰郁金香环绕着汩汩的喷泉。这里给人的感觉有点儿像某个中西部大学美丽的校园，它有自己的街道、广场、宿舍、咖啡馆、街头音乐家和剧院。大学校园自然是迎合年轻学生的需求，而霍格威的设计则是为了满足那些严重失忆的人在人生最后几年的需求。为了做到这一点，此处的设施特意打造得非常像外面的世界，甚至还有餐厅和沙龙。

这里共有23幢两层高的宿舍风格的公寓，而每一幢公寓都设计得风格迥异，代表着不同的生活方式，以匹配人们不同的兴趣和背景。例如，对于那些来自上层阶级的人（Goois）来说，他们可以选择在

---

① 1英亩约为4 046.86平方米。——编者注

装修和设施上带有荷兰贵族气息的房型，而这里的住户通常喜欢听古典音乐，享用下午茶。还有其他的不同房型，可供包括祖先含有印尼血统的人或者永远将宗教活动放在首位并定时参加礼拜的人选择。在工程、医学或法律等专业领域工作过的居民也被集中于同一个公寓。那些做过艺术家、木匠或水暖工的人也是一样。这样做的目的就是将居民安置在相应的环境中，在那里，他们可以与有相似经历的人生活在一起。每 6~7 人为一户，每户配有一名工作人员，但日常起居都是自行负责，包括做饭、洗衣等。护理员和物业服务人员的总人数是居民的两倍，他们甚至使用一种内部货币，以帮助居民在功能齐全的超市购买食品杂货（尽管在村里并没有真正的货币交换，这里什么都不缺）。

户外有许多花园和公共场所，以鼓励人们到那里活动、聚集，拥抱户外，而不是待在自己的房间里。这里的重点在于居民能做什么，而不是不能做什么。这里已经成为特色老年护理的先锋模范，来自世界各地的老年护理专家纷纷来到这里，一睹大脑有病的老年人如何在这里慢慢老去，这是一个充满活力的社区，而不是那种令人感到压抑、孤独、毫无生气的机构。这里的生活活跃丰富，有各种社交俱乐部和各种活动，包括宾果之夜、演艺活动，甚至还有一间酒吧。

这里外表看上去挺普通，但到处都有微妙的细节提示你，此地其实经过极高水平的精心设计，以期照护好整个村庄里的所有认知能力严重衰退的居民。例如，由于最让人担心的就是老人们会到处游荡，所以这个村庄的安全设施做得非常到位，每天 24 小时都有摄像头监控。电梯是由运动传感器控制的，当有人进入，电梯就会自动升降到下一层。在村里工作的每个人，包括理发师、餐馆服务员、杂货店或邮局的职员，其实都是训练有素的医学专业人员，即老年护理员和专家，他们的主要任务是提供远超一般传统医疗设施的护理服务。这就是此处不同于普通养老院的地方，后者通常是不起眼的房屋、不标姓名的病房、一众穿白大褂的人、长开不停的电视及海量的镇静药物。而这个地方却没有病房，没有长长的过道，也没有走廊。其目的就是让人们拥有一种亲切感，即使他们对周围发生的事情或世界本身已经不了解。霍格威鼓励病人的朋友和家人多来探访，也欢迎居住在附近的人们进来参观，并共享一些设施，比如咖啡厅、餐馆、酒吧和剧院。这是一个非常重要的目标，因为很多时候，当一个人被诊断为痴呆时，其朋友和家人就会慢慢离他而去。痴呆或许就是一种孤立型疾病，而隔离本身会使预后恶化。让患者积极参与社会活动非常重要。

居民们不一定知道他们身在何处，但他们觉得自己就是在家里，而这正是这一创意的题中之意。在霍格威，如果有人走到连接外面的唯一出入口，工作人员经常就会说门坏了。我看到居民们只是转过身，朝另一个方向走了回去。工作人员告诉我，没有人试图“逃跑”，“他们只是糊涂了”。随着时间的推移，霍格威的居民服用的镇静药更少，胃口更好，看起来更快乐，比那些在标准老年护理机构的人更长寿。

我知道你在想什么：这不就是从电影《楚门的世界》那儿搬来的吗？那部电影里的男主角（金·凯瑞饰）最后发现他的整个人生就是一个电视节目。他原以为真实的一切，其实都是电视制作人打造的幻影。所以我不得不问霍格威的联合创始人伊冯·范·阿姆荣根（Yvonne van Amerongen），这一设施是否也是在蒙蔽或欺骗它的居民。她立马回应说：“他们为什么要觉得自己被愚弄了？我们这里就是个社会……我们想要帮助人们享受生活，让他们觉得自己活在这个世界上是受欢迎的。”这是我听过的最富有人情味的事情之一，它让人们在生命即将结束之时仍能保持自己的尊严。伊冯回忆说，当她的父亲几年前因心脏病突发去世时，她的脑海里首先闪过的一件事就是，“谢天谢地，他从来没有被迫去住养老院”。这成为她创建霍格威的灵感之一。

当人们搬到霍格威时，他们的家人知道这将是他们最后的归宿。居住者将得到看护和安抚，直到他们去世，通常是在他们入住三到三年半之后。只有这时才会有空额腾出来，给新居民入住。荷兰的医疗体系使霍格威成为可能，它也得到和荷兰国内其他养老院一样的资助。（医疗支出每月近 8 000 美元，但荷兰政府对居民的补贴程度不同。每个人都有一个私人单间，每个“家庭”所支付的金额根据收入而定，但从未超过 3 600 美元。该村自开业以来一直在满负荷运转。）

霍格威的工作人员依靠痴呆触及大脑的不同方式来使患者保持大脑活跃。例如，大脑中赋予我们音乐天赋（包括回忆单词并将它们与曲调搭配）的那部分，其功能最持久。本（Ben）和艾达（Ada）是我认识并相处了很长时间的一对夫妇。在长达 60 多年的婚姻生活中，他们喜欢一起创作音乐作为消遣。艾达弹钢琴，本唱歌。但是，自从本得了阿尔茨海默病，他们之间的沟通也不可避免地出现了问题。最后，本再也无法与人交谈了。现在本是霍格威的居民，靠音乐维系他与妻子的联系。我看着艾达弹钢琴，而本突然就开始跟着一些传统的荷兰音乐唱了起来，而我头一回见到他时，他还是一个非常文静的人。这真是一件美丽而神奇的事情，它减轻了艾达每天结束与本告别时感受到的打击。用她的话来说：“我们现在什么都没法儿谈了，但只要还能唱歌……就可以办一场精彩的音乐会。对我来说，这太重要啦。”

我在霍格威学到的最重要的一课，就是如何抵制想要纠正痴呆患者的冲动。在拜访期间，我与一位名叫乔（Jo）的居民的对话是我遇到的最艰难的一次对话。她快 90 岁了，她是那么迷人、那么活泼，她的笑容温暖了整个房间。但她仍然认为自己还有一份日常工作，却想不起是什么工作。“明天，”她对我说，“我就会知道的，我必须去看看。”她以为自己的父母仍然健在，而且她前一天还见过他们。当我向驻村的社工求助如何应对乔时，社工告诉我，回应这种认知迷离取决于患者痴呆程度的轻重。在早期阶段，你可以用这样的问题来挑战他们，比如“哦，那您多大岁数了？”如果他们说“84 岁”，你就说“那您父母呢？”这个人可能会算出来并说，“哦，好像说不通”。但你永远都不要做的事，就是纠正痴呆患者。要是他们对你说想吃晚饭，而他们刚刚才吃过晚餐，但却根本记不起来这件事，你就不要拒绝他们。相反，你可以问他们是否饿了，而不要强迫他们回忆一件他们的大脑再也无法回忆的经历。

我注意到很多夫妻之间手牵手的细节，往往其中一人的手正在松开，而另一人却还握住不放。我遇到的一对，柯丽（Corrie）和西奥（Theo），似乎就是通过彼此牵手来交流的。西奥是两人中更健康的那一个，他告诉我，每当柯丽看到或感觉到熟悉的东西时，她就会捏他的手。他们一整天都十指紧扣地在一起，据西奥说，他现在的婚姻状态是近 60 年来最好的。

离开霍格威时，我不禁自问：这在世界其他地方行得通吗？这在美国会是什么样子？

振作起来

在美国，大多数痴呆患者住在家中，其中大约 75% 的人由家人和朋友提供照护。[2] 在这些照护者中，配偶所占比例最大，其次是子女及其配偶，其中大部分是女性。痴呆患者的护理人员的典型特征是老年或中年以上的女儿或痴呆患者的配偶。至少 60% 的无偿照护者是妻子、女儿、儿媳、孙女和其他女性亲属。目前，大约有 6 000 万美国人在照顾老年性痴呆患者。这是整个得克萨斯州人口的两倍多。

当我和玛丽亚·施赖弗谈起确诊之后要如何规划亲人的未来时，她直截了当地告诉我。"振作起来。照顾好自己。我看到很多有孩子的女性同时也在照顾父母。她们压力超大，感到绝望，还会因此哭泣。你一定要和其他家人多谈谈，从中寻求帮助。阿尔茨海默病是涉及情感、经济和身体的跋涉。没有人能独立完成。"玛丽亚走过这条路，她的父亲萨金特·施赖弗（Sargent Shriver）在 2003 年被诊断患有阿尔茨海默病，当时她对此病所知甚少。她帮助父亲走过了患病的全过程，直到他 8 年后去世。这段经历激励她成为世界上最积极倡导研究阿尔茨海默病和大脑健康的人士之一，且强调重点关注女性。此后，她创立了"女性阿尔茨海默病运动"，并积极推动了众多脑部健康项目（从获奖纪录片到与顶尖科学家合作），以传播阿尔茨海默病的相关知识和向患者家庭提供支持等。当我给她留言说我正在写这本书时，她马上就给我回了电话。"只要是有头脑的人，就应该考虑罹患阿尔茨海默病的可能性。"她一开口就这么说，并强调预防和迟滞发病的重要性。正如她以往经常做的那样，玛丽亚指出了我未曾考虑的情况，即美国的阿尔茨海默病存在一个明显的矛盾情况。女性一方面最有可能成为照护者，另一方面她们本身更容易患上阿尔茨海默病：几乎 2/3 的美国阿尔茨海默病患者是女性，而且女性在 65 岁时患阿尔茨海默病的风险比率约为 1∶6（相比之下，乳腺癌风险比率为 1∶11）。[3] 比这更重要的是，医学研究中存在性别差异，这意味着征召女性参加临床试验的可能性更低，即使她们受这种疾病的影响更大。

长期以来，人们错误地认为，女性之所以比男性更容易患阿尔茨海默病，仅仅是因为她们活得更长久。但新的研究表明，男性和女性之间的这种差异，可以用一系列复杂的原因加以解释，其中既有生物学上的差异，也有诊断方式的不同。例如，考虑到痴呆的早期症状与近绝经期存在相关性，研究人员便想弄清楚雌激素和孕酮的保护性或破坏性作用。近来，多项研究表明，在早期阿尔茨海默病患者中，相较于男性，女性大脑中的 τ 蛋白分布更为广泛。这表明，阿尔茨海默病可能会影响女性大脑的更多区域。从诊断的角度来看，女性在阿尔茨海默病的早期和中期的语言记忆测试中往往表现较好，因此更有可能在该症晚期才能被诊断出来。正如玛丽亚对我说的那样，也许有关阿尔茨海默病的诊断和未来治疗的密码就藏在男女性别差异之中，而我们在这方面的探索远远不够。我和玛丽亚还聊了很多关于既要护理父母又要照看孩子的困窘，这是许多新的照护者所面临的现实。在我与专家及正专注于照护阿尔茨海默病患者的人们交谈的过程中，有一件事变得清晰起来：每天都感觉像是在拼命地保持不崩溃。

治疗计划、覆盖范围和支持缺乏一致性。可惜的是，这里并没有很多像霍格威那样的痴呆患者社区，尽管可能很快就会有。[我找到的与之最接近的地方就是南加州的格伦纳城市广场（Glenner Town Square），那是一个对阿尔茨海默病友好的地方，让人回想起 20 世纪 50 年代，但它只是一个日间照护中心。我希望未来会出现更多基于类村庄模式、专门从事记忆力照护的设施。] 在美国，大多数家庭都在努力寻找合适的照护服务并支付费用。最乐观的估计是，有超过 1 500 万人的家中有阿尔茨海默病患者，这一数字还将继续增长。据估计，阿尔茨海默病患者的照护者每年共无偿提供 181 亿小时的护理。平均而言，患有阿尔茨海默病或其他类型痴呆的美国人实际支出的费用，要比那些没有患痴呆的人的高得多。痴呆患者每年自掏腰包的照护支出平均为 10 697 美元，是非痴呆患者的照护支出的两倍还多。[4] 可以肯定地说，对一个家庭的心理和经济健康而言，晚期痴呆大概是最不稳定的摧残之一。

老实说，我不知道哪个更糟，是照护痴呆患者的财务成本，还是情感成本。如果我被确诊，家人一定会帮我走过整个病程，所以我会担心这将使他们及他们的生活安康受到很大的影响。我是在过去几年写这本书的过程中了解到这一点的。一旦确诊，生活就会改变，并引发许多直接的问题。这对我和我的家人意味着什么？我该如何规划未来？我在哪里可以得到我需要的帮助？我要怎么付这笔钱？谁来负责？我再也不能做任何决定会怎样？我还能给孩子们留下什么财产吗？

阿尔茨海默病协会为阿尔茨海默病患者和他们的照护者提供了丰富的有用信息。这一切都是免费的，包括每周 7 天 24 小时的热线：800-272-3900、协会官方网站 www.alz.org.AARP（或 www.aarp.org/disruptdementia）。另外，全球脑健康理事会网站（www.aarp.org/gcbh）也提供很多免费的信息来回答有关痴呆和大脑健康的关键问题。美国退休人员协会一直开通着一条照护者热线，从美国东部时间早上 7 点到晚上 11 点，可拨打电话 1-877-333-5885。这一支持热线也可用西班牙语，电话号码为 1-888-971-2013。美国退休人员协会的在线照护社区是照护者可以免费加入的社区，在这里你可与其他照护者交流，并从社区里的专家那里得到相关解答。请访问美国退休人员协会的“照护资源中心”（www.aarp.org/caregiving）。

以下是我一旦确诊后会尽快敲定的几件事。有些很明显，有些则不那么直观，但都基于我和照护者之间的交谈，是他们告诉了我这些他们希望自己早就知道的事情。

在哪里可以找到你所在地的支持和教育项目？ 拥有一个良好的支持网络来获得建议、鼓励和知识至关重要。你需要知道将会发生什么，以及如何做好准备迎接未来的挑战。

在哪里可以找到早期社会参与项目？ 这些项目帮助处于痴呆早期阶段的人们保持与他人的联系及社交活跃度。确诊并不意味着一个人一定要与生活脱节，注定只能待在客厅或某个机构的躺椅上。专门为痴呆患者服务的成人日托中心已在许多城市涌现。包括认知康复治疗在内的项目都应该在被考虑之列。这些机构提供由训练有素的专业人士施行的多种治疗方法，帮助人们重新学习因外伤性脑损伤或痴呆导致的认知能力下降而丧失的技能。新的研究表明，认知康复也许能够教会人们弥补在早期阶段出现的记忆和思维缺陷。记住，你在早期阶段所做的事情可能对疾病发展的快慢有着重大影响。确诊并不意味着你要停止学习新事物。有些人可以长时间地保持生机勃勃，甚至可以在适当的支持下继续独立生活。

在哪里可以找到符合你需要的临床试验? 这些调研将帮助你成为重要研究的一部分，它们也许能减缓疾病的进展。任何临床试验都不能保证你能找到有效的治疗方法，更别说治愈了，但参与研究极少会有负面影响。

如何保持在家的安全? 在早期阶段，人们通常过着独立的生活，但会做一些准备并进行艰难的选择，比如不再独自开车和散步。在某些时候，患有进行性痴呆的人将需要别人在日常事务上给予帮助，如管理金钱和支付账单，购物和烹饪，一般家务，以及个人事务，如打扮、穿衣、洗澡、上厕所和服药。最终，无论设置了多少安全设施，家都不再可能是理想的栖身之所。你将向何处去? 美国退休人员协会的《明智的行动》(*Wise Moves*) 一书可以帮助你做出抉择。

如何制订法律方案? 这包括清点家庭的法律文件，含遗嘱和信托。如果尚无此类文件，家人或遗产律师可以协助起草和执行这些重要文件，其中包括永久授权书(指定当某人失能时谁可以做出财务决策和其他决定)及医疗保健永久授权书(指定当某人失能时谁可以做出医疗保健决定)。即使在这个人不再能够做决定之后，它们仍然有效。这些文件往往冗长而详细，并说明了一些最终将面对的最实际但非常困难的决定，如关于护理设施、治疗类型、临终护理的决定(例如是否要插鼻饲管)和 DNR(拒绝心肺复苏)命令。这些都是必须做出的重要决定，因为在没有适当指令的情况下，昂贵的医疗干预往往会照例进行，即使它们在延长生命方面已经无效。一位年轻女子对我讲了她母亲的经历："生活本身很快就变成了一个缺乏情感的例行公事般的身体和经济的死亡螺旋。"你这样想一想：你一生努力工作，积累了一点儿财富，也有一些东西留给别人。但如果不制订方案，这些资产就会因为在生命的临终阶段所产生的费用而化为乌有。

如何制订财务计划？整个过程中的这一部分也许令人望而生畏，且与法律方案有一定的交叉。你肯定想要归置清楚所有的资产、债务、保险单及现有福利，如医疗保险、退休和社会保障等。阿尔茨海默病协会网站上的财务和法律文件工作表可以协助你整理资产清单。作为这一举措的一部分，你要厘清还将延续下去的护理成本，包括从当下治疗和处方药等基本项，到成人日托服务、居家护理服务、机构护理服务，以及将来有可能转入专门照护临终阿尔茨海默病患者的机构等。这将会有许多选择可供探索。如果制订计划的这一部分让你感到难以承受和不舒服，或者你正在处理一项复杂的家庭房地产，那请一位有资质的（有执照和经过认证的）财务顾问做你的指导会很有帮助。一定要谨慎细心地选择这个人，最好是为很多家庭打理过的行家里手，且对老年人护理和长期护理计划非常熟悉。如果你还没有找到或心中尚无人选，阿尔茨海默病协会在其官网上提供的相关线索和名录链接可助你找到这样一位重要人物。另一个很好的资源是美国退休人员协会提供的《致家人的备忘录：关于我的经历、财务计划和最后遗愿的指南》（*Checklist for My Family: A Guide to My History, Financial Plans, and Final Wishes*）。

如何建立一个护理团队？此路无人能独行。除了家人，你的朋友、邻居和医疗专业人员都是你团队的一部分。你社区的志愿者也可以成为这个团队的一部分。一旦你确诊，越早寻找和组建起你的照护团队越好。下面这些对话可能是具有挑战性的，特别是当你还没有准备好让更多的人知道你确诊时。然而，专家们一次又一次地告诉我，尽早让这些人进入你的核心圈子，会让你尽可能长时间地过着尽可能充实的生活。当然，选人时要明智哦！

问：我被告知要准备一份预先指示（advance directive）。那是什么？

答：预先指示是一种法律文件，允许人们记录他们关于治疗和护理的愿望，包括临终意愿。其中包括一份生前预嘱，阐明你希望接受何种临终护理及由谁来负责，或者是你关于医疗保健方面的持久授权书。不到 30% 的美国成年人签署了预先指示，以载明他们的医疗保健愿望。下面就是这份文件如此重要的原因。放弃此文件可能会给家庭带来经济上的毁灭性打击，引发意想不到的医疗账单，并导致留下来处理财务后事的亲人破产。当一个人没有预先指示时，费用就会飙升。根据美国医疗保健研究和质量局的数据，每年医疗保险总支出的四分之一，约 1 390 亿美元，是用在了仅 5% 的医保受益人的临终护理上。[5] 换言之，5% 的病人在生命的最后 12 个月里使用了医疗保险年度支出的 25%。预先指示还可以帮助避免不必要和无效的医疗干预，这些干预可能会给亲人带来很多的痛苦。数据令人担忧：如果没有制订临终关怀计划，配偶在伴侣去世后过早死亡的可能性是其他人的两倍。[6] 怎么会这样？我坚信这是因为压力。当我们想到治疗痴呆的成本时，我们忘记了那些不以金钱为标志的成本：近60%的照护阿尔茨海默病或其他痴呆患者的家人报告说，他们有“很高”或“非常高”的情感压力。

问：我的财产不多，所以不需要信托，对吗？那些不都是富人的专利吗？

答：任何拥有财产和资产（从房子到银行账户）的人都应该立好遗嘱或设立信托，这类文件可不仅仅是超级富豪的专利。如果你有实质性资产，最理想的做法就是，当你仍然活着的时候就设置所谓“生前信托”，以便将你所有的资产汇集到一个载体（即此信托）之中，这样你的家人就可以避免走通常冗长且费用高昂的遗嘱认证程序，而这一程序正是法院在你身故后分配遗产时所必须使用的。在设立信托时，你要做出具体指令，即一旦你再也无法管理自己的事务，你希望以何种方式来处置你的资产，为此你要指定一名受托人来执行这些指令，同时还要指定一名可替补的后备受托人。生前信托和遗嘱通常是作为整体而一起起草的。你生前未设立这些文件所造成的代价，其高低取决于你生活在哪一个州。在某些州，没有遗嘱和信托就去世，对你的受益人和遗产来说将是毁灭性的。可能因为遗嘱认证程序、律师及不同意遗产分配方案而争吵不休的家庭成员，一大笔遗产会化为乌有。

持续发声

要明确指出的是，每个人都应该完成这些文件，而不仅仅是那些担心患痴呆的人。南希的父亲没有留下任何遗嘱或信托就去世了，其母亲则已是阿尔茨海默病中期，无法独立生活或为自己做决定（技术上称为缺乏“法律行为能力”），南希和兄弟姐妹便为了寻找照顾好母亲的途径而争执不休。先前没有制订任何计划，而为了母亲，他们谁也无法就今后应采取的最佳步骤达成一致。其兄弟姐妹中，有人认为母亲应该被安置到专门照护痴呆患者的辅助生活机构中；有人则坚信，无论付出多少代价，她都应该待在家里，必要时可聘请 24 小时护理人员。老三对所有的选项都五味杂陈，却无法站在任何一方。他们的争执愈发激烈而旷日持久，母亲却在一边遭受病痛折磨。最终，其中一人向法院提交了一份请愿书，申请一名保全人（conservator）介入，充当领导角色。这种情况并不常见，但当家庭成员不能就如何处理某人的法律、财务或医疗决定达成一致时，法院就可以介入。在一些州，保全人也被称为监护人。

请委托保全人来打理通常不是理想的解决方案。这涉及法庭诉讼、额外费用和律师，你或你的家人有可能会失去控制，甚至无法选择谁来做保全人，也无法对将来的事情做出决定。每个州都有不同的法律来管辖家庭法中的这一范畴，但往往问题多多，而且普遍缺乏监督，这就有可能让监护人做出肆无忌惮的行为。参与托管诉讼的信托监督机构和家庭律师称，凡丧失认知能力且其家庭成员意见对立的人极其容易受到伤害。在全美各地的许多案例中，大量的房产被这种制度榨干了，患有痴呆的老年人被欺凌，经济上受到伤害。事实上，保全人应当"保全"财产并保护个人，而在某些州，被称为"监护人"的他们也应该如此。但是，无论是保全人还是监护人，他们都不仅能做出关乎一个人的医疗保健和生活幸福的决定，还可以决定此人资产和产权的命运，甚至包括他应该住在何处，且不需要家人的意见和意愿。保全人和监护人通常也被授予受托人的地位，这进一步扩大了他们的权力。一旦保全人或监护人被指派负责某项遗产，要想结束或反对此保全人或监护人的受托安排，那就得经过艰苦而代价高昂的法庭听证才行，否则是极其困难的。一般来说，这样的程序会让人心力交瘁，而且对于已经承受着纷争和痴呆压力的家人来说是难以忍受的。

想要避免法院指定保全人或监护人，最好的办法就是尽早开始和家人经常进行公开交流。这一点是当务之急，请你一读完这本书就去做这件事。准备好你的遗嘱或信托。我知道，在某些家庭中，沟通可能会很困难，而且一旦有家庭成员被确诊为痴呆，事情就会变得复杂，但这是最基本的。策划召开一次家庭会议，假如能够得到额外的支持，也可以带一个值得信赖的家庭朋友来。家庭会议可能要开好几次，但没关系。如果每个人都不能亲自参加会议，可以使用 IP 语音通话或 Skype 语音电话等工具，确保每个人都能参与其中。

隐形的第二病人

这里有一项统计数据，起初我非常难以相信，即痴呆患者的配偶照护者，其自己罹患痴呆的概率高达普通人群的 7 倍。[7] 事实上，任何帮忙照护患痴呆亲人的人都有患此病的更高风险。这些人被称为“隐形的第二病人”。这似乎既有讽刺意味又非常残酷，但如果你考虑到事情的动态变化，这都是讲得通的。配偶照护者平均结婚已 30 年，现在夫妻俩的共同生活中发生了重大变故。除此之外，还有陡增的压力、孤独、抑郁和缺乏活动。他们为照料亲人所做出的奉献，往往意味着要以自己较低的生活质量为代价。正如我多次听到的，尽管有你的照顾和支持，但患者的疾病仍然在不断恶化，目睹这一切所产生的情感影响会让人有一种深深的无助感。

我们每天都在媒体上听到关于毒性压力的报道，以及它对人体的生物性影响，从慢性炎症的破坏性慢生疖子到应激激素（如皮质醇）的增加，这些随着时间的推移都会造成生物性伤害。我报道过美国“毒性压力”引发的疾患，主要发生于因收入不平等而导致经济差距悬殊，且对未来普遍缺乏乐观态度的社区。这种高度焦虑状态会导致药物依赖、自杀，以及急剧增高的死于心血管病或中风等疾病的风险。但我们不会想到照护者所经历的那些毒性压力，他们常常饱受压力所带来的情绪和肌体上的类似后果之苦。他们患痴呆的风险陡升，其生物学的原因有一部分是相同的，即慢性炎症会破坏身体并侵入大脑。事实上，照护者不仅患痴呆的风险会增高，而且患任何与慢性炎症有关的疾病的风险也会增大，而慢性炎症涵盖了我们今天所知的所有退行性疾病，从心脏病到癌症。

一想到痴呆，我们脑海中一般就会浮现一些“遗忘紊乱”的不同情形。但我们常常不会考虑其他症状，而这些症状可能极难控制，特别是对照护者来说。这些症状包括愤怒、激越、情绪变化、幻觉、淡漠、睡眠障碍、失禁和游荡。事实上，这些充满挑战的痴呆相关症状，就是人们被安置到辅助生活设施或养老院的主要原因。照护他们太难了，压力也太大了。我们这些为人父母的人都清楚地记得，家里的孩子在襁褓中还不能保持规律睡眠，那时就是我们自己的一段无眠时光。但我们也知道，这样的日子总是有限的，很快我们蹒跚学步的宝宝就会有稳定的睡眠模式。现在想象一下，要负责一个不再保持稳定可靠的睡眠规律的成年人会是一种什么情景。她在白天黑夜都会随时睡去，有时每隔一两小时就会醒来，而此时家里其他人都还在睡梦之中。除此之外，吃饭、上厕所和走路也都是大问题（失禁是人们被送进疗养院的另一个主要原因）。她的性格会因生病而改变。一个原本刻薄的人在患痴呆之后，可以变得温柔和蔼；一个曾经充满爱、待人随和、幽默有趣的人会变得越来越暴躁、好斗、缺乏社交礼仪，并常常毫无征兆地大发脾气。照护人在走进房间去见自己的亲人时，会感到如履薄冰，不知道会遇到什么情况。这些行为随着时间的推移会变得更糟，如果患者在夜间游荡或表现出幻觉，局面很快就会变得难以忍受和无法维持。不幸的是，我们完全无法预测谁将会经历这些具有挑战性的行为和症状，而这些行为和症状还会根据病程的不同阶段、不同情况及患者大脑中哪个区域受该症影响最大而发生变化。

在该症早期阶段，认知能力只是受到轻微损害，但患者很清楚正在发生的情况，于是就会出现焦虑、愤怒、攻击性、轻度抑郁等症状。多达 20% 的阿尔茨海默病患者在白天快结束的时候，往往就开始体验到更严重的糊涂、焦虑、坐立不安和激越。这被称为“日落综合征”（sundowner’s syndrome）。在该症后期，一旦失智令人意识不到自己的情绪变化，偏执、妄想和幻觉就会出现。对于这些症状，尚无任何有效的治疗方法，而抗精神病药有时会增加痴呆患者的死亡风险。人们对于开发有效的治疗痴呆的方法一直很感兴趣，同时也希望相关的研究将产生更好的策略，以帮助用更安全的药物，甚至非药物的方法对抗这些最具破坏性的症状。例如，关于如何利用光线对人体睡眠－觉醒周期产生影响，目前正在进行的研究前景广阔。其基本思路是，改善痴呆患者的睡眠模式可以明显改善他们的情绪和行为。

问： 我母亲有妄想和幻觉的症状。她指责我做了各种各样的事，从偷东西到杀人。这正常吗？我该怎么办呢？

答： 阿尔茨海默病中后期会出现幻觉和妄想。这两者其实不是一回事。妄想是指那些不真实的执念，比如怀疑有人在偷东西。有该症状的人有时被称为偏执狂。幻觉是对本质上为感官性的事件或物体的虚假感知。这是指阿尔茨海默病患者看到、闻到、品尝到、听到或感觉到并不存在的东西。照护者如果发现阿尔茨海默病患者出现妄想或幻觉，应尽可能多地将其具体行为记录下来，并与医生分享。目睹这些经历可能会让人深感不安，有时患者会做出有可能伤害自己或照护者的行为。在此关头，有一些治疗方案可供考虑，但这取决于具体的症状和患痴呆的阶段。

不要忘记自己：给照护者的提醒

照顾好患有痴呆的亲人，需要家人和朋友共同努力。但是对于承担主要照护者角色的人（总会有一个人）来说，在照护病人的同时，优先照顾好自己是至关重要的。这就是说要时刻掌控自己的饮食和锻炼规律，参与增强自己幸福感的活动，花时间与朋友和家人在一起，从一整天的照护活动中适时偷闲小憩（哪怕只有 5 分钟），并在几周或几个月的时间周期内争取更长一点儿的休息，比如几天或几个周末。我在第二部分概述的计划是为我们所有人设计的，无论我们是已经在照护某人，或在等待亲人的诊断结果，还是自己正走向严重的认知衰退。要把自己放在待办事项清单的首位。

你如果是一名照护者，但同时还有一份全职或兼职的工作，那就要格外注意自己的时间、精力、情绪和个人需求。你很有可能会累垮，但原因也许并不是你所想的那样。照护者的身体透支并不是因为工作本身的严格职责所致，而更多的往往是你一直忽视自己的情感、身体和精神健康的结果。重复一遍，要把自己放在待办事项清单的首位。留心你出现的任何症状并重视。虽然既要工作又要照护的情况一开始看起来还不错，但你却无法确定你这样身兼两职到底要干到什么时候。这极有可能是一条漫长而痛苦的道路，导致你进一步忽视照顾自己。当大多数照护人精疲力竭的时候，他们自己也会生病。

不要羞于为自己向你所爱的人寻求帮助。再次强调，去和你的兄弟姐妹及你朋友圈里的任何可以提供帮助的人谈谈。我见过太多的人等了太长时间才开始寻求帮助，最终他们自己有了严重的健康问题，这也许是毁灭性的，甚至比他们伴侣的痴呆更为严重。有个悲惨的例子，一位妻子在照顾痴呆严重恶化的丈夫时，不幸死于致命的心脏病发作。她每件事都要自己做，不想给别人“增加负担”或“添麻烦”。如果她当时得到了更多的帮助，并能够更好地照顾自己，那我想她今天或许还活着。

家庭照护者提供照护的动机有很多，从出于爱、出于互惠到出于内疚或责任。确定你具体是基于哪种动机也许会有帮助，这样当事态特别具有挑战性时，它可以作为一种提醒。你可能需要应对社交压力和文化规范。在极少数情况下，贪婪也可以成为一种动力，但这并不常见。许多人告诉我，在人生的这个时刻，照护一个所爱的人，会令人在精神层面上感到难以置信的满足。然而，相比于受积极因素驱动的看护者，由消极因素（责任、内疚或社会压力）驱动的看护者更有可能怨恨自己所承担的角色，也会遭受更大的心理困扰，这一点儿也不奇怪。而那些更加认同自己角色中的有益成分的人，其身心负担更轻，健康状况和人际关系也更好，这简直就是更令人满意的经历，其所得到的社会支持也更多。

至少在刚开始的时候，照护者所面对的最困难的事情之一就是拒绝承认事实。这是完全正常的。获悉父母、伴侣或其他家人得了阿尔茨海默病这种可怕的重疾，对谁都不是一件容易的事。即使是在医学院，也没有人教过我在听到家人的严峻诊断时应如何处理心理问题的基本知识。作为一名执业医师，多年来在与那些竭力应对艰难预后的家庭的交谈中，我学到了很多东西，并且我也和父母及祖父母一道处理过这个问题。这件事向来是很难的。确诊结果让人难以置信，更难以接受。你的生活也许已经被各种责任塞满了，而此时你却额外平添了一些几乎需要全力以赴的事情。毫无疑问，在短期内拒绝承认事实实际上是一种健康的应对机制，因为它提供了时间让人去适应新的现实，并让环境条件与之相融。但是你不可能永远不承认，尤其是当你需要做出相关决定和计划的时候。如果你接受不了诊断结果，那就去找人聊聊吧，争取从治疗师那里寻求专业的帮助。像这样的诊断也会对自信心造成难以置信的打击，治疗师可以帮助你以某种特定的方式重构你的想法，并重拾继续前进所需的信心。

内疚是许多人在开始时经历的另一种情绪，它与拒绝承认的情绪如影随形。你感叹自己为什么没有早点儿看到这些迹象，并质疑为什么你会对它们视而不见。如果你让你所爱的人早一点儿诊断并接受治疗，她的情况是不是就会好得多？这些情绪——否认和内疚——是很常见的。但是，同样重要的是要适应自己的情绪变化和身心俱疲的状态，并用知识和资源武装自己。要与有类似情况的其他照护者沟通。

这一点我再怎么强调也不为过：要建立你自己的后援网络，请求并接受帮助，不断规划未来，根据需要调整计划，并坦然接受不确定性。阿尔茨海默病是一种飘忽不定、不可预测的疾病，它会引发焦虑、恐惧、悲哀、抑郁、愤怒、沮丧、忧伤等多种混合情绪。试着留心你的感受并回应你自己的需求。请记住，这种疾病在不同人身上可能差别巨大，且各个阶段的进展也不同。所以，当你和别的照护者比较患者症状，发现自己的情况“更糟糕”时，请不要自责。坦然接受这个事实：你扮演的是你人生中最具挑战性的角色之一。美国退休人员协会和阿尔茨海默病协会都在网上提供了大量关于护理选择、各阶段护理要求、后援支持及照护人员的财务和法律规划的资源。这些网站还汇集了大量有关处理复杂情况的对策，而对于这些复杂情况，我们可能都没有接受过正式的培训。事实上，当某人的行为与其性格不符或极其不可预测时，有一些回应方式是比较理想的。在事情变化如此之快的情况下，很难知道该如何定期监测此人感到舒适的情况并预测其需求。而清楚该如何处置异常情况也会是极为困难的一件事。例如，当一个人似乎一遍又一遍地重复一个单词、一种动作或一句话时，你该怎么办？在该病的中晚期，重复是常见的。就在患者寻找熟悉和舒适的感觉时，大脑的情况却在衰退中继续恶化。除了保持冷静和耐心，应对这种情况的方法之一，就是让该患者参与一项活动，以打破其重复的模式。阿尔茨海默病协会的官网上有可以分享对策的在线支援社区和留言板（ALZConnected）。将你的经验与他人分享会有所帮助。这是家庭层面的团队努力，也是全球层面的团队努力。

说到底，照护者的目标就是帮助痴呆患者生活得更好。这是一份需求量极高但感激和补偿却很少的工作。我不知道是否存在真正的平衡这回事，但我想说的是，担当这一角色是一个非常典型的持续找平衡的行动。

你可能会发现，在某些时候，你已不再是主要的照护者。要对改变病人所处环境的想法持开放态度，并允许自己放手这唯一的责任。再者，有很多提供高质量护理服务的地方可供选择，那些机构均由受过专门培训的专业人士领导，他们懂得如何以尊重他人和令他人有尊严的方式对待痴呆患者。不要涉足一个让你感到被困和怨恨的地方。人们要求你做的就是在你力所能及的时候做你力所能及的事。通过写日记来记录你的个人想法和笔记，这可能会有所帮助。记录下你的心路历程吧。

结语

未来走进了我们，为的就是在我们身上改变它自己，

而此时未来还远未发生。

——奥地利诗人赖内·马利亚·里尔克

我承诺过，我会乐观高调地结束这本书。从我撰写这些文字到你读到这句话，在过去的这段时间里，问世发表的载有“阿尔茨海默病”这个词的媒体头条何止成千上万。为了寻找更好的治疗方法，甚或彻底治愈的方法，人们从来就不缺乏热情和动力。2019 年，新墨西哥大学的科学家报告了他们做的实验，即将一种以 τ 蛋白为靶点的病毒样粒子接种至老鼠体内，由此，采用打疫苗方法的可能性再次突现。老鼠产生了抗体，进而将异常 τ 蛋白清除出大脑中与学习和记忆相关的部分。这方法对人类能行吗？它能有抗痴呆的效果吗？一切都有待证明。

另一支科学家团队正在努力研发所谓的“内体疫苗”（endobody vaccines），这种疫苗可以激活免疫系统处理人体内部功能发生故障的

部位，否则免疫系统可能就会忽略这些故障。这种疫苗的作用不同于典型的一般疫苗，一般疫苗会激起人体免疫系统抵御来自外界的疾病，如流感或麻疹，通常是由细菌或病毒侵入血液引起的。内体疫苗本质上是在体内引发抗体反应，清除缠结在一起的 β-淀粉样蛋白斑块，但不引发破坏性炎症。相关临床试验正在进行，以便观察此种疫苗是否会对认知和记忆产生影响，不过可能需要数年时间才能得出结论。来自耶鲁大学的另一个研究团队提出，一种“可饮用的设计分子混合液”可以恢复被人为生物改造后患有类似阿尔茨海默病的老鼠的记忆。这究竟是科幻小说还是潜在的治疗方法？未来的研究将回答这个问题。今后的研究还将有助于彻底消除与大脑相关的一大批疾病，从抑郁症、焦虑症、双相障碍（bipolar disorder）、精神分裂症（schizophrenia）等精神障碍，到诸如帕金森病、肌萎缩侧索硬化卢·格里克氏症等神经退行性疾病。尽管每一种疾病都有其独特性，但我的预感是，只要在治疗或治愈某一种疾病方面取得了突破，就将为脑科学的其他领域带来启示。例如，我们从研究抑郁症中学到的东西，就可能有助于我们更好地了解阿尔茨海默病。医学上有很多令人惊讶的交叉点，我们只需要找出它们。

在如何理解和治疗诸如阿尔茨海默病及其他形式的痴呆这样复杂的疾病方面，未来将带给我们的东西令我感到兴奋不已。甚至连“痴呆”这个词也终有一天会被人们遗忘。在新治疗方法呼之欲出之际，我认为，倘若一个人能够在病情可控且不发作的情况下继续正常生活，再给他贴上“痴呆”的标签是不公平的。随着大有希望的新的预防方案和症状治疗方法的出现，我们关于大脑退行性疾病的整个词汇和叙述也必将改变。预防和治疗脑病不会简化为单一行动，而是需要采取多管齐下的方法。解决方案可能包括一系列要做的事情，从改变生活方式策略和日常习惯，到服用药物和基因疗法。

为了追求一个充满活力的大脑，我希望我给你们提出了很多值得思考和实行的事情。我那十多岁的孩子们很有可能是未来数代将挑战人类寿命极限的人的第一批，他们能头脑敏锐地活到 90 多岁甚至更久。随着个性化医疗的曙光初现，以及带来医学革命化和大众化的海量新药和治疗方法的爆炸式增长，我们作为一个物种已站到了一个崭新的进化时代的前沿。变革的步伐只会越来越快。想象一下，通过你的智能手机或 iPad（苹果公司平板电脑）扫描视网膜，就可以得知哪种分子或生物制剂的混合配方能够清除你大脑中的可疑蛋白质，恢复突触，并提高认知能力。或者想象一下，一架无人机准时准点给精准定位的人送达精准疗法，以提高其大脑的处理速度，而且没有副作用。我们很快就能深入我们的大脑一窥究竟，看到底是哪个部位出现了问题，并借助微小分子或天然植物来帮助我们解决问题。我坚信，虽然我们引发了许多困扰我们的问题，而这本身也提供了一个机会。好的传统习惯，比如多吃蔬菜和定期锻炼，总是有一席之地的。但是，这些经过长时间考验的习惯，加上未来可期的一切，最终会成就最美好的生活——一个我们想要记住也能够记住的生活。保持敏锐吧！

致谢

那些每天清晨一觉醒来仍坚信疾病不是命中注定，记忆的丧失也不必与衰老俱来，每个人都可以让自己的大脑变得更好的科学家，正是他们激发了我写这本书的灵感。在近 20 年的时间里，在这些科学家的有关大脑的大型研讨会上，在他们的实验室里，在他们的家里，我每每与他们相谈甚欢。他们不但和我分享他们的科学发现，还让我了解他们为何选择研究大脑的深层次个人原因。他们令我信服，人类终有一天不仅会让痴呆这样的疾病成为过去，还可以改善健康的大脑，使之变得更具韧性。谢谢你们开诚布公，心甘情愿地帮助人们获取有关大脑的一些最显著的新知识，并使其适用于任何人、任何地方。

普里西拉·佩因顿（Priscilla Painton），您纵然是执行编辑，但您为本书所发挥的作用又岂是此一职衔所能涵盖的。从一开始，你们的眼界便十分清晰，与你们的合作也远远超出了我的预期。你们的点评和提示总是恰到好处，也总是极具价值。你们有能力见微知著并预测出本书的走向。我很幸运能有你们这样一个十分敬业的专业团队为本书工作，而且一路走来，我们已相处得犹如一家人。理查德·罗勒（Richard Rhorer）、朱莉娅·普罗瑟（Julia Prosser）、伊丽莎白·盖伊（Elizabeth Gay）、埃莉斯·林戈（Elise Ringo）、伊薇特·格兰特（Yvette Grant）、卡莉·洛曼（Carly Loman）、杰基·肖（Jackie Seow）、丽莎·欧文（Lisa Erwin）、玛丽·弗洛里奥（Marie Florio）、汉娜·帕克（Hana Park），最后是梅根·霍根（Megan Hogan），她现在保持着回复邮件的地球最快速度，并且总是带着微笑。谢谢大家。

乔纳森·卡普（Jonathan Karp），您不愧是绅士和学者的典范。自从第一次在您的办公室与您相见，并天南海北地畅聊了从干细胞到摇滚歌手斯普林斯汀的一切之后，我就明白自己交往的是一位真正融入了世界的人。谢谢您对我和本书的信任。

鲍勃·巴尼特（Bob Barnett）是一位世界著名律师，做过总统和教皇的代表律师。但你永远不会知道。他是如此谦逊和勤奋。我一生中最美好的日子之一，就是鲍勃·巴尼特同意帮我发展事业的那一天。他的指导极具前瞻性和洞察力。

我和我的合伙人及朋友克里斯汀·洛伯格（Kristin Loberg）的合作真的非常特别。我们都足够幸运，能够与克里斯汀这样的人有真正的思想交流，她瞬间就能理解我试图表达的意思，并总是帮我达成所愿。她在其所从事的领域里是最棒的。很简单，没有她，就不可能有这本书。

注释

以下注释列出了部分引用的科学论文和其他参考文献，如果你想要更深入地了解本书中表达的一些想法和概念，你可能会觉得有用。我援引了本书所提到的那些研究。如果按我所愿，我会引用所有我读过的关于这个主题的论文，但这个列表将会有成千上万的条目。至少，眼前这些参考资料可以为进一步的研究和调查打开大门。

导言　你在任何年龄都能构建更好的大脑

1. M. A. Rivka Green, Bruce Lanphear, and Richard Hornung et al., "Association between Maternal Fluoride Exposure during Pregnancy and IQ Scores in Offspring in Canada," *JAMA Pediatrics*, August 19, 2019. doi:10.1001/jamapediatrics.2019.1729.（印刷前的电子版。）
2. Matthew J. Burke, M. Fralick, N. Nejatbakhsh, et al., "In Search of Evidence-Based Treatment for Concussion: Characteristics of Current Clinical Trials," *Brain Injury* 29, no. 3（November 2015):300–305.
3. R. Brookmeyer, N. Abdalla, C. H. Kawas, and M. M. Corrada, "Forecasting the Prevalence of Preclinical and Clinical Alzheimer's Disease in the United States," *Alzheimer's & Dementia* 14, no. 2（February 2018):121–129.
4. 查阅最新的阿尔茨海默病及其他脑部疾病的患病率，请见阿尔茨海默病协会网站（www.alz.org）或美国疾病控制与预防中心网站（www.cdc.gov）。

5. Jeffrey L. Cummings, Travis Morstorf, and Kate Zhong, "Alzheimer's Disease Drug-Development Pipeline: Few Candidates, Frequent Failures," *Alzheimer's Research and Therapy* 6, no. 4 (July 2014):37.
6. Nao J. Gamo, Michelle R. Briknow, Danielle Sullivan, et al., "Valley of Death: A Proposal to Builda 'Translational Bridge' for the Next Generation," *Neuroscience Research* 115 (February 2017):1–4.
7. J. G. Ruby, K. M. Wright, K. A. Rand, et al., "Estimates of the Heritability of Human Longevity Are Substantially Inflated due to Assortative Mating," *Genetics* 210, no. 3 (November 2018):1109–1124.

第一部分　大脑：见识你内心的黑匣子

1. 我们经常听说，人类大脑中的神经元数量与银河系中的繁星一样多——如果不是更多。这是一个非常一般化的类比，用来传达一种巨量和规模化的感觉，尽管从技术上讲，我们并不真正知道我们的神经元或银河系中星星的确切数字。最近的估计是人类大脑中大约有 860 亿个神经元，银河系中有 2 000 亿到 4 000 亿颗星。所以也许星星的数量超过了我们的脑细胞数量。但是，这种类比并不是按字面意思来理解的，得到这些数字的方法也不是没有缺陷的。如想了解关于这个难解之谜的有趣解释，请参阅 Bradley Voytek 在《自然》杂志上的文章 "Are There Really as Many Neurons in the Human Brain as Stars in the Milky Way?", 2013 年 5 月 20 日。
2. 这句引述源自 James D. Watson and is written in the foreword to Sandra Ackerman's *Discovering the Brain* (Washington, DC: National Academies Press, 1992)。

第 1 章　是什么使你之为"你"

1. 关于人类大脑皮层平均表面积，人们经常引用的数字所反映的范围为 1.5 平方英尺到 2 平方英尺。若要阅读一篇有关这个主题的评论文章，参见 Michel A. Hofman's "Evolution of the Human Brain: When Bigger Is Better," *Frontiers*

in Neuroanatomy 8 (March 2014):15。

2. 迄今为止，还没有一份同行评议的期刊证实电脑有 1 000 亿个神经元的事实。这是基于来自各种测量数值的非正式插值的估计。有趣的是，苏珊娜（Suzana Herculano-Houzel）和她的同事在 2009 年发表了一篇论文，用一种新颖的方法计算出了 860 亿个神经元。参见："Equal Numbers of Neuronal and Nonneuronal Cells Make the Human Brain an Isometrically Scaled-up Primate Brain," *Journal of Comparative Neurology* 513, no. 5 (April 2009): 532–41. Also check out her TED talk on the subject: www.ted.com/speakers/suzana_herculano_houzel。
3. John M. Harlow, "Recovery from the Passage of an Iron Bar through the Head," *Publications of the Massachusetts Medical Society* 2, no. 3 (1868): 327–47. Reprinted by David Clapp & Son(1869).
4. 若想查看关于大脑的数据和信息库，参见 www.BrainFacts.org。

第 2 章　重新定义认知衰退

1. Michelle Cortez, "Merck Stops Alzheimer's Study After 'No Chance' of Benefit," *Bloomberg Business*, February 14,2017.
2. G. S. Bloom, "Amyloid-β and Tau: The Trigger and Bullet in Alzheimer Disease Pathogenesis," *JAMA Neurology* 71, no. 4 (April 2014):505–508.
3. 若想了解斯特恩博士的研究进展，请参阅其学术网站：www.bu.edu/cte/about/leadership/robert-a-stern-ph-d。
4. Lulit Price, Christy Wilson, and Gerald Grant, "Blood-Brain Barrier Pathophysiology following Traumatic Brain Injury," in *Translational Research in Traumatic Brain Injury* (Boca Raton, FL: CRC Press/Taylor and Francis Group, 2016), 85–96.
5. A. Montagne, S. R. Barnes, M. D. Sweeney, and M. R. Halliday, "Blood-Brain Barrier Breakdown in the Aging Human Hippocampus," *Neuron*85,no.2(January 2015): 296–302.
6. Maria Aguilar, Taft Bhuket, Sharon Torres et al., "Prevalence of the Metabolic Syndrome in the United States, 2003–2012," *JAMA* 313, no. 19 (May 2015): 1973.

7. Owen Dyer, “Is Alzheimer’s Really Just Type III Diabetes?” *National Review of Medicine* 2, no. 21 (December 2005).www.nationalreviewofmedicine.com/issue/2005/12_15/2_advances_medicine01_21.html.

8. H. J. Lee, H. I. Seo, H. Y. Cha, et al., “Diabetes and Alzheimer’s Disease: Mechanisms and Nutritional Aspects,” *Clinical Nutrition Research* 7, no. 4 (October 2018):229–240.

9. Fanfan Zheng, Li Yan, Zhenchun Yang, et al., “HbA1c, Diabetes and Cognitive Decline: The English Longitudinal Study of Ageing,” *Diabetologia* 61, no. 4 (April 2018):839–848.

10. N. Zhao, C. C. Liu, A. J. Van Ingelgom, and Y. A. Martens, “Apolipoprotein E4 Impairs Neuronal Insulin Signaling by Trapping Insulin Receptor in the Endosomes,” *Neuron* 96, no. 1 (September 2017):115–129.e5.

11. R. A. Whitmer, E. P. Gunderson, E. Barrett-Conner et al., “Obesity in Middle Age and Future Risk of Dementia: A 27 Year Longitudinal Population Based Study,” *British Medical Journal* 330, no. 7504 (June 2005):1360.

12 C. C. John, H. Carabin, S. M. Montano et al., “Global Research Priorities for Infections That Affect the Nervous System,” *Nature* 527, no. 7578 (November 2015): S178–186.

13. Bret Stetka, “Infectious Theory of Alzheimer’s Disease Draws Fresh Interest,” Shots: Health News from NPR September 9, 2018. See www.npr.org/sections/health-shots/2018/09/09/645629133/infectious-theory-of-alzheimers-disease-draws-fresh-interest.

14. W. A. Eimer, D. K. Vijaya Kumar, N. K. Navalpur Shanmugam et al., “Alzheimer’s Disease-Associated β-Amyloid Is Rapidly Seeded by Herpesviridae to Protect against Brain Infection,” *Neuron* 99, no. 1 (July 2018):56–63.

15. K. A. Walker, R. F. Gottesman, A. Wu et al., “Systemic Inflammation during Midlife and Cognitive Change over 20 Years: The ARIC Study,” *Neurology* 92, no. 11 (March 2019): e1256–e1267.

16. C. Zhang, Y. Wang, D. Wang et al., “NSAID Exposure and Risk of Alzheimer’s

Disease: An Updated Meta-Analysis from Cohort Studies," *Frontiers in Aging Neuroscience* 10 (March 2018):83.

17. www.alz.org.
18. M. Boldrini, C. A. Fulmore, A. N. Tartt et al., "Human Hippocampal Neurogenesis Persists throughout Aging," *Cell Stem Cell* 22, no. 4 (April 2018):589–599.
19. 这些数据来自阿尔茨海默病协会，是在长期研究基础上得出的。
20. 参见 the Alzheimer's Association's annual "Disease Facts and Figures" at www.alz.org。
21. 同上。
22. 同上。
23. Mary A. Fischer, "6 Types of Normal Memory Lapses and Why You Needn't Worry About Them," AARP, stayingsharp.aarp.org/about/brain-health/normal-memory/.
24. Harry Lorayne and Jerry Lucas, *The Memory Book: The Classic Guide to Improving Your Memory at Work, at School, and Play*, reissue ed. (New York: Ballantine Books,1996).
25. 若需综评，请参阅 Cheryl Grady, "Trends in Neurocognitive Aging," *Nature Reviews Neuroscience* 13, no. 7 (June 2012):491–505。
26. Majid Fotuhi, "Changing Perspectives Regarding Late-Life Dementia," *Nature Reviews Neurology* 5 (2009):649–658.

第 3 章 关于大脑的十二误传和塑造大脑健康的五大支柱

1. L. Rena and Meharvan Singh, "Sex Differences in Cognitive Impairment and Alzheimer's Disease," *Frontiers in Neuroendocrinology* 35, no. 3 (August 2014): 385–403.
2. M. Colucci, S. Cammarata, A. Assini et al., "The Number of Pregnancies Is a Risk Factor for Alzheimer's Disease," *European Journal of Neurology* 113, no. 12 (December 2006):1374–1377.
3. E. E. Sundermann, A. Bigon, L. H. Rubin et al., "Does the Female Advantage

in Verbal Memory Contribute to Underestimating Alzheimer's Disease Pathology in Women versus Men?" *Journal of Alzheimer's Disease* 56, no. 3 (February 2017):947–957.

4. Keith A. Wesnes, Helen Brooker, Clive Ballard et al., "An Online Investigation of the Relationship between the Frequency of Word Puzzle Use and Cognitive Function in a Large Sample of Older Adults," *International Journal of Geriatric Psychiatry* 34,no.7(2018):921–931. Helen Brooker, Keith A.Wesnes, Clive Ballard et al., "The Relationship between the Frequency of Number Puzzle Use and Baseline Cognitive Function in a Large Online Sample of Adults Aged 50 and Over," *International Journal of Geriatric Psychiatry* 34, no.7 (July 2019): 932–940.
5. P. S. Eriksson, E. Perfilieva, T. Björk-Eriksson T. et al., "Neurogenesis in the Adult Human Hippocampus," *Nature Medicine* 4, no. 11 (November 1998): 1313–1317.
6. Sharon Begley, *Train Your Mind, Change Your Brain: How a New Science Reveals Our Extraordinary Potential to Transform Ourselves* (New York: Ballantine, 2007).
7. 参见 www.johnratey.com。
8. Michael Merzenich, *Soft-Wired: How the New Science of Brain Plasticity Can Change Your Life*, 2nd ed. (San Francisco: Parnassus Publishing,2013).
9. 这句引语是迈克尔 · 梅泽尼奇和他的同事在 1996 年写的，尽管它从未出现在同行评议的期刊上。最经典的出处见于 Sharon Begley's *Train Your Mind, Change Your Brain: Howa New Science Reveals Our Extraordinary Potential to Transform Ourselves* (New York: Ballantine, 2007),159。
10. Matthew J. Huentelman, Ignazio S. Piras, Ashley L. Siniard et al., "Associations of MAP2K3 Gene Variants with Superior Memory in SuperAgers," *Frontiers in Aging Neuroscience* 10 (May 2018):155.
11. D. C. Park, J. Lodi-Smith, L. Drewetal., "The Impact of Sustained Engagement on Cognitive Function in Older Adults: The Synapse Project," *Psychological Science* 25, no. 1 (January 2014):103–112.
12. 参见 Earl Keith Miller and the Miller Lab 的著述：http://millerlab.mit.edu。
13. T. Molesworth, L. K. Sheu, S. Cohen et al., "Social Network Diversity and White

Matter Microstructural Integrity in Humans," *Social Cognitive and Affective Neuroscience* 10, no. 9 (September 2015):1169–1176.

第二部分　重塑和养护更好的大脑

1. 阿尔茨海默病协会：www.alz.org。
2. 同上。

第 4 章　运动可以激活"聪明基因"

1. R. C. Petersen, O. Lopez, M. J. Armstrong et al., "Practice Guideline Update Summary: Mild Cognitive Impairment: Report of the Guideline Development, Dissemination, and Implementation Subcommittee of the American Academy of Neurology," *Neurology* 90, no. 3 (January 2018):126–135.
2. D. E. Barnes and K. Yaffe, "The Projected Effect of Risk Factor Reduction on Alzheimer's Disease Prevalence," *Lancet Neurology* 10, no. 9 (September 2011): 819–828.
3. P. F. Saint-Maurice, D. Coughlan, S. P. Kelly et al., "Association of Leisure-Time Physical Activity across the Adult Life Course with All-Cause and Cause-Specific Mortality," *JAMA Network Open* 2, no. 3 (March 2019):e190355.
4. S. Beddhu, G. Wei, R. L. Marcus et al., "Light-Intensity Physical Activities and Mortality in the United States General Population and CKD Subpopulation," *Clinical Journal of the American Society of Nephrology* 10, no.7 (July 2015):1145– 1153.
5. D. M. Bramble and D. E. Lieberman, "Endurance Running and the Evolution of Homo," *Nature* 432, no. 7015 (November 2004): 345–352.
6. Daniel Lieberman, *The Story of the Human Body: Evolution, Health, and Disease* (New York: Pantheon, 2013).
7. D. E. Lieberman, "Is Exercise Really Medicine? An Evolutionary Perspective," *Current Sports Medicine Reports* 15, no. 4 (July–August 2015): 313–319.

8. Lieberman, *The Story of the Human Body*: p.6.
9. C. M. Tipton, "The History of 'Exercise Is Medicine' in Ancient Civilizations," *Advances in Physiology Education* 38, no. 2 (June 2014): 109–117.
10. Susruta Susruta and Kunja Lal Bhishagratna, *An English Translation of the Sushruta Samhita, Based on Original Sanskrit Text*; Vol. 1–3 (Franklin Classics, 2018).
11. 若想阅读一篇被广泛引用的关于锻炼的所有好处的文章，请访问美国国立卫生研究院的线上美国国家医学图书馆，并参阅其关于“锻炼的好处”的主题内容：medlineplus.gov/benefitsofexercise.html。
12. K. Segaert, S. J. E. Lucas, C.V. Burley et al., "Higher Physical Fitness Levels Are Associated with Less Language Decline in Healthy Ageing," *Scientific Reports* 8, no. 1 (April 2018):6715.
13. S. Chetty, A. R. Friedman, K. Taravosh-Lahn et al., "Stress and Glucocorticoids Promote Oligodendrogenesis in the Adult Hippocampus," *Molecular Psychiatry* 19, no. 12 (December 2014):1275–1283.
14. R. B. Silva, H. Aldoradin-Cabeza, G. D. Eslick et al., "The Effect of Physical Exercise on Frail Older Persons: A Systematic Review," *Journal of Frailty Aging* 6, no. 2 (2017):91–96.
15. R. D. Pollock, S. Carter, C. P. Velloso et al., "An Investigation into the Relationship between Age and Physiological Function in Highly Active Older Adults," *Journal of Physiology* 593, no. 3 (February 2015): 657–680; discussion,680.
16. R. F. Gottesman, A. L. Schneider, M. Albert et al., "Midlife Hypertension and 20-Year Cognitive Change: The Atherosclerosis Risk in Communities Neurocognitive Study," *JAMA Neurology* 71, no. 10 (October 2014):1218–1227.
17. K. A. Walker, M. C. Power, and R. F. Gottesman, "Defining the Relationship between Hypertension, Cognitive Decline, and Dementia: A Review," *Current Hypertension Reports* 19, no. 3 (March 2017):24.
18. R. F. Gottesman, A. L. Schneider, Y. Zhou et al., "Association between Midlife Vascular Risk Factors and Estimated Brain Amyloid Deposition," *JAMA* 317,

no. 14 (April 2017):1443–1450.

19. K. Ding, T. Tarumi,D. C. Zhu et al., "Cardiorespiratory Fitness and White Matter Neuronal Fiber Integrity in Mild Cognitive Impairment," *Journal of Alzheimer's Disease* 61, no. 2 (2018):729–739.

20. H. Arem, S. C. Moore, A. Patel et al., "Leisure Time Physical Activity and Mortality: A Detailed Pooled Analysis of the Dose-Response Relationship," *JAMA Internal Medicine* 175, no. 6 (June 2015):959–967.

第 5 章 保持目标感，提升大脑可塑性

1. C. Dufouil, E. Pereira, G. Chêne et al., "Older Age at Retirement Is Associated with Decreased Risk of Dementia," *European Journal of Epidemiology* 29, no. 5 (May 2014):353–361.

2. R. Katzman, R. Terry, R. DeTeresa et al., "Clinical, Pathological, and Neurochemical Changes in Dementia: A Subgroup with Preserved Mental Status and Numerous Neocortical Plaques," *Annals of Neurology* 23 (1988): 138–144.

3. A. C. van Loenhoud, W. M. van der Flier, A. M. Wink et al., "Cognitive Reserve and Clinical Progression in Alzheimer Disease: A Paradoxical Relationship, *Neurology* 93, no. 4 (July 2019):e334–e346.

4. R. S. Wilson, L. Yu, M. Lamar et al., "Education and Cognitive Reserve in Old Age," *Neurology* 92, no. 10 (March 2019):e1041–e1050.

5. "Education May Not Protect against Dementia As Previously Thought" press release, February 6, 2019, American Academy of Neurology.

6. Kathleen Fifield, "College Education Doesn't Protect against Alzheimer's," AARP, February 6, 2019:www.aarp.org/health/dementia/info-2019/college-degree-dementia-prevention.html.

7. Laura Skufca, "2015 Survey on Brain Health," AARP Research,www.aarp.org/content/dam/aarp/research/surveys_statistics/health/2015/2015-brain-health.doi.10.26419%252Fres.00114.001.pdf.

8. T. H. Bak, J. J. Nissan, M. M. Allerhand et al., "Does Bilingualism Influence Cog-

nitive Aging?" *Annals of Neurology* 75, no. 6 (June 2014):959–963.

9. E. Bialystok, "Reshaping the Mind: The Benefits of Bilingualism," *Canadian Journal of Experimental Psychology* 65, no. 4 (December 2011): 229–235.
10. Jerri D. Edwards, Huiping Xu, Daniel O. Clark et al., "Speed of Processing Training Results in Lower Risk of Dementia," *Alzheimer's & Dementia* 3, no. 4 (November 2017): 603–611. Published online November 7,2017.
11. L. G. Appelbaum, M. S. Cain, E. F. Darling et al., "Action Video Game Playing Is Associated with Improved Visual Sensitivity, But Not Alterationsin Visual Sensory Memory," *Attention, Perception, and Psychophysics* 75, no. 6 (August 2013): 1161–1167.
12. J. A. Anguera, J. Boccanfuso, J. L. Rintoul et al., "Video Game Training Enhances Cognitive Control in Older Adults," *Nature* 501, no. 7465 (September 2013): 97–101. Also see https://neuroscape.ucsf.edu.
13. E. S. Kim, I. Kawachi, Y. Chen et al., "Association between Purpose in Life and Objective Measures of Physical Functionin Older Adults," *JAMA Psychiatry* 74, no. 10 (October 2017):1039–1045.
14. L. Yu, P. A. Boyle, R. S. Wilson et al., "Purpose in Life and Cerebral Infarcts in Community-Dwelling Older People," *Stroke* 46, no. 4 (April 2015):1071–1076.
15. Global Council on Brain Health, "Brain Health and Mental Well-Being: GCBH Recommendations on Feeling Good and Functioning Well" (2018),www.GlobalCouncilOnBrainHealth.org.
16. Mihaly Csikszentmihalyi, *Flow: The Psychology of Optimal Experience* (New York: Harper & Row,1990).

第 6 章　充足睡眠的价值

1. 查询有关睡眠的海量资源和数据，请访问美国国家睡眠基金会的网站：SleepFoundation.org。
2. Matthew Walker, *Why We Sleep: Unlocking the Power of Sleep and Dreams* (New York: Scribner, 2017).

3. 参见 https://aasm.org/resources/factsheets/sleepapnea.pdf。

4. S. Taheri, L. Lin, D. Austin, T. Young et al., "Short Sleep Duration Is Associated with Reduced Leptin, Elevated Ghrelin, and Increased Body Mass Index," *PLoS Medicine* 1, no. 3 (December 2004):e62.

5. J. G. Jenkins and K. M. Dallenbach, "Oblivescence During Sleep and Waking, *American Journal of Physchology* 35, no. 4 (October 1924): 605–12.

6. S. M. Purcell, D. S. Manoach, C. Demanuele et al., "Characterizing Sleep Spindles in 11,630 Individuals from the National Sleep Research Resource," *Nature Communications* 26, no. 8 (June 2017):15930.

7. A. S. Lim, M. Kowgier, L. Yu et al., "Sleep Fragmentation and the Risk of Incident Alzheimer's Disease and Cognitive Decline in Older Persons," *Sleep* 36, no. 7 (July 2013):1027–1032.

8. L. K. Barger, Shantha M.W. Rajaratnam, Christopher P. Cannon et al., "Short Sleep Duration, Obstructive Sleep Apnea, Shiftwork, and the Risk of Adverse Cardiovascular Events in Patients after an Acute Coronary Syndrome," *Journal of the American Heart Association* 6, no. 10 (October 2017):e006959.

9. C. W. Kim, Y. Chang, E. Sung, and S. Ryu, "Sleep Duration and Progression to Diabetes in People with Prediabetes Defined by HbA1c Concentration," *Diabetes Medicine* 34, no. 11 (November 2017):1591–1598.

10. M. R. Irwin, M. Wang, D. Ribeiro et al., "Sleep Loss Activates Cellular Inflammatory Signaling," *Biological Psychiatry* 64, no. 6 (September 2008):538–540.

11. K. A. Walker, R. C. Hoogeveen, A. R. Folsom et al., "Midlife Systemic Inflammatory Markers Are Associated with Late-Life Brain Volume: The ARIC Study," *Neurology* 89, no. 22 (November 2017): 2262–2270.

12. J. J. Iliff, M. Wang, Y. Liao et al., "A Paravascular Pathway Facilitates CSF Flow through the Brain Parenchyma and the Clearance of Interstitial Solutes, Including Amyloid β," in *Science Translational Medicine* 4, no. 147 (August 2012): 147ra111.

13. L. Xie, H. Kang, Q. Xu et al., "Sleep Drives Metabolite Clearance from the Adult

Brain," *Science* 342, no. 6156 (October 2013):373–377.

14. E. Shokri-Kojori, G. J. Wang, C. E. Wiers et al., " β -Amyloid Accumulation in the Human Brain after One Night of Sleep Deprivation," *Proceedings of the National Academy of Sciences USA* 115, no. 17 (April 2018):4483–4488.

15. P. Li, Ing-Tsung Hsiao, Chia-Yih Liu et al., "Beta-Amyloid Deposition in Patients with Major Depressive Disorder with Differing Levels of Treatment Resistance: A Pilot Study," EJNMMI Res. 7, no. 1 (December 2017): 24; also see S. Perin, K. D. Harrington, Y. Y. et al., "Amyloid Burden and Incident Depressive Symptoms in Preclinical Alzheimer's Disease," *Journal of Affective Disorders* 229 (March 2018):269–274.

16. Xie et al., "Sleep Drives Metabolite Clearance from the Adult Brain."

17. J. K. Holth, S. K. Fritschi, C. Wang et al., "The Sleep-Wake Cycle Regulates Brain Interstitial Fluid Tau in Mice and CSF Tau in Humans," *Science* 363, no. 6429 (2019):880–884.

18. B. T. Kress, J. J. Iliff, M. Xia et al., "Impairment of Paravascular Clearance Pathways in the Aging Brain," *Annals of Neurology* 76, no. 6 (December 2014): 845– 861.

19. A. P. Spira, L. P. Chen-Edinboro, M. N. Wu et al., "Impact of Sleep on the Risk of Cognitive Decline and Dementia," *Current Opinion Psychiatry* 27, no. 6 (November 2014):478–483.

20. Jun Oh, Rana A. Eser, Alexander J. Ehrenberg et al., "Profound Degeneration of Wake-Promoting Neurons in Alzheimer's Disease," *Alzheimer's & Dementia*15, no. 10 (2019):1253–1263.

21. A. M. Chang, Daniel Aeschbach, Jeanne F. Duffy, and Charles A. Czeisler, "Evening Use of Light-Emitting eReaders Negatively Affects Sleep, Circadian Timing, and Next-Morning Alertness," *Proceedings of the National Academy of Sciences USA* 112, no. 4 (January 2015):1232–1237.

22. "Use of Yoga and Meditation Becoming More Popular in U.S.," press release, November 8,2018, www.cdc.gov/nchs/pressroom/nchs_press_releases/2018/

201811_Yoga_Meditation.htm.

23. Douglas C. Johnson, Nathaniel J. Thom, Elizabeth A. Stanley et al., "Modifying Resilience Mechanisms in At-Risk Individuals: A Controlled Study of Mindfulness Training in Marines Preparing for Deployment," *American Journal of Psychiatry* 171, no. 8 (August 2014):844-853.
24. M. Goyal, S. Singh, E. M. Sibinga et al., "Meditation Programs for Psychological Stress and Well-Being: A Systematic Review and Meta-Analysis," *JAMA Internal Medicine* 174, no. 3 (March 2014):357–368.
25. D. W. Orme-Johnson and V. A. Barnes, "Effects of the Transcendental Meditation Technique on Trait Anxiety: A Meta-Analysis of Randomized Controlled Trials," *Journal of Alternative and Complementary Medicine* 20, no.5 (May 2014):330–341.
26. S. W. Lazar, C. E. Kerr, R. H. Wasserman et al., "Meditation Experience Is Associated with Increased Cortical Thickness," *Neuroreport* 16, no.17 (November 2005): 1893–1897.
27. Li Q, "Effect of Forest Bathing Trips on Human Immune Function," *Environmental Health and Preventive Medicine* 15, no. 1 (January 2010):9–17.
28. M. M. Hansen, R. Jones, and K. Tocchini, "Shinrin-Yoku (Forest Bathing) and Nature Therapy: A State-of-the-Art Review," *International Journal of Environmental Research and Public Health* 14, no. 8 (July 2017):851.
29. J. Bartonand M. Rogerson, "The Importance of Greenspace for Mental Health," *The British Journal of Psychiatry* 14, no. 4 (November 2017): 79–81.
30. Kathleen Fifield, "New Report Finds Links between 'Mental Well-Being' and Brain Health," AARP, October 10,2018,www.aarp.org/health/brain-health/info-2018/mental-well-being-connection-report.html.
31. Joel Wong and Joshua Brown, "How Gratitude Changes You and Your Brain," *Greater Good Magazine*, June 6, 2017, greatergood.berkeley.edu/article/item/how_gratitude_changes_you_and_your_brain.
32. Kirsten Weir, "Forgiveness Can Improve Mental and Physical Health," *Monitor on Psychology* 48, no. 1 (January 2017):30.

33. D. G. Blanchflower and A. J. Oswald, "Is Well-Being U-Shaped over the Life Cycle?" *Social Science and Medicine* 66, no. 8 (April 2008):1733–1749.

34. A. E. Reed and L. L. Carstensen, "The Theory behind the Age-Related Positivity Effect," *Frontiers in Psychology* 3 (September 2012):339.

35. B. S. Diniz, M. A. Butters, S. M. Albert et al., "Late-Life Depression and Risk of Vascular Dementia and Alzheimer's Disease: Systematic Review and Meta-Analysis of Community-Based Cohort Studies," *The British Journal of Psychiatry* 202, no. 5 (May 2013):329–335.

第 7 章　有益于大脑的食物和饮食习惯

1. S. Kahan and J. E. Manson, "Nutrition Counseling in Clinical Practice: How Clinicians Can Do Better," *JAMA* 318, no. 12 (September 2017):1101–1102.

2. Kellie Casavale, "Promoting Nutrition Counseling as a Priority for Clinicians," Office of Disease Prevention and Health Promotion, November 29, 2017,www.health.gov.

3. S. B. Seidelmann, B. Claggett, S. Cheng et al., "Dietary Carbohydrate Intake and Mortality:A Prospective Cohort Study and Meta-Analysis," *Lancet* 3, no.9 (September 2018):e419–e428.

4. Ramón Estruch, Emilio Ros, Jordi Salas-Salvadó et al., "Primary Prevention of Cardiovascular Disease with a Mediterranean Diet," *New England Journal of Medicine* 368, no. 14 (April 2013):1279–1290.

5. Ramón Estruch, Emilio Ros, Jordi Salas-Salvadó et al., "Primary Prevention of Cardiovascular Disease with a Mediterranean Diet," *New England Journal of Medicine* 378, no. 25 (June 2018):e34.

6. M. C. Morris, C. C. Tangney, Y. Wang et al., "MIND Diet Associated with Reduced Incidence of Alzheimer's Disease," *Alzheimer's & Dementia* 11,no. 9 (September 2015): 1007–1014.

7. Martha Claire Morris, *Diet for the MIND: The Latest Science on What to Eat to Prevent Alzheimer's and Cognitive Decline* (New York: Little, Brown,2017).

8. “AARP Releases Consumer Insights Survey on Nutrition and Brain Health,” AARP, January 30, 2018,press.aarp.org/2018-1-30-AARP-Releases-Consumer-Insights-Survey-Nutrition-Brain-Health.
9. Richard Isaacson and Christopher Ochner, *The Alzheimer's Prevention and Treatment Diet* (Garden City Park, NY: Square One,2016).
10. R. S. Isaacson, C. A. Ganzer, H. Hristov et al., “The Clinical Practice of Risk Reduction for Alzheimer's Disease: A Precision Medicine Approach,” *Alzheimer's & Dementia* 14, no. 12 (December 2018):1663–1673.
11 Richard Isaacson, Hollie Hristov, Nabeel Saif et al., “Individualized Clinical Management of Patients at Risk for Alzheimer's Dementia,” *Alzheimer's & Dementia*, October 30,2019, www.alzheimersanddementia.com/articleS1552-5260(19)35368-3/fulltext.
12. 查询更多有关迪安·欧宁胥的研究和著述的资讯，请访问：www.ornish.com。
13. S. Kahan and J. E. Manson, “Nutrition Counseling in Clinical Practice: How Clinicians Can Do Better,” *JAMA* 318, no. 12 (September 2017):1101–1102.
14. C. D. Fryar, J. P. Hughes, K. A. Herrick, and N. Ahluwalia, “Fast Food Consumption among Adults in the United States, 2013–2016,” National Center for Health Statistics data brief 322,2018.
15. “AARP Releases Consumer Insights Survey on Nutrition and Brain Health,” AARP, January 30, 2018,press.aarp.org/2018-1-30-AARP-Releases-Consumer-Insights-Survey-Nutrition-Brain-Health.
16. U.S. Department of Agriculture, Economic Research Service, “Food Availabilityand Consumption,” accessed October 28,2019,www.ers.usda.gov/data-products/ag-and-food-statistics-charting-the-essentials/food-availability-and-consumption/.
17. Jotham Suez, Tal Korem, David Zeevi et al., “Artificial Sweeteners Induce Glucose Intolerance by Altering the Gut Microbiota,” *Nature* 514 (Ocober 2014): 181–186.
18. M. T. Wittbrodt and M. Millard-Stafford, “Dehydration Impairs Cognitive Performance: A Meta-Analysis,” *Medicine and Science in Sports and Exercise* 50, no. 11 (November 2018):2360–2368.

19. S. C. Larsson and N. Orsini, "Coffee Consumption and Risk of Dementia and Alzheimer's Disease: A Dose-Response Meta-Analysis of Prospective Studies," *Nutrients* 10, no. 10 (October 2018):1501.
20. Bridget F. Grant, S. Patricia Chou, Tulshi D. Saha et al., "Prevalence of 12- Month Alcohol Use, High-Risk Drinking, and DSM-IV Alcohol Use Disorder in the United States, 2001–2002 to 2012–2013: Results from the National Epidemiologic Survey on Alcohol and Related Conditions," *JAMA Psychiatry* 74, no. 9 (September 2017):911–923.
21. J. E. Manson, N. R. Cook, I. M. Lee et al., "Marine n-3 Fatty Acids and Prevention of Cardiovascular Disease and Cancer," *New England Journal of Medicine* 380, no. 1 (January 2019):23–32.
22. J. I. Fenton, N. G. Hord, S. Ghosh, and E. A. Gurzell, "Immunomodulation by Dietary Long Chain Omega-3 Fatty Acids and the Potential for Adverse Health Outcomes," *Prostaglandins, Leukotrienes and Essential Fatty Acids* 89, no. 6 (November–December 2013):379–390.
23. Dean Sherzai and Ayesha Sherzai, *The Alzheimer's Solution: A Breakthrough Program to Prevent and Reverse the Symptoms of Cognitive Decline at Every Age* (San Francisco: HarperOne,2017).
24. Joe Sugarman, "Are There Any Proven Benefits to Fasting?" *Johns Hopkins Health Review* 3, no. 1 (Spring/Summer 2016),9–10.
25. M. P. Mattson, V. D. Longo, and M. Harvie, "Impact of Intermittent Fasting on Health and Disease Processes," *Ageing Research Reviews* 39 (October 2017): 46–58.
26. M. P. Mattson, K. Moehl, N. Ghena et al., "Intermittent Metabolic Switching, Neuroplasticity and Brain Health," *Nature Reviews Neuroscience* 19, no. 2 (February 2018):6–80.
27. Mayo Clinic Staff, "Dietary Fiber: Essential for a Healthy Diet," accessed October 28, 2019,www.mayoclinic.org.
28. G. W. Small, P. Siddarth, Z. Lietal., "Memory and Brain Amyloid and Tau Effects

of a Bioavailable Form of Curcumin in Non-Demented Adults: A Double-Blind, Placebo-Controlled 18-Month Trial," *American Journal of Geriatric Psychiatry* 26, no. 3 (March 2018):266–277.

29. B. Lebwohl, Y. Cao, G. Zong et al., "Long Term Gluten Consumption in Adults without Celiac Disease and Risk of Coronary Heart Disease: Prospective Cohort Study," *British Medical Journal* 2, no. 357 (2017):j1892.

第 8 章 社交活动和亲密关系的保护力

1. J. Holt-Lunstad, T. F. Robles, and D. A. Sbarra, "Advancing Social Connection as a Public Health Priority in the United States," *American Journal of Psychology* 72, no. 6 (September 2017):517–530.
2. H. Liu, Z. Zhang, S. W. Choi, and K. M. Langa, "Marital Status and Dementia: Evidence from the Health and Retirement Study," *Journals of Gerontology, Series B: Psychological Sciences and Social Sciences* (June 2019):gbz087.
3. Sharon M. Lee and Barry Edmonston, "Living Alone Among Older Adults in Canada and the U.S." *Healthcare* (Basel) 7, no. 2 (June 2019): 68. Also see: Dhruv Khullar, "How Social Isolation Is Killing Us," *The New York Times* The Upshot section, December 22,2016.
4. "ARP Survey Reveals Being Social Promotes Brain Health," AARP press room, March 28, 2017, press.aarp.org/2017-03-28-AARP-Survey-Reveals-Being-Social-Promotes-Brain-Health.
5. N. K. Valtorta, M. Kanaan, S. Gilbody et al., "Loneliness and Social Isolation as Risk Factors for Coronary Heart Disease and Stroke: Systematic Review and Meta-Analysis of Longitudinal Observational Studies," *Heart* 102, no. 13 (July 2016):1009–1016.
6. J. Holt-Lunstad, T. B. Smith, M. Baker et al., "Loneliness and Social Isolation as Risk Factors for Mortality: A Meta-Analytic Review," *Perspectives on Psychological Science* 10, no. 2 (March 2015):227–237.
7. Kassandra I. Alcaraz, Katherine S. Eddens, Jennifer L. Blase et al., "Social

Isolation and Mortality in U.S. Black and White Men and Women," *American Journal of Epidemiology* 188, no. 1 (November 2018):102–109.

8. Michelle C. Carlson, Kirk I. Erickson, Arthur F. Kramer et al., "Evidence for Neurocognitive Plasticity in At-Risk Older Adults: The Experience Corps Program," *Journal of Gerontology: Medical Sciences* 64, no. 12 (December 2009): 1275–1282.
9. I. M. McDonough, S. Haber, G. N. Bischof, and D. C. Park, "The Synapse Project: Engagement in Mentally Challenging Activities Enhances Neural Efficiency," *Restorative Neurology and Neuroscience* 33, no. 6 (2015): 865–882.
10. D. A. Bennett, J. A. Schneider, A. S. Buchman et al., "Overview and Findings from the Rush Memory and Aging Project," *Current Alzheimer Research* 9, no. 6 (July 2012):646–663.
11. Sanjay Gupta, "Just Say Hello: The Powerful New Way to Combat Loneliness," www.Oprah.com, February 18, 2014; http://www.oprah.com/health/just-say-hello-fight-loneliness/all#ixzz6BsFWtzlq.
12. Cigna U.S. Loneliness Index, 2018. www.multivu.com/players/English/8294451-cigna-us-loneliness-survey/docs/IndexReport_1524069371598-173525450.pdf.
13. N. I. Eisenberger, M. D. Lieberman, and K. D. Williams, "Does Rejection Hurt? An FMRI Study of Social Exclusion," *Science* 302, no. 5643 (October 2003): 290–292.
14. 参见 Adult Development tudy.org。
15. 参见 Waldinger's 2015 TED talk: www.ted.com/speakers/robert_waldinger。
16. 同上。
17. O. P. Almeida, B. B. Yeap, H. Alfonso et al., "Older Men Who Use Computers Have Lower Risk of Dementia," *PLoS One* 7, no. 8 (August 2012):e44239.
18. 亚利桑那大学的贾内尔·沃尔曼（Janelle Wohltmann）一直在进行这项研究。她在2013年的国际神经心理学学会年会上展示了这些发现。www.tucsonsentinel.com/local/report/022013_facebook_for_seniors/ua-study-facebook-use-gives-seniors-cognitive-boost/.

第10章 诊断和治疗生病的大脑

1. “Self-Reported Increased Confusion or Memory Loss and Associated Functional Difficulties Among Adults Aged ≥60 Year—21 States, 2011,” *Morbidity and Mortality Weekly Report*, May 10, 2013,www.cdc.gov/mmwr/preview/mmwrhtml/mm6218a1.htm.
2. Sandee LaMotte and Stephanie Smith, “Sandy's Story: Fighting Alzheimer's,” CNN Health,www.cnn.com/2015/10/12/health/Alzheimers=sandys-story?.
3. 参见 www.alzdiscovery.org.。
4. 参见 www.alz.org。
5. Teresa Carr, “Too Many Meds? America's Love Affair With Prescription Medication,” *Consumer Reports*, August 3, 2017. 数据基于一项针对大约 2 000 名美国人的研究。
6. C. A. C. Coupland, T.Hill, T. Dening et al., “Anticholinergic Drug Exposureand the Risk of Dementia: A Nested Case-Control Study,” *JAMA Internal Medicine* 179, no. 8 (June 2019):1084–1093.
7. Somayeh Meysami, Cyrus A. Raji, David A. Merrill et al., “MRI Volumetric Quantification in Persons with a History of Traumatic Brain Injury and Cognitive Impairment,” *Journal of Alzheimer's Disease* (August 2019):1–8.
8. Elham Mahmoudi, Tanima Basu, Kenneth Langa et al., “Can Hearing Aids Delay Time to Diagnosis of Dementia, Depression, or Fallsin Older Adults,” *Journalof the American Geriatric Society* 67, no. 11 (November 2019):2362–2369.
9. R. Brookmeyer and N. Abdalla, “Estimation of Lifetime Risks of Alzheimer's Disease Dementia Using Biomarkers for Preclinical Disease,” *Alzheimer's & Dementia* 14, no. 8 (August 2018):981–988.

第11章 认知症照护者指南

1. 参见 longtermcare.acl.gov/costs-how-to-pay/costs-of-care.html。
2. 有关痴呆患者及其照护者的事实和数据，请访问阿尔茨海默病协会网站：www.alz.org/media/documents/alzheimers-facts-and-figures-2019-r.pdf。

3. alz.org;mybrain.alz.org/alzheimers-facts.asp?_ga=2.131831943.961943911.1572215697-1067122304.1571678924.

4. Rainville et al., Family Caregiving and Out-of-Pocket Costs: 2016 Report. Washington, DC: AARP Research, Nov. 2016.doi.org/10.26419/res.00138.001.

5. Ensocare, "The High Cost of Forgoing Advance Directives," June 15, 2017,www.ensocare.com/knowledge-center/the-high-cost-of-forgoing-advance-directives.

6. 同上。

7. Maria C. Norton, Ken R. Smith, Truls Ostbye et al., "Greater Risk of Dementia When Spouse Has Dementia? The Cache County Study," *Journal of the American Geriatric Society* 58, no. 5 (2010):895–900.

泰康之家记忆照护团队

致力于探索本土化记忆照护体系，为认知症人士及其家属提供解决方案和帮助。通过自我实践和创新，团队积极引入国际先进的记忆照护理念和技术，推动认知症照护行业的发展，让更多认知症人士从中获益。2021 年团队组织翻译出版图书《我依然在这里——认知症照护的新理念》，翻译专业手册《如何为认知症人士设置一个多感官室》，向读者分享认知症照护等相关知识。团队中龚增良、蔡格格对本手册内容有重要贡献。

一 前言

一段发生在认知症人士和他的妻子之间的真实对话：

问：我求你了，把你的电话借我用用。

答：你干吗？

问：我给我老婆打个电话。就说我跟你在这里吃饭，一会儿就回去。

答：（……哽咽……）我不就是你老婆吗？

根据贾龙飞等人2020年在《柳叶刀·公共卫生》（*The Lancet Public Health*）杂志上发表的最新预测文章，目前中国60岁以上人群中有1 507万认知症人士，其中983万是阿尔茨海默病患者，另有3 877万轻度认知障碍人士。上文所描述的场景，在千万个家庭中反复上演。

据我们所知，目前市场上并没有针对阿尔茨海默病等认知症的特效药。目前在临床上使用的一些药物，主要的作用在于缓解症状，延缓疾病的进程。过去几十年，不少被人们寄予厚望的相关药物研发都以失败告终，但是科学家没有放弃，仍在孜孜以求和探索。近几年有一些新药上市，例如：2019年11月2日，中国国家药监局有条件批准轻度至中度阿尔茨海默病药物甘露特钠胶囊上市；2021年6月7日，美国食品药品监督管理局批准渤健生物单抗药物阿杜那单抗（aducanumab）上市，用于治疗阿尔茨海默病。当然，这些药物的具体疗效和安全性还有待观察。

中国的各大高校、医院的神经生物学家，仍然在与全世界同人一起，孜孜不息地研究、探索阿尔茨海默病等认知症的发病机制，试图找到相应的治疗方法。例如，中国科学技术大学的刘强教授团队，发现了载脂蛋白 E（APOE）对神经元的胆固醇代谢进行重编程的机制，以及这种代谢调控对神经元功能，特别是学习记忆过程的影响，并揭示了 APOE4（载脂蛋白 E4 抗体）导致阿尔茨海默病的全新机制。又如，首都医科大学宣武医院贾建平团队，通过研究家族性阿尔茨海默病群体，发现中国人与其他种族在家族性阿尔茨海默病的遗传机制上有所不同；家族性阿尔茨海默病还有大量的未知基因有待挖掘。

除了药物研发，专家们还在认知障碍患者的全程管理、非药物疗法等方面做了非常多有益的探索。例如，北京大学第六医院的王华丽教授等专家在持续推进认知障碍全程管理机制，从风险评估、科学诊治、诊断后支持、照护者支持等各个方面发力，探索中国的认知障碍的“社会整体化”策略。

因为缺乏特效药，病程有可能长达 10 年，对阿尔茨海默病等认知症的全程管理就显得尤为重要。人们患上认知症后，并不会立即丧失判断力和自我意识，相反，在很长的时间内，他们的认知依然非常敏锐。在这个过程中，优质的照护就显得至关重要，因为它不仅可以帮助认知症人士适应带病的生活，维持生活质量，还能有效地延缓疾病的进程。自 2013 年开始，中国养老行业逐渐开始探索专门针对认知症人士的照护方法，并慢慢形成了一些特色项目。比如，泰康之家在多感官刺激疗法、音乐疗法、怀旧疗法等非药物疗法上已经形成特色。

古普塔博士在《逆龄大脑——保持大脑年轻敏锐的新科学》中深入

浅出地介绍了如何通过科学的方法预防大脑衰老，建构积极有效的大脑，预防阿尔茨海默病等认知症。古普塔博士的这本书呼吁我们尽早关注大脑健康，并提供了具体和明确的行动方案，是一本不可多得的自我健康管理的好书。在书的最后一章，作者也针对认知症照护者提出了一些重要建议。

对认知症人士家属的关注与对认知症人士的关注同样重要。因为认知症也会给整个家庭带来巨大影响，例如经济的压力、家庭角色的转变、照护的压力，以及对“逐渐失去”挚爱的情感冲击。照顾和陪伴患认知症的亲人是一段漫长而充满挑战的旅程，这段旅程需要有更多的支持才不会令人觉得黑暗和绝望。

接下来，本手册将主要为已经确诊阿尔茨海默病等认知症的人士及其家人介绍在中国当前环境下认知症照护的基本内容，提供一些关键的信息和资源线索，以期为他们这一段充满挑战但仍带有希望的人生旅途点亮一盏路灯。

二 疾病不同阶段的重点事项和照护要点

按照惯例，认知症一般简单分为早期、中期和晚期三个阶段。虽然这三个阶段之间并没有明确的界线和生理学基础，但人们一般用三个阶段来描述病程不同阶段的特点。在本章，我们将简要介绍认知症照护在三个阶段的重点事项和照护方法。

1. 认知症早期

1.1 重点事项：财务规划、“人生故事”、生前预嘱

○ **做好财务规划**

对大多数中国人来说，认知症的诊疗和照护是一笔不小的开支。据贾建平教授团队的研究，中国阿尔茨海默病人均住院医疗费用是6.2万元，人均护理服务费用约7.5万元，月均高达6 300多元。以北京为例，一些专业养老机构中记忆照护专区的平均月费用在1.5万元以上。

认知症人士在疾病的早期应主动做好财务规划，并与家人（配偶和子女；尤其是多子女家庭）达成共识。相关的讨论越早进行

越好，以便让认知症人士充分表达自己的诉求和意志，避免家人陷入财务纠纷。

○ 整理“人生故事”

“人生故事”（Life Story）是社会工作中常用的一个工具，最早被社工用在被收养的儿童身上，近年来在认知症照护中大放异彩。如同写自传，根据“人生故事”模板，认知症人士和家人可以回顾其一生，从童年开始，到学生时代、工作生涯，也包括了重要的人际关系、重要的城市和地点、社会活动和兴趣爱好等。

“人生故事”在认知症照护中的作用至关重要，有助于帮助照护人员了解认知症人士的需求，落实“以人为中心的照护”的理念；使认知症人士给人的印象更加立体和真实，尤其可以帮助照护人员快速了解她或他；促进人们产生对认知症人士的同理心和尊重，进而改善照护关系；提供对话主题，鼓励认知症人士、专业照护者和家属之间进行有深度的互动和交流；让认知症人士过去的荣光能够更加清晰和生动，达到疗愈的作用；理解挑战性行为背后的需求，并采取适当的干预措施。

在疾病的早期就开始准备“人生故事”，认知症人士本人便可以深度参与其中。这样不仅可以向家属和照护者讲述隐秘、久远的人生回忆，而且这个过程本身就是一种疗愈，能帮助认知症人士回顾自己的人生，了解各个发展阶段中的“遗憾”，以一种更好的心态迎接人生的挑战。

○ 生前预嘱

随着疾病的侵蚀，认知症人士将会逐步丧失判断能力，将无法参与未来自身重大医疗和护理的决策。例如：要不要做有创抢救，上不上呼吸机，要不要住护理机构，等等。在疾病的早期，判断力尚在的时候，认知症人士应该与家人一起提前讨论，并就这些重大事项做出决策。这时，生前预嘱就是一个很好的工具。

生前预嘱是人们事先，也就是在健康或意识清楚时签署的，说明在不可治愈的伤病末期或临终时要或不要哪种医疗护理的指示文件。北京生前预嘱推广协会推出了中文版本的生前预嘱“五个愿望”：

① 我要或不要什么医疗服务；
② 我希望使用或不使用生命支持治疗；
③ 我希望别人怎样对待我；
④ 我想让我的家人和朋友知道什么；
⑤ 我希望谁帮助我。

资源链接

北京生前预嘱推广协会是一家成立于 2013 年 6 月 25 日的公益社团组织，发起单位为中国医学科学院北京协和医院、首都医科大学复兴医院、航天中心医院、中国医学论坛报社、北京市天元律师事务所等；业务主管单位为原北京市卫生局（现北京市卫生健康委员会）。

1.2 对早期认知症人士的照护方法

古普塔博士在《逆龄大脑——保持大脑年轻敏锐的新科学》中强调了保持大脑敏锐的五个方面：运动；睡眠和放松；目标、学习和发现的力量；有益思维的食物；社会活动和亲密关系。这些都对早期认知症人士有益，能够帮助他们延缓疾病的发展。在此基础上，我们建议早期认知症人士还可以考虑以下两项活动：

○ 认知训练

早期认知症人士可积极开展认知训练。根据《认知训练中国专家共识》，认知训练是指通过对不同认知领域和认知加工过程的训练来提升认知功能、增加认知储备。认知训练可以针对记忆、注意和执行加工过程等一个或多个认知领域开展训练。形式可以采取纸笔式训练、计算机化训练、在线训练等。认知训练可以作为认知症药物治疗的有效补充。目前已经有很多研究证据证实对于早期认知症人士联合使用认知训练和胆碱酯酶抑制剂，可以产生更多益处。目前中国市场上已经有了一些针对脑损伤病人的认知康复、训练和游戏的在线服务产品，例如，“六六脑”。

另外，可以结合认知症人士本身的兴趣，通过各种文娱活动、疗愈活动的形式进行认知训练，例如，创造性地讲故事、写作、玩拼字游戏。这种游戏类的认知训练更有趣味和意义，也更容易坚持。

○ 支持小组（Support Group）

在认知症的早期，除了以短期记忆为代表的认知能力下降，情绪问题是一个重要挑战。据有关研究，认知症人士中有超过30%患有抑郁症。早期认知症人士对自身的疾病状态有清醒的认识，并且因此会感到痛苦、抑郁。认知症支持小组是一个很好的帮助他们的工具。

支持小组也是一种社工工作方法，是指专业人员将一组有相似背景的人组织到一起，通过小组成员彼此之间提供信息、建立关系、提供鼓励和情感上的支持，来帮助小组成员解决和改善自身存在的问题或困境。例如北京大学第六医院就长年举办类似的认知症支持小组活动：认知症家属联谊会。

在认知症的支持性小组中，面临相同困境的人们可以互相分享感受、信息和经验，并对其他组员感同身受，彼此鼓励和支持，共同找出应对认知症困境的有效方法，增加乐观向上的正能量。同时，接纳和平等的小组文化可以帮助认知症人士和家属获得参与感、认同感与归属感，保持同社会的有效联结。

2. 认知症中期

2.1 重点事项：选择好的专业照护者

在疾病中期，认知症人士能力持续退化，将逐步丧失生活自理能力，需要有专人看护。更重要的是，这个阶段的认知症人士会表现出一些行为问题。国际老年精神病学会于 1996 年制定了一个疾病现象学术语，即“认知症精神行为症状”，简称 BPSD。它指的是，认知症患者出现的紊乱的知觉、思维、心境或行为等症状，例如日落综合征、激越、游走、攻击行为、睡眠问题、拒绝照护等。这些行为一般会在认知症中期出现，给家属照护者（如配偶、子女等）提出了非常大的挑战，令其身心俱疲，不堪重负。

在这个阶段，找到一个合适的专业照护者，帮助家属来完成对认知症人士的照护就显得非常重要。目前来看，在中国，我们一般有两个选择，一是请保姆；二是住到专业的照护机构，如医院的专业病房、养老机构等。

○ **关于保姆的选择与培训**

如果可能，认知症人士找保姆时应选择有以下特征的候选人：共情能力比较强，对他人的需求敏感；具备一定文化基础，能够学习认知症相关的知识；最好受过一定的认知症照护训练或者有相关工作经验，有应对 BPSD 的能力。

遗憾的是，我国整个认知症照护行业起步较晚，市场上缺乏受过认知症专业训练的保姆。因此，家属可以为保姆提供认知症知识培训，或者请专业的机构代为培训。培训的内容建议至少覆盖：认知症疾病基础、与认知症人士的沟通、精神行为症状及其应对、文娱等。目前中国市场上已经有了很好的教材，例如约翰·泽塞尔博士的《我依然在这里——认知症照护的新理念》。

○ 关于认知症专业照护机构

在一些情况下，认知症人士的 BPSD 甚至会让全职保姆不堪重负，导致经常出现保姆辞职的情况。有的家属甚至在一年内换了超过 10 个保姆，心力交瘁。在这种情况下，专业的认知症照护机构可能是家属的最后选择。那么如何选择合适的认知症照护机构呢？

在调研参观时，建议重点关注以下几个方面：

1. 这个机构或其总部是否有专业的团队，从事记忆照护体系开发和培训。专家团队的存在是体系专业性的保证。
2. 记忆照护一线团队是否经过系统的培训。例如泰康之家的记忆照护体系培训包括：认知症疾病基础、友好化环境、认知症沟通、认知症餐饮服务、以人为中心的照护理念、BPSD 应对、认知症文娱活动等。各个机构的培训可能各不相同，但大体上差异不大。
3. 记忆照护专区的环境布置，是否考虑了定向、多感官刺激、怀旧等疗愈需求。这是专业能力的外在展现。
4. 记忆照护专区是否能提供专门为认知症人士设计的文娱活动。
5. 观察记忆照护专区的员工与居民的沟通互动，是否展示了真诚的关爱和专业的技巧。例如他们接触认知症人士的方法，他们面对 BPSD 是否从容不迫。

2.2 对中期认知症人士的照护方法

对中期认知症人士的照护，最重要的是应对其挑战性行为问题。为什么认知症人士会表现出 BPSD？有两种主要的理论对此进行了解释。

一是未满足需求理论。认知症人士因生理或心理需求未得到满足而不适，因为语言功能障碍或者自己都未曾意识到，于是通过 BPSD 进行需求表达。行为管理的重点应该是寻找和解决未满足的需求。例如，当一位认知症人士反复表示“我要回家”，即使他此刻身处家中，他的行为其实是想念其父母的一种深层次需求的表达（可能他正处在时间混淆的状态，认为自己还是一个青少年）。

二是刺激阈限降低理论。认知症人士因为中枢神经系统受损，刺激阈限改变，更容易受到环境刺激的影响，这使他们比其他人承受了更大的压力。当刺激阈限超过压力阈值时，可能会出现 BPSD 的症状。例如，当认知症人士身处一个嘈杂、喧闹的餐厅时，他们会不知所措，甚至会变得易怒、烦躁不安和有攻击性；当收音机、电视机音量突然调大时，认知症人士会扔掉他的盘子并冲护理人员尖叫。

对认知症人士 BPSD 的预防和管理是一个系统工程，尤其是对一些反复出现的、复杂的行为症状，涉及医疗、环境管理、照护者训练等诸多方面。所以与家属照护者、保姆等护理模式相比，专业照护机构往往更具优势。例如，泰康之家护理公寓结合国际最佳实践和多年摸索，建立了四层次 BPSD 的应对方法。

第一层次是预防。通过友好的环境，提供丰富、有意义、适合认知症人士能力水平的文娱活动；通过训练有素的照护团队（尤其是掌握沟通技巧），帮助认知症人士更好地适应记忆照护专区的生活，应对他们认知能力下降的现实，在带病的情况下尽可能多地享受高品质的生活。让认知症人士的大部分需求都能得到及时的满足，这样就可以将很多潜在的 BPSD 消灭于无形。

第二层次是现场应对。当认知症人士表现出 BPSD 时，训练有素的照护人员能够及时、正确地应对。这要求照护人员具备相应的知识和应对技巧。有一些常用的方法，例如 RAM 模式（降低情绪强度—评估需求—满足需求）、需求层次应对模式等。

第三层次是程序化应对。在一些情况下，认知症人士的 BPSD 会反复出现且情绪强度高，对其本人和其他居民会产生较大困扰，这时就需要把它当作复杂案例，进行程序化应对。例如英国专家伊恩·詹姆斯（Ian James）就提出了纽卡斯尔模式，用 5 周时间充分收集各种背景信息，然后召集家属和其他直接照护人员开一个信息共享会，群策群力，一起对认知症人士的行为及背后的需求达成共识，设计相应的干预计划，然后用 9 周的时间去执行该计划。

第四层次是用专业疗法进行应对。非药物疗法的疗效已经被大量的实证研究证实。例如，斯凯尔斯（Scales） 等学者于 2018 年在《老年学家》杂志上发表综述文章，系统分析了 197 篇研究非药物疗法对认知症精神行为症状的疗效实证文章，发现多感官刺激疗法、音乐疗法、怀旧疗法的疗效获得了很多实证研究的支持。

3. 认知症晚期

3.1 重点事项：完全失能护理、安宁疗护

○ **完全失能护理**

在疾病晚期，一般持续时间为 2 年左右，认知症人士会丧失基本的神经运动技巧，多数人会进入卧床状态，且无法用语言表达或处理需求。

防止感染、肺炎、压疮是这个阶段照护的重点，最好聘请有经验的照护人员完成。

移动方面，老人无法自行移动，要注意卧床期间的护理，重点预防压疮，因为此阶段的老人无法正常表达感受，需要照护者定时帮助其翻身移位，防止长压疮；此阶段的老人咳嗽反射减弱，容易引起肺炎，需要照护人员协助进行气道护理。

进食方面，老人会出现吞咽困难，容易引起误吸风险，以及进食量减少导致营养不良，必要时要给予管饲饮食，提供充足的水分和营养，置管期间做好管路护理，防止患吸入性肺炎。

二便护理。卧床期间，由于移动受限和管饲饮食，老人容易便秘，所以要注意营养均衡，适当补水，适当按摩腹部，保持排便通畅。此阶段的老人会出现小便失禁或尿潴留，导致泌尿系统感染，所以要保持局部清洁干燥。留置尿管期间，要保持管路清洁干燥，防止泌尿系统感染。

○ **安宁疗护**

安宁疗护，是指为疾病终末期或老年患者在临终前提供身体、心理、精神等方面的照料和人文关怀等服务，控制痛苦和不适症状，提高生命质量，帮助患者舒适、安详、有尊严地离世。

安宁疗护的服务对象：

1. 已经确诊罹患慢性疾病，且目前已经处在生命的终末阶段；
2. 同意接受一切能够缓解痛苦、获得舒适、改善生存质量的医疗措施，但不再进行针对原发病的治愈性治疗；
3. 接受生命的自然结束过程，在临终时不选择会增加痛苦的心肺复苏术；

4. 家属同意在法规许可的范围内尊重患者自己的意愿，认可以病人希望的方式提供医疗护理和关怀；
5. 愿意接受由医生、护士、护工和志愿者等多学科组成的安宁疗护团队提供的整体照护，并一直有家属参与其中。

目前很多医院的老年科或肿瘤科都开设了安宁病床，可以提供相应的服务，为患者及家属提供帮助，实现“生死两相安”的目标。例如泰康之家依托其康复医院，自2021年开始开展安宁疗护业务，提供全人、全家、全程、全队的“四全”照护服务。

3.2 对晚期认知症人士的照护方法

对晚期认知症人士的照护，另一个重要的方面是基于感官的互动与服务。在这方面，非常成熟的是合十护理（Namaste Care），它是由乔伊丝·西马德（Joyce Simard）女士为晚期认知症人士创立的一套照护方法。它是一种温柔的、注重感官体验的方法，整合了听觉、触觉、嗅觉、味觉和视觉等感官体验，旨在为这些正走向生命终点的人提升生命质量。合十护理特别强调收集认知症人士的“人生故事”，也非常注重对其心理需求的回应和满足。合十护理的具体特色在于以下两方面。

○ **丰富感官刺激体验**

对于晚期认知症人士，感官刺激体验的益处很多。由于行动能力受限、刺激阈限改变，认知症人士有可能长期处在一定程度的“刺激剥夺”的状态。从刺激平衡的角度丰富认知症人士的感官刺激体验，可以有效地提升他们的幸福感。以下是一些具体为认知症人士提高感官体验的方法：

嗅觉	香水、香皂、鲜花、香氛机
视觉	老照片、鲜花和季节性的东西、衣服、电影等多媒体
听觉	喜欢的音乐、乐器、雨棍、收音机
味觉	小吃、烘焙、饮料酒水、冰激凌
触觉	按摩、擦面霜、洗脚、毛毯

○ **关爱抚触**

在合十护理中，最重要的内容是关爱抚触。它不仅可以为认知症人士提供感官刺激的体验，而且可以与认知症人士建立一种联系，包括身体上、情感上和灵性上的联系。人作为一种社会动物，有很强烈的与他人建立联系的需求。对于晚期认知症人士，因为语言和行动能力受限，他们与其他人的联系少之又少，被置于一个心灵的孤岛当中。关爱抚触正好提供了一座既有形又无形的桥，将他们拉回人群中。

我们可以利用日常生活进行关爱抚触。例如：梳头发、洗脸洗脚、一起跳舞、擦面霜、拥抱、剪指甲、握手、手部 / 足部按摩等。

三 拥抱认知症照护新理念

在上一章，我们详细探讨了各阶段的具体照护方法。在本章中，我们将站在家属的角度整体地看待认知症照护，树立正确的信念，建立这样一种信心：即使随着疾病的发展，认知症人士的能力和整体状况会逐渐恶化，但是他依然可以和家属一起，享受有品质的生活。

1. 充满希望，保持乐观

正常人的大脑中的神经元的规模是 690 亿 ~ 860 亿个。根据解剖报告，一个晚期认知症人士离世时，其大脑可能损失 40% 的重量。虽然损失巨大，但是反过来看，不是还有 60% 的大脑剩余吗？考虑到神经可塑性和功能代偿机制，剩余神经元还是可以为我们带来很多希望的。

认知症照护最大的挑战不在于技巧难以掌握，而在于照护者的观念转变，要永远看到积极的、有希望的一面。著名的“半杯水”理论告诉我们，要看到拥有的那一半，而不是失去的那一半。面对认知症人士，如果我们能更多地看到其尚存的能力和现有的优势，那我们将愿意且更有动力去为照护他们做出努力。只有保持乐观，永远充满希望，我们才能将认知症这个漫长、疲惫、心酸的旅程变得依然值得期待，依然可以从中感受到生命的幸福、快乐。

因此，认知症照护的目标首先是陪伴和赋能，让她或他有品质、有尊严地走过这一段人生旅程。其次是采用积极的方法，例如非药物疗法，帮助她或他减少精神行为症状，延缓疾病的发展进程。

2. 以人为中心的照护价值观

当前，在认知症照护领域，影响力最为广泛的理念是“以人为中心”（person–centered）的照护，这个理念推动了认知症照护文化的巨大变革。

最早提出该理念的是英国学者汤姆·金伍德（Tom Kitwood）博士，他认为认知症人士疾病发展的最终结果，受两个因素的共同影响：第一因素是中枢神经系统退行性病变导致的能力下降直至衰竭；第二因素是周边的人员（主要是指照护者）给予的心理和社会方面的互动。

第二因素又有两种互动模式：其一，用金伍德博士的话说，是“恶的社会心理”，指的是照护者（出于各种原因，有时是不自觉的）对认知症人士实施“不理解、不认可、标签化、污名化、幼稚化对待、剥夺权力”等一系列不恰当的做法。“恶的社会心理”互动与病理性因素（第一因素）两个变量形成恶性循环，会加速认知症人士的疾病恶化，让他们的生命质量更差，更快地坠入僵直、死亡的深渊。

但是，如果照护者在心理和社会互动方面给予的是以人为中心的互动和照护，比如将他们当作完整的人来看待、尊重他们的权力、凡事商量着来、用合作的方式、注重乐趣、提供感官刺激、认可他们的主观感受等，这样第二因素就可以对抗病理性因素对人的负面影响（第一因素），甚至可以让某些认知症人士即使在大脑受到阿尔茨海默病的严重侵蚀时，仍然可以保持很好的认知功能和生活质量。大卫·斯诺登博士的《优雅地老去——678 位修女揭开阿尔茨海默病之谜》一书中就报告了相关的案例证据。

汤姆·金伍德对认知症人士的心理历程和需求进行了非常精辟的论述，提出了一个“爱之花”模型，包括“舒适 / 抚慰”“依恋”“归属”“充实”“身份”五种基本需求，其中“舒适 / 抚慰”指的是身体和心理免于痛苦的需求，而“依恋”和“归属”指的是对于亲密感和融入感等人际和群体关系的需求，“充实”和“身份”则是对于自我认同和获得自我价值的需求。而这五种需求的核心内涵就是“爱”。要看到认知症人士仍然是一个鲜活的人，而我们的照护则需要考虑他的感受，满足他的多重需求。

3. 与认知症人士有效沟通

良好的沟通是一种日常生活行为，能给人带来愉悦的体验；对认知症人士来讲，它更可能成为一种疗愈的方法，帮助他们从认知混沌和情绪的困扰中走出来。

沟通之所以可产生疗愈作用，主要是因为其有两个重要的机制。第一，在沟通的过程中，照护者与认知症人士形成共情，让认知症人士意识到自己的状况被人理解、接纳。这样，他们负面情绪的强度就会降低，就会更平和、更有幸福感。内奥米·费尔女士创立的“认可疗法”被世界各地的照护者追捧，其核心就是对共情技巧的发扬。

第二，良好的沟通可以帮助人们了解认知症人士的需求，并主动满足他们。前文讨论过，认知症人士很多时候之所以表现出 BPSD，比如徘徊等，是因为他们的某项需求尚未得到满足。积极主动、有技巧的沟通可以让我们更好地理解认知症人士的需求。之所以强调“技巧性”，是因为认知症人士的语言功能可能已受损，我们需要用更多创造性的方法来达到沟通的目的。

以下与认知症人士沟通的原则和技巧，或可为家属和照护者提供帮助。

原则	技巧
个性化	1. 用其喜欢的称呼 2. 用其熟悉的语言 3. 用其习惯的口气 4. 用其可以理解的方式：如用封闭式问题代替开放式问题，用简单直接的语言代替复杂的语句
接纳与尊重	1. 不指责、不嘲笑 2. 接纳其思想、行为和情感表现 3. 向其表达对身体和心灵的关注 4. 向其表达自己的喜爱 5. 尊重其自主决定权，不随意操控他（她）
耐心、安抚与鼓励	1. 耐心对待其重复的语言和行为，每一次都像上一次没有发生过一样 2. 给予及时的安抚，让其有安全感 3. 发自内心地赞美和鼓励他（她）

积极倾听	1. 身体微微前倾 2. 与对方的视线在同一水平线上，或略低于对方 3. 点头、微笑、眼神的交流，看着对方的鼻尖位置 4. 表达真诚和关注 5. 适当重复对方话语中的关键词
认可与同理心	不争论事实是非，关注和认可他（她）此时此刻的感受
主动有效沟通	1. 观察、发现并确认他（她）的需求 2. 精心准备，主动寻找话题（长辈的人生经历、兴趣爱好、家庭、节日、天气等），与其交流 3. 要根据长辈的能力使用不同的沟通技巧，语速放缓，降低语调，用简单直接的方式，一次只传达一个信息
赋能与自我决定	1. 相信对方有做事情的能力，并提供相应的机会让其参与 2. 维持他（她）的独立性，让其能做的事情自己做 3. 尊重他（她）的自我决定权，提供让其自行选择的机会
维护隐私	1. 维护身体的隐私，不将其身体暴露于众人面前，不开着门带其上厕所 2. 不随意泄露其认为是隐私的信息

目前，国际上有些认知症照护专家也开发出了一些有特色且实用的沟通技巧，例如美国认知症照护专家蒂帕·斯诺（Teepa Snow）提出的与认知症人士打招呼的十步法就非常实用。

与认知症人士打招呼的十步法

1. 从正面接近认知症人士，因为他们的视野有限，只有从正前方接近他们才能保证他们看到你；
2. 在距离他们 1.8 米处暂停，获得许可后才能进入他们的私人空间；
3. 做出“嗨”的手势，并说“嗨”，要同时给出视觉和口头提示；
4. 叫出他们的名字，并告诉他们你的名字，建立人际连接；
5. 伸出手来握手，这是一个视觉提示，表示“我想进入你的个人空间，我想触摸你”；
6. 慢慢来，随着年龄的增长，反应时间会变慢；
7. 从握手的位置移动到认知症人士侧面的位置（支持的位置）；
8. 站或者坐在他身体的一边；
9. 降低身体的高度，不要用我们的身高形成压迫感，可以蹲下或坐下来；
10. 友好一些，说些好听的和赞美的话，再次介绍你自己。

4. 打造友好化环境

随着疾病的进展，认知症人士对环境的适应能力会越来越弱。要保证他们的生活品质，对环境进行调整，使之尽量对认知症人士友好，是认知症照护的重要内容。通常，一个对认知症人士友好的环境往往包括以下几个方面：

原则	关键元素
安全无障碍	· 防摔：防滑地板、安全扶手、减少台阶和门槛、减少地毯卷边、椅子沙发要有扶手、桌椅高度要合适 · 防撞：家具减少锐角（设置防撞条），桌椅颜色与周围地板和墙壁形成对比 · 防烫：选择上下开关或定温水龙头、有明显防烫标识 · 防火：选择电磁炉、智能充电设备、烟雾报警系统 · 防走失：借助传感器和定位系统 · 防误伤、误食：减少家中的镜子和透明玻璃门，危险器具和化学药剂等可放在有安全锁的橱柜中
定向清晰	· 时间定向：使用易辨识的时钟及日历 · 人物定向：在照片上贴上名签，必要时可在胸前佩戴名牌 · 地点定向：设置路牌指示箭头或标识、夜间提示器 · 物品定向：门把、插座、马桶颜色与周边颜色形成对比，物品贴名签 · 事件定向：现实导向板，可将关心的事情、即将安排的事件写上以作提示
怀旧	· 摆放其熟悉的物件（放置个人物品，如床单、挂饰及亲友照片等） · 尽量不让其离开熟悉的环境 · 尽量安排熟悉的人陪伴他（她）

适当的感官刺激	· 增加多感官刺激：壁纸、地板、窗帘可选用温暖高雅的色彩；家具可选择颜色鲜亮易辨识的；房间内可适当点缀有美丽风景的壁画、绿植、鲜花，播放喜欢的音乐，布置香薰等可提供感官刺激的物品 · 减少不良刺激：避免容易导致视觉和听觉误判的图案；避免噪声 · 温度、湿度适宜 · 光线充足，避免强光、眩光和阴影
减法设计	· 尽量减少不必要的物品 · 必要物品摆放尽量整齐、分类，避免杂乱和阴影 · 墙壁、地板、门、窗帘尽量避免压花、纹理、图案 · 常用物品的橱柜，可使用透明柜门，易见内部摆设
维持认知症人士的独立性	· 选择其习惯用的水壶、炉具及生活用品和设备，必要时标注使用说明和按钮说明 · 在经常行动的地方安装扶手，维持其行动能力 · 选择适合其能力状况的辅具维持其行动能力和生活能力

5. 建立新的关系

在认知症照护中，家属如何看待认知症人士以及他（她）所罹患的疾病，如何看待你们之间的关系，将在很大程度上决定照护如何提供。

因此，用新的照护理念去支撑漫长而全面的照护，将会让你的照护旅程充满积极的意义。

照护认知症人士是一个与不断变化的他（她）不断地重新建立关系的过程。国际著名的认知症照护专家约翰·泽塞尔博士就提出，家属要学会“放弃”：放弃对疾病不切实际的幻想，放下过去对认知症人士的印象，去重新挖掘他（她）的内心世界。如果能学会“付出与接受”的智慧，家属就会有意想不到的收获，比如可能学会珍视回忆、重新感受家和亲情、学会享受当下、学会付出与放手等。因此，去利用当下给予认知症人士更有意义的陪伴，你会更多地感受到认知症带来的“馈赠”。

应将亲情的陪伴视为对认知症人士非药物生活支持的一部分，它对于维护其良好情绪和生活质量有着至关重要的意义。对于那些已经入住专业机构，或者没有与配偶、子女共同居住的认知症人士，如果家属能够定期地探望，做有意义的陪伴，对他们来说更是弥足珍贵。如何充分利用每一次探望的机会为认知症人士带来积极的体验？泰康之家记忆照护团队为认知症居民的家属准备的一些建议，可能会给你带来启发。

如何做一次有意义的探望

做好探望前的准备和计划。一次有意义的探望需要提前做好详细的规划，除了准备好为长辈带的物品，比如衣服、药品、礼物等，还要计划好本次探望可以与长辈一起做的事情。最好提前与工作人员联系，确定合适的探望时间。家属可以与机构中的照护者沟通探望期间机构的活动计划，如果在机构组织活动时陪伴长辈一起参与活动，将会是一次很棒的探望体验。

主动问候和自我介绍。不要期待突然站到认知症长辈面前时，他们会瞬间叫出你的名字，并表现出惊喜。相反，大部分的长辈会因难以喊出你的名字而感到尴尬。因此，我们在见面时可先在恰当的距离内（1.5~2 米）和长辈打招呼，喊出长辈习惯的称呼，并主动介绍自己的身份和名字，比如："嗨，妈妈，我是您的女儿丽丽。今天是周六，我每个周六都会来看您。"永远不要去挑战长辈的记忆，不要去考问："您还记得我是谁吗？"

主动寻找聊天的话题。很多时候，因为长辈记忆能力、定向能力、语言能力等方面的下降，家人在探望陪伴时不知该与长辈聊什么。其实，有很多的话题仍然可以引起长辈的兴趣，但都需要来访的家人主动发起。比如聊聊长辈以前的人生经历、长辈的兴趣爱好、最近的新闻趣事，甚至自己最近的经历。

带更有意义的"伴手礼"。很多家人在探望时会纠结为长辈带什么。随着记忆的衰退，患认知症的长辈会更喜欢一些熟悉的东西，也许一张年代久远的照片会胜过一件新衣服。因此，每次来探望时，不妨带一些诸如照片、相册、报纸、老电影、长辈喜欢的食物这样的东西，这样同时会带来与长辈聊天的话题，让他/她享受一段怀旧时光。当然，如果长辈有感兴趣的书、报纸、手工、游戏，也可以带过来与长辈进行互动。

享受高质量的陪伴。我们通常会定期组织居民开展不同的非药物活动。家人如果能参与，也将会帮助机构照护者更好地开展活动，提升长辈参与的质量。比如怀旧小组、音乐小组、多感官刺激活动、园艺活动等。当然，除了在室内的陪伴，还可以邀请长辈走出去，一起去花园散散步、逛逛街、去长辈喜欢的博物馆或公园走一走，再去长辈喜欢的餐厅用餐。当然，如果带长辈外出，一定要事先做好行程规划，不要将行程安排得太满，给长辈过度的刺激而使其疲劳，同时也要注意外出的安全性，防范跌倒和走失等风险。

留一些时间给"现任"照护者。长辈一旦入住记忆照护专区，机构的照护人员将会接过照护的接力棒，成为长辈的主要照护者。在探望时，除了陪伴长辈，还可以留一些时间给长辈的照护人员，和他们去沟通长辈的近况，与他们分享长辈更多的个性化喜好和信息，帮助他们更深入地认识长辈。请相信，他们对长辈了解得越多，对长辈的照护就会越细致。同时，也要认可他们的照护和付出，家人的信任是他们努力做好优质照护的巨大动力。

处理好离别。美好的时光总会让人觉得格外短暂，而离别往往会带给长辈失落感，甚至是被遗弃感。如何处理好离别，愉快地结束也是一次探望中的重要环节。对于容易有离别负面情绪且短期记忆力损伤比较明显的长辈，正式地告辞也许不是好的方式，可以尝试在离开之前让长辈投入到另外的感兴趣的活动中而转移注意力，自己找适当的时机溜走。而这样的方式对于短期记忆力损伤没有那么明显的长辈则不适合，不辞而别反而会增加长辈的不安全感。这时候为长辈建立一个探访日历，和长辈约定下次来探望的时间，并在约定的时间准时过来，将会帮助长辈逐渐建立信任和安全感，减少离别的伤感情绪。

认知症可能会带走患认知症的长辈的记忆和很多能力，但是却带不走他们感受爱的能力，亲情也不会随着疾病的进展而消退。因此，把以前的美好时光再带回长辈身边，延续家的温暖，你会发现，你所爱的家人，依然在那里。

6. 亲属照护者的压力管理

作为一名亲属照护者，想实现高质量的照护，就需要学会自我照护和调适，只有照顾好自己才能更好地照顾他人。“以人为中心”的照护理念除了关注认知症人士，也强调对于照护者的关注和支持。

亲属照护者的压力通常源于以下几个方面，试着分析一下自己的压力来源，并积极地去寻求相应的资源支持：

1. 缺乏照护知识、技巧和信息：例如老年疾病知识、老年心理学知识、护理技能、沟通技巧、认知症基础的认识、BPSD的应对技巧、非药物疗法等；
2. 照护任务的繁重：日常起居、医疗、康复、娱乐、饮食、精神行为症状的应对、多重角色冲突等；
3. 心理压力：长期的殚精竭虑、其他家庭成员的质疑和挑战、失落感、失去感等；
4. 与社会的疏离：长期的照护导致难以有时间和精力进行社交；
5. 经济压力：医药、护理、日常开销、辞职带来的收入减少等。

很多时候，为了扮演好照护者的角色，照护者往往会回避自己的压力，而长期的压力也会将照护者推向枯竭的状态。事实上，照护不应仅仅是某一位家庭成员的责任，照护者也应该正视自己的压力，及时地寻求帮助。美国阿尔茨海默病协会分享了一些照护者压力警讯。

照护者十大压力警讯

1. 否认，在诊断后否认疾病及其对认知症亲人的影响；
2. 变得暴躁，易迁怒于认知症人士；
3. 回避社交（不合群），逐渐退出原来的社交圈；
4. 对于未来感到焦虑；
5. 抑郁，破坏自己的精气神，并且影响自己的应对能力；
6. 感觉精疲力竭，几乎不可能完成必要的日常任务；

7. 失眠，由永无止境的担忧引起；
8. 烦躁不安，情绪低落并触发负面反应及行动；
9. 注意力不集中，导致原本熟悉的日常任务变得困难；
10. 健康问题，精神和身体开始出现问题（无精打采、腰背酸痛、便秘、免疫力下降等）。

如果频繁地出现以上信号，就说明照护者的压力已经影响自身的健康了，要引起高度重视。以下的建议可能会帮助照护者管理自己的压力。

1. 充分利用身边的资源：网络资源（如认知症相关的网站、公众号等）、线下开展认知症专业服务的组织机构、政府项目、政策福利等；
2. 使用放松技巧：听音乐、冥想、练瑜伽、打太极、呼吸练习、渐进式肌肉放松法等；
3. 寻求家人和朋友的帮助，主动倾诉，释放压力；
4. 保证运动：每天至少10分钟；
5. 寻求喘息的机会，给自己放个假，去放松、社交，享受属于自己的时光；
6. 做一名有知识的照护者：分析自身欠缺的知识并努力去学习；
7. 学会自我照顾：学习健康知识，培养健康的生活方式，定期体检。

四 一些可以用到的资源

1. 认知症照护者知识清单（学习地图）

认知症照护是一项非常专业的工作。照护者需要学习很多相关的知识。我们整理了一份照护者的知识清单，方便大家按图索骥。

认知症照护者知识清单

<table>
<tr><th colspan="3">版块一 认知症相关疾病基础知识</th></tr>
<tr><th>大类</th><th>知识介绍</th><th>学习意义</th></tr>
<tr><td rowspan="3">认知症相关疾病简介</td><td>中枢神经系统简介</td><td rowspan="3">可以更好地帮助照护者理解症状发生的原因，根据不同的类型和阶段制订更准确的照护计划</td></tr>
<tr><td>认知症相关疾病简介（流行病学情况、不同类型、常见症状、疾病不同阶段及照护重点）</td></tr>
<tr><td>认知症与精神病、谵妄等疾病或症状的辨识</td></tr>
<tr><td rowspan="2">认知症相关疾病诊疗</td><td>认知症的诊断</td><td rowspan="2">为照护提供方向指引</td></tr>
<tr><td>认知症的治疗现状（药物治疗和非药物治疗）</td></tr>
<tr><td rowspan="2">认知症的预防</td><td>认知症的风险因素</td><td rowspan="2">帮助认知症人士延缓疾病的进展，同时帮助认知症人士的家人学习如何降低自身患认知症的风险</td></tr>
<tr><td>认知症的保护因素</td></tr>
</table>

版块二 日常照护		
大类	**知识介绍**	**学习意义**
照护文化和伦理	以人为中心的认知症照护理念	帮助照护者正确认识照护的目的和意义，树立正确的照护理念
与认知症人士沟通	“人生故事”的收集与应用	帮助照护者更融洽地与认知症人士进行沟通和互动，轻松建立信任关系
	与认知症人士沟通的一般原则与技巧	
	认可疗法（以促进沟通为主的一种疗法）	
认知症日常生活照护	日常生活照护的基本原则与技巧（穿衣、个人卫生、进食、如厕等）	帮助认知症人士提升日常生活的安全性、舒适感和生活质量
	认知症照护中安全与风险管理（走失、误食、噎食、跌倒与坠床、自伤与他伤、用药管理等）	
非药物生活与疗愈活动	融入生活类活动（通过日常生活任务的参与让认知症人士回归生活）	帮助认知症人士更好地回归生活、享受生活，提升参与感和自信心，改善负面情绪
	认知训练与认知疗法	
	艺术活动与艺术疗法	
	多感官刺激活动与多感官刺激疗法	
	音乐活动与音乐疗法	
	怀旧活动与怀旧疗法（含婴儿疗法）	
	运动健身活动与运动疗法	
	生命互动活动与代际疗法、园艺疗法、宠物疗法	
	蒙台梭利方法	
餐饮与营养	认知症营养原则与食材选择	帮助认知症人士保持健康的饮食和营养供给，维持其进餐的能力和尊严
	认知症人士的餐具、食物形式	

<table>
<tr><th colspan="3">版块三 挑战性行为管理与非药物疗法</th></tr>
<tr><th>大类</th><th>知识介绍</th><th>学习意义</th></tr>
<tr><td rowspan="3">认知症
精神行为症状
的应对</td><td>认知症精神行为症状的常见表现</td><td rowspan="3">帮助照护者更好地识别和应对认知症人士出现的挑战性行为，降低照护压力，维持认知症人士生活的质量与尊严</td></tr>
<tr><td>认知症精神行为症状应对的一般原则和思路</td></tr>
<tr><td>认知症常见精神行为症状的原因分析及应对技巧</td></tr>
<tr><td rowspan="2">多感官
刺激疗法</td><td>多感官刺激疗法的原理与作用</td><td rowspan="6">专业的非药物疗法可以有效应对和预防认知症人士的精神行为症状</td></tr>
<tr><td>多感官刺激疗法的应用（环境与活动）</td></tr>
<tr><td rowspan="2">音乐疗法</td><td>音乐疗法的原理与作用</td></tr>
<tr><td>音乐疗法的应用（专业的音乐治疗与音乐疗愈活动）</td></tr>
<tr><td rowspan="2">怀旧疗法</td><td>怀旧疗法的原理与作用</td></tr>
<tr><td>怀旧疗法的应用（怀旧环境布置、小组怀旧、一对一怀旧）</td></tr>
</table>

<table>
<tr><th colspan="3">版块四 照护者的自我照顾</th></tr>
<tr><th>大类</th><th>知识介绍</th><th>学习意义</th></tr>
<tr><td rowspan="2">照护者支持</td><td>照护者心理调适（压力、抑郁、愧疚感）</td><td rowspan="2">帮助照护者缓解照护压力，协调照护资源</td></tr>
<tr><td>照护者的资源（福利政策、照护资源等）</td></tr>
</table>

<table>
<tr><th colspan="3">版块五 支持性环境的营造</th></tr>
<tr><th>大类</th><th>知识介绍</th><th>学习意义</th></tr>
<tr><td rowspan="2">认知症
友好环境</td><td>认知症居住环境的设计原则</td><td rowspan="2">帮助照护者从物理上和人文上为认知症人士营造具有支持性和疗愈性的居住环境</td></tr>
<tr><td>“认知症好朋友”全球行动</td></tr>
</table>

2. 可能提供支持的社会组织或团体

中国老年保健协会阿尔茨海默病分会
https://www.adc.org.cn/

北京生前预嘱推广协会
http://www.lwpa.org.cn/

中国人口福利基金会黄手环行动
https://www.cpwf.org.cn/category/1073/pid/1056

北京泰康溢彩公益基金会
https://www.taikangfoundation.org.cn/

北大六院家属联谊会
（微信公众号：北大六院记忆中心）

国际阿尔茨海默病协会
https://www.alzint.org/

美国阿尔茨海默病协会
https://www.alz.org/

英国阿尔茨海默病协会
https://www.alzheimers.org.uk/

3. 推荐给认知症人士家属的书单

1. [美]约翰·泽塞尔. 我依然在这里[M]. 邱建伟，李佳婧，宋剑勇，龚增良，译. 北京：清华大学出版社，2021.

2. [美]内奥米·费尔. 认可[M]. 解恒革，译. 北京：新华出版社，2017.

3. [美] 南希 · 梅斯，[美] 彼得 · V. 雷宾斯 . 一天 36 小时 [M]. 金淼，杨斯柳，译 . 北京：华夏出版社，2013.

4. [美] 布瑞奇 . 他们从未忘记你 [M]. 王佳琬，译 . 北京：华文出版社，2014.

5. [美] 卓安 · 科埃尼格 · 考斯特 . 老年痴呆症的人性化康护理念和实践 [M]. 于恩彦，译 . 杭州：浙江大学出版社，2015.

6. [美] 泰勒 · 本 – 沙哈尔 . 幸福的方法 [M]. 汪冰，等，译 . 北京：中信出版社，2013.

7. [美] 迪帕克 · 乔普拉，[美] 鲁道夫 · 坦奇 . 超级大脑 [M]. 胡彦婷，等，译 . 北京：北京联合出版公司，2014.

8. [英] 安科 · 雅各布，[英] 莱斯利 · 科利尔 . 如何为认知症人士设置一个多感官室 [M]. 宋剑勇，龚增良，蔡格格，译 . 泰康之家在线发布扫二维码可下载，2020.

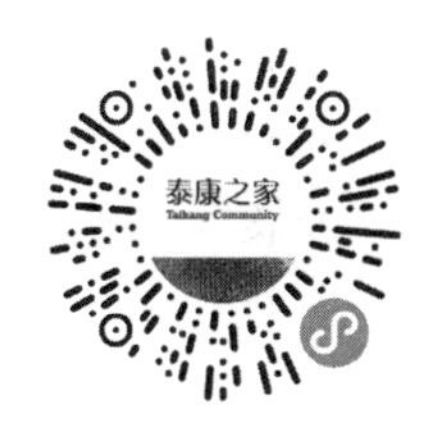

五 参考文献

1. [美] 约翰 · 泽塞尔 . 我依然在这里 [M]. 邱建伟，李佳婧，宋剑勇，龚增良，译 . 北京：清华大学出版社，2021.

2. Tom Kitwood, *Dementia Reconsidered*, Revised. Open University Press, 2019.

3. Dawn Brooker, Isabelle Latham, *Person-Centered Dementia Care*, Jessica Kingsley Publishers, 2016.

4. Nicola Kendall, Sharron Tolman，*Namaste Care for People Living with Advanced Dementia*， Jessica Kingsley Publishers, 2019.

5. 认知训练中国专家共识写作组 . 认知训练中国专家共识 [J]. 中华医学杂志，2019（99）：1.

6. Ian Andrew James and Louisa Jackman, *Understanding Behavior in Dementia that Challenges*, Second Edition, Jessica Kingsley Publishers, 2017.

7. Jia, Longfei, et al.. *Prevalence, risk factors, and management of dementia and mild cognitive impairment in adults aged 60 years or older in China: a cross-sectional study*， The Lancet Public Health. 2020,5:e661—e671.

8. Enache D, Winblad B, Aarsland D. *Depression in dementia: epidemiology, mechanisms, and treatment*. Curr Opin Psychiatry. 2011 Nov;24(6):461—72.

9. 照护者压力警讯，摘自美国阿尔茨海默病协会：https://www.alz.org/help-support/caregiving/caregiver-health/caregiver-stress.